U0821597

《中国医院法律法规实用指南》系列丛书
总 主 编　黄洁夫
常务主编　马晓伟　李洪山
执行主编　杜　涛　汪建荣　郑雪倩

《中国医院法律法规实用指南》系列丛书（第3册）

中国医院感染管理与法律

中国医院协会医疗法制专业委员会组织编写

主　编　郭明华　刘运喜
主　审　郑雪倩

中国协和医科大学出版社

图书在版编目（CIP）数据

中国医院感染管理与法律／郭明华，刘运喜主编．—北京：中国协和医科大学出版社，2014．10

（中国医院法律法规实用指南）

ISBN 978-7-5679-0059-2

Ⅰ．①中… Ⅱ．①郭… ②刘… Ⅲ．①医院-感染-卫生管理-中国-指南 ②卫生法-中国-指南 Ⅳ．①R197．323-62 ②D922．16-62

中国版本图书馆 CIP 数据核字（2014）第 055234 号

《中国医院法律法规实用指南》系列丛书（第 3 册）

中国医院感染管理与法律

主　　编： 郭明华　刘运喜
责任编辑： 韩　鹏　于　曦

出版发行： **中国协和医科大学出版社**
（北京东单三条九号　邮编 100730　电话 65260378）
网　　址： www．pumcp．com
经　　销： 新华书店总店北京发行所
印　　刷： 北京佳艺恒彩印刷有限公司

开　　本： 710×1000　1/16 开
印　　张： 23．25
字　　数： 400 千字
版　　次： 2014 年 10 月第 1 版　　　2014 年 10 月第 1 次印刷
印　　数： 1—4000
定　　价： 48．00 元

ISBN 978-7-5679-0059-2

《中国医院法律法规实用指南》系列丛书

编委会成员名单

《中国医院法律法规实用指南》系列丛书（第3册）

中国医院感染管理与法律

编 委 会

主　　审：郑雪倩

主　　编：郭明华　刘运喜

副 主 编：刘殿荣　靳桂明　易　滨　李武平　曹晋桂
　　　　　陈黎明　索继江　王志刚　庄英杰

编　　委：（以姓氏拼音为序）

白　洁	解放军总医院
白晓忠	解放军沈阳军区第202医院
曹晋桂	解放军空军总医院
陈黎明	解放军总医院
丁志平	解放军总医院
董　喆	解放军总医院
杜明梅	解放军总医院
范珊红	解放军第四军医大学唐都医院
高　杨	解放军总医院
高树宽	中国医院协会医疗法制专业委员会
关素敏	解放军第四军医大学秦都医院
郭明华	解放军总医院
贺建军	解放军第四军医大学秦都医院
侯　丹	解放军沈阳军区第202医院
贾　宁	解放军总医院
靳桂明	解放军广州军区武汉总医院
李　阳	南京大学医学院附属鼓楼医院
李海峰	解放军北京军区总医院
李海峰	解放军沈阳军区第202医院

李静玫　解放军沈阳军区第202医院
李武平　解放军第四军医大学西京医院
刘殿荣　解放军总医院
刘运喜　解放军总医院
罗　江　解放军总医院
骆　群　解放军第307医院
孙惠英　解放军第四军医大学西京医院
索继江　解放军总医院
王琼书　解放军广州军区武汉总医院
王志刚　解放军北京军区总医院
魏　琪　中国医院协会医疗法制专业委员会
文　毅　解放军总医院
邢玉斌　解放军总医院
闫中强　解放军总医院
易　滨　解放军第309医院
袁　月　解放军第302医院
郑雪倩　中国医院协会医疗法制专业委员会
庄英杰　解放军第302医院

学术秘书：索继江（兼）

序 言

在法制社会，任何事业的发展都要靠法律来“保驾护航”，医疗卫生事业也概莫能外。我国卫生法律基本上是在政策的基础上制定的，国家通过立法确保了卫生政策的有效实施和卫生事业的健康、有序、稳定发展。

党的十一届三中全会以来，是我国卫生法律事业发展最为迅速的阶段。从 1984 年到现在，全国人大制定颁布了 11 部卫生法律；国务院制定了 30 余部卫生行政法规；卫生部、国家食品与药品监督管理局等部门制定了 400 多件部门规章；部分省、自治区、直辖市和经济发展较快的地级市，也相应制定了一系列医药卫生的地方性法规、规章。上述法律法规的制定与实施，为我国卫生事业的发展提供了基本保障。

我国卫生法律涉及卫生管理、公共卫生、医疗服务、医疗保障、食品药品安全、国境卫生检疫等领域，由相关的法律、法规及国际公约、条约等构成相互关联的有机整体，共同规范医疗卫生法律关系和维护医疗卫生秩序。

在医院建设、发展和提供医疗服务的过程中，每个环节都会涉及相关的法律法规。目前，国内还没有一部供医院管理人员使用的医疗卫生法律法规专著。为使广大医院管理者和医务工作者能全面系统的学习、理解和正确应用现有的卫生法律法规，提高自觉依法行医、依法治院的意识，由中国医院协会医疗法制专业委员会牵头，并与医疗卫生人员、法官、律师、专家学者携手合作，编纂出《中国医院法律法规实用指南》系列丛书。该丛书以现行的医疗卫生法律法规为基础，结合医疗卫生领域的具体案例实践，深入解读医院改革发展中出现的相关法律问题，以期帮助广大医院管理者，医务人员正确遵守法律法规，依法治院、依法管理、依法行医。

《中国医院法律法规实用指南》系列丛书注重权威性和全面性——共有 17 个方面的内容，基本囊括了医疗方面的法律法规，包括：中国医院建制与分类管理相关法律、中国医院感染管理相关法律、医院财务管理与经营相关法律、妇幼保健相关法律、医院医保管理相关法律、医院信息及危机处理相关法律、医师执业及准入相关法律、医疗质量管理相关法律、医疗美容与整形相关法律、医疗特殊技术管理相关法律、院前急救相关法律、医疗纠纷处理相关法律、医务人员职业道德及伦理相关法律、血液及药品管理、医院科研教学相关法律、中医管理相关法律、医院劳动人事及合同管理等，并陆续以分册形式结集出版。

《中国医院法律法规实用指南》系列丛书注重可读性和可操作性——以条文释义、案例解析的形式，对医院的法律法规进行分类，结合具体案例，以普遍存在的问题为引子，进行引经据典、深入浅出的辨析和论证，既有理论性，又具可操作性，其目标是成为广大医务工作者的案上手本，成为医患交流的良师益友，成为学法执法用法的有力帮手。

党的十八大提出要全面推进依法治国，完善中国特色社会主义法律体系，加强重点领域立法。当前医疗卫生体制改革正在逐步深入，公立医院改革也在“深水区”攻坚克难。我们希望《中国医院法律法规实用指南》系列丛书能为深化医疗卫生改革，完善医院法治建设，构建和谐医患关系贡献一点力量。

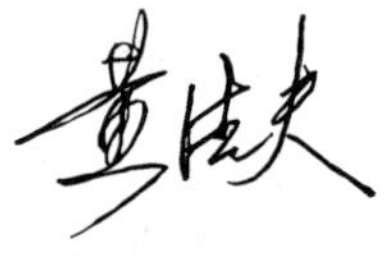

2013. 05. 10

前 言

医院感染管理是近年来新发展起来的一门交叉学科，自从有了医院就存在医院感染问题，无论是发达国家还是发展中国家都存在医院感染的问题。医院感染已成为影响病人安全、医疗质量和增加医疗费用的重要原因，也是医疗高新技术开展的主要障碍之一。随着我国社会、经济的飞速发展，医药卫生体制改革的不断推进，广大人民群众和医务工作者对医院感染知识的了解，对医院感染预防与控制的要求越来越高。医院感染预防、控制体系是个复杂管理系统，涉及医院的管理、医疗活动的组织、护理工作模式、药事管理、临床检验、消毒供应、手术室、设备管理、后勤部门等，是保证医疗质量和医疗安全的重要内容。医院感染管理工作具有管理与业务双重职能，既要体现医院感染管理工作的管理职能，又有较强的业务技术要求和专业特点。这些均要求医疗机构和广大医务工作者，乃至全社会高度重视医院感染管理工作。特别是医院感染管理的专职人员，面临着防控医院感染、确保病人安全和医务人员安全的重大责任和挑战，需要熟悉掌握医院感染管理的相关法律法规、指南，严格落实各种规章制度，做到依法管理、科学防控，发现新问题，解决新矛盾，持续改进感染防控质量，避免可以避免的感染发生，实现医院感染风险管理水平的快速提升，从而保障医疗质量和医疗安全。

医院感染管理作为一门专业，在发达国家已有几十年的历史，我国有组织地开展医院感染研究和管理工作起始于 1986 年。1988 年国家卫生部发布实施《关于建立健全医院感染管理组织的暂行办法》，从组织上为医院感染管理工作的开展奠定了基础；1989 年将医院感染管理标准纳入《综合医院分级管理评审标准》中，强化了医院感染管理工作。1994 年下发、并于 2000 年进行修订的《医院感染管理规范（试行）》，进一步从医院感染的组织管理、监测以及重点科室和重点环节的管理措施等方面做了较为全面的规定。2001 年出台《医院感染诊断标准（试行）》，2002 年出台《消毒管理办法》；特别是 2003 年 SARS 疫情过后，国家有关部门加大医院感染管理和传染病防治及突发公共卫生事件的防范力度，各种法律、法规、标准、指南相继出台，如：2003 年的《突发公共卫生事件应急条例》、《医疗废物管理条例》及配套文件、2004 年重新修订的《中华人民共和国传染病防治法》，以及《抗菌药物临床应用指导原则》、《医务人员艾滋病病毒职业暴露防护工作指导原则（试行）》、《内镜清洗消毒技术操作规范（2004 年版）》、《医疗废物管理行政处罚办法》，2005 年出台的《血液透析器复用操作规范》、《医疗机构口腔诊疗器械消毒技术操作规范》和《医疗机构传染病预检分诊管理办法》等等。在我国有组织开展医院感染研究和管理工作 20 年之际，国家卫生部颁布《医院感染管理办法》，这是医院感染管理工作的纲领性文件，旨在加强管理，最大限度地减少医院感染和降低医院感染风险，保障患者的诊疗安全。此后，又相继出台了《艾滋病防治条例》、《医院感染暴发报告及处置管理规范》、《医院消毒供应中心管理规范》、《医院消毒供应中心清洗消毒及灭菌技术操作规范》、《医院消毒供应中心清洗消毒及灭菌效果监测标准》、《医务人员手卫生规范》、《医院隔离技术规范》、《医院感染监测规范》、《医院空气净化管理规范》、《医疗机构消毒技术规范》、《外科手术部位感染预防和控制技术指南（试行）》、《导管相关血流感染预防与控制技术指南（试行）》、《导尿管相关尿路感染预防与控制技术指南（试行）》和《多重耐药菌感染预防和控制技术指南（试行）》等等，促进了我国医院感染管理的法制化、规范化和科学化。

2011 年我国重新启动新一轮的医院等级评审，公布了《三级综合医院评审标准（2011 年版）》、《三级综合医院评审标准实施细则（2011 年版）》等相关文件，医院感染防控为重要评审内容，其中医院感染防控的标准条目占 26/342，标准款项 57/636，核心标准款项 6/48，相关标准款项 97/636。极大地提高了医院感染管理在医院管理中的地位，也提高了医院管理者对医院感染管理的重视程度。

本书遵照《中国医院法律丛书》的总体要求，结合医院感染管理学科特点和感染风险管理的要求，以医院感染管理的重点部门进行章节划分，分别论述各重点部门、重点环节的医院感染管理风险存在情况，以及相关法律法规进行简介；进而介绍医院感染的相关法律法规要求；通过典型案例提出问题并进行解答的方式，论述医院感染管理的法规要素和内容；对如何进行医院感染管理的风险防范进行了论述；同时，还对目前国家法律法规等未涉及的部分内容，提出了改进建议。作者力图结合具体案例，通过通俗易懂、深入浅出地将医院感染管理所涉及的相关法律法规呈现给广大读者，以期本书成为广大医务工作者了解医院感染管理相关法律法规的工具，成为医患沟通的助手，成为普法、学法、执法、用法的有力抓手。为完善医院感染管理相关法律法规，创建和谐医患关系，确保医患安全和医疗质量贡献力量。

本分册在编写的过程中，参考了发表在网络、书刊上的大量文章、资料和案例，并借鉴了许多医院感染管理专家和法律专家、学者的多年经验和研究成果，在此谨表示衷心的感谢！同时，本书还得到了解放军总后勤部卫生部的大力支持和帮助，得到了解放军总医院临床科研扶持基金的资助，在此一并表示衷心的感谢。

由于是国内第一次尝试医院感染管理专家和法律界专家联合撰写，在充分发挥医院感染管理专家对医院感染管理专业优势和法律专家对国内相关法律良好掌握，增加相互间的沟通与交流，尽最大努力保证编写质量。但也不可避免医院感染管理专家对相关法律的语言、法律条文理解和熟悉的缺陷，以及法律专家对医院感染管理知识掌握的不全面，在书中肯定会有不妥之处或是作者对法律法规的认识理解不足之处，恳请广大读者给予斧正。

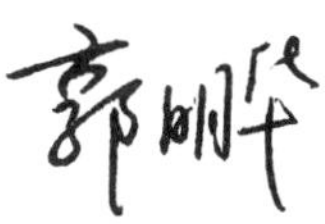

2014 年 8 月 27 日

目 录

第一章

医院感染管理与相关法律法规

什么是医院感染？

医院感染有何危害？

如何预防和控制医院感染的发生？

与医院感染相关法律有哪些？

第一节 概 述

医院感染已经成为当今世界普遍关注的一大问题，较高的发病率、医院感染后的难治性以及由此所引起的诸多社会问题，已经成为临床实践、医院管理和医事法律中有待完善的一个课题。我们从法律的角度，对医院感染可能涉及的相关法律问题做一个梳理。

一、医院感染的概念及类型

医院感染是指住院患者在医院内获得的感染，包括在住院期间发生的感染和在医院内获得出院后发生的感染；但不包括入院前已开始或入院时已存在的感染。医院工作人员在医院内获得的感染也属医院感染。医院感染的类型一般分为两大类，内源性感染和外源性感染。内源性感染指免疫功能低下的患者在发生医院感染之前已经是病原携带者，当机体抵抗力降低时引发了自身的感染。外源性感染指由外部环境带来的菌群所引起的感染。一般来讲，外源性感染包括交叉感染和环境感染。交叉感染，是指患者在院内或来院的他人处获得并且引起的直接感染。环境感染，是指由污染的环境所造成的感染。

二、制订医院感染相关法律法规的目的

医学与法律有着密切的内在联系，任何一方的变故都会影响和牵扯到另一方，最终影响到人的生存质量和健康权。既然与健康权相联系，在国家法律体系建设的范畴中涉及卫生法律越来越多，卫生法律设立宗旨就是保护公民的基本权力——健康权。随着社会的发展，建立独立的卫生法律体系势在必行。由于卫生法律调整对象的独特性，调整方法的多样性，实践中已经逐步形成了一个独立的法律体系雏形。但我国目前尚未将卫生法律列为独立的法律体系。建立卫生法律的体系，应当依次为卫生基本法——卫生法律——卫生行政法规——部门或地方性卫生规章。卫生基本法应由全国人大常委会制定，是卫生法律体系中法律效力最高，具有指导性的核心法律，是卫生基本原则的集中体现。卫生法律是由全国人大常委会制定、体现和贯彻卫生基本法的精神，在卫生基本法框架下，根据卫生领域中不同的专业，制定相关领域法律，如药品、输血、疾病控制、医疗服务等等与民法、刑法等并列为

国家法律，如现行的《传染病防治法》、《献血法》、《食品卫生法》等。卫生行政法规是由国务院依据法律制定，如《医疗机构管理条例》等。卫生部部门规章，及省、市、自治区人大及其常委会制定的地方性卫生规章，是在其权限内制定的规范性文件，是为更好地贯彻实施法律、法规或解决某些方面无法可依的情况，其内容不得与基本法和法律、法规相抵触，如《医院感染管理办法》等，是部门规章。

近年来在医院感染方面存在问题日益突出，制定相关法律法规规范尤显重要，主要原因：

1. 医院感染管理在医院管理中越来越重要。有医院就有医院感染，而且随着医学的发展，医院感染已经成为国际、国内一个重要的公共卫生问题，较高的发病率、医院感染后的难治性以及由此所引起的诸多社会问题，已经成为临床实践、医院管理和医事法律中的重要课题。医院感染不仅增加患者痛苦，影响医疗质量和医疗安全，容易造成医疗纠纷；而且延长住院时间，影响床位周转；加重医疗护理工作负担，降低医疗工作效率；增加个人医疗费用和国家经济负担，造成卫生资源浪费，同时影响医院的声誉，减弱了医院的社会公信力。随着人口的老龄化，新生儿的增多，抗生素的使用，严重基础疾病病人、恶性肿瘤病人的增加，同时医疗技术的不断发展，大量介入性诊断、治疗技术普遍应用于临床，放疗、化疗药物广泛应用等因素的变化，使医院感染管理难度加大。尤其是近年来医院感染的暴发和多重耐药菌感染的发生，比如 1998 年深圳妇儿医院感染暴发事件、2005 年安徽宿州眼球事件、2008 年西安新生儿医院感染事件、2009 年天津市蓟县新生儿医院感染事件及 2009 年广东汕头潮阳剖宫产患者手术切口感染事件等，使这些医院不仅遭到停业整顿，相关领导和人员受到撤职等行政处分，也造成了巨大经济损失和极坏的社会影响。

2. 医院感染的科学预防与控制日益受到重视。提高医疗质量，保证患者安全是医院永恒的主题和工作目标。医院感染不可能消灭，尽管现代化的医院具备先进的诊疗技术和良好的基础设施，但医院感染仍然会在病人中发生，也同样会影响到医院医务人员的健康。科学防控是医院感染管理的基础，我们制定的每一项措施都应遵循循证医学的原则，只有这样才能提高医院感染防控的效果和效率，避免造成不必要的损失，降低发生医院感染的危险性，有效预防和控制医院感染。美国医院感染控制效果研究（SENIC）结果表明，通过采取预防与控制措施，1/3 的医院感染是可以预防的。例如：在医院最为常见的泌尿道感染、手术部位感染、呼吸机相关肺炎、血管内导管相关性感染等医院感染，都与侵入性医疗器械或者侵入性操作有关，通过规范地实施无菌操作技术、保证侵入性医疗器械的灭菌以及限制插管留置时间等措施，可以有效地降低发生感染的危险性，减少医院感染。

3. 医院感染的防控意识和防控能力在逐渐加强。随着法律法规的逐步完善，我们通过对医院感染相关知识的宣传和学习，强化了法律意识、树立了科学的防控理念，医院感染的防控意识在不断提升。而医院感染的防控能力，绝大部分取决于大家对感染控制措施的依从性，包括对标准预防、抗菌药物合理应用的管理、耐药菌及多重耐药菌的控制、消毒、灭菌与隔离、手卫生等医院感染防控基本措施的执行力度，要提高医院感染防控措施的执行力和依从性，就需要加强培训与监督，最重要的是未来能将医院感染管理作为一门单独学科，从医学入门抓起，形成良好的习惯，将医院感染的防控措施变成在工作中的自觉和习惯行为，逐步提高医院感染的防控能力。

三、医院感染相关的法律法规

近10年来，国家及卫生部所颁布的专项规范医院感染的规范性文件如下：

（1）《中华人民共和国职业病防治法》（2002年）。

（2）卫生部《医疗卫生机构医疗废物管理办法》（2003年）。

（3）《抗菌药物临床应用指导原则》（卫生部、国家中医药管理局、总后卫生部）（2004年）。

（4）卫生部《内镜清洗消毒技术操作规范》（2004年）

（5）卫生部《医务人员艾滋病病毒职业暴露防护工作指导原则（试行）》（2004年）。

（6）《中华人民共和国传染病防治法》（2004年）。

（7）卫生部《二级以上综合医院感染性疾病科工作制度和工作人员职责》（2004年）。

（8）《中华人民共和国献血法》（1998年）。

（9）卫生部《医疗机构传染病预检分诊管理办法》（2005年）。

（10）卫生部《医疗机构口腔诊疗器械消毒技术操作规范》（2005年）。

（11）卫生部《血液透析器复用操作规范》（2005年）。

（12）卫生部《医院感染管理办法》（2006年）。

（13）《卫生部办公厅关于进一步做好抗菌药物临床应用和细菌耐药监测工作的通知》（2006年）。

（14）国务院《艾滋病防治条例》（2006年）。

（15）卫生部《预防艾滋病母婴传播工作实施方案》（2006年）。

（16）《卫生部关于〈印发群体性不明原因疾病应急处置方案〉（试行）的通知》（2007年）。

（17）《卫生部办公厅关于加强多重耐药菌医院感染控制工作的通知》（2008年）。

（18）《卫生部关于印发〈2008年-2009年"以病人为中心"医疗安全百日专项检查活动方案〉的通知》（2008年）。

（19）《卫生部关于规范医疗机构临床使用便携式血糖检测仪采血笔的通知》（2008年）。

（20）《卫生部办公厅关于抗菌药物临床应用管理有关问题的通知》（2009年）。

（21）卫生部《医院消毒供应中心 第1部分：管理规范、第2部分：清洗消毒及灭菌技术操作规范、第3部分：清洗消毒及灭菌效果监测标准》（2009年）。

（22）卫生部《医院感染监测规范》（2009年）。

（23）卫生部《医院隔离技术规范》（2009年）。

（24）卫生部《外科手术部位感染预防与控制技术指南》（2010年）。

（25）卫生部《导管相关血流感染预防与控制技术指南》（2010年）。

（26）卫生部《导尿管相关尿路感染预防与控制技术指南》（2010年）。

（27）卫生部《多重耐药菌医院感染预防与控制技术指南（试行）》（2011年）。

（28）卫生部《医疗机构消毒技术规范》（2012年）

（29）卫生部《医院空气净化管理规范》（2012年）

目前我国专项规范医院感染的文件的法律效力层级还比较低，大部分属于部门规章这一层级，相关条文规定的还过于原则，所颁布并在实施的相关技术规范，仍属于诊疗常规的范畴，虽然对于一些特定的医疗用品以及相关的消毒及操作措施给予了明确的规定，但其外延仍然不够宽泛，尚未构建起一整套规范的控制医院感染的诊疗常规。尽管如此，这些法规、规章的出台，在医院感染管理实际工作中，仍起到了举足轻重的作用。

第二节 法律法规在医院感染管理中的重要作用

一、规范了医院感染管理法制环境

我国医院感染管理的发展，与依法治国的法律法规建设密不可分。特别是近十年来，法规建设取得了重要进展，陆续出台了一系列法律效力强、科学性强、操作性强的法规性文件，医院感染作为一门新兴学科，其防控和管理新技术、新方法、新理念不断出现，相应的新法规也在不断制订和发布，覆盖医院感染管理的范围越来越广。医务人员在日常的诊疗活动中，根据法律自觉地规范和控制自己的医疗行为，有效降低了医院感染的发生，使医院感染管理变得更加规范，从而保障了医院感染管理有序发展的法律环境。

二、明确了医院感染管理法律依据

医院感染不但直接关系到医疗、护理工作，也关系到药品器械、消毒灭菌、饮食卫生、环境卫生及污水污物处理等工作，涉及医院管理的各个方面，有些问题，单靠政策无法解决，需要依靠法律法规来规范执行。随着法制建设的不断加强，国家颁布实施了一大批规范医疗机构、医务人员和医疗行为诊疗操作的法律法规。这些法律法规明确了医院在预防和控制医院感染方面的责任、义务以及应当遵守的原则，规范了医务人员的诊疗行为，对医院感染的组织管理、岗位职责、重点部门和重点环节等的医院感染管理制定了具体法律规章，使各级卫生行政部门和医疗机构对医院感染管理有法可依，有章可循，以降低医院感染发生率、提高医疗质量和确保医疗安全，使医院感染管理逐步实现了科学化、标准化、法制化。

三、推进了医院感染管理重点工作法律效力

由于医院感染管理法律法规不断出台，医院感染监测数量上也从最初的17家医院发展到预计2015年所有的三级医院，并从全院综合性监测过渡到以目标性监测为重点。尤其是针对医院感染管理中的重点、难点问题，国家出台了系统的法律法规及规章文件，如：《临床抗菌药物指导原则》，《多重耐药菌医院感染预防与控制技术指南（试行）》，《医疗机构消毒技术规范》，《医院空气净化管理规范》，《医疗卫生机构医疗废物管理办法》等，对抗菌

药物的合理使用、多重耐药菌的预防和控制、消毒灭菌的操作、一次性无菌医疗用品的科学使用、医疗废弃物的监督管理等重点工作，从法律法规层面明确规定，在实践中起到了很好的规范作用，体现了法律法规及规章在医院感染管理中的积极作用。

因此依法加强医院感染管理，认真贯彻落实医院感染相关的法律法规，是依法治院、依法行医的现实需要，是医院实现科学化、标准化、法制化管理的重要内容，是医院感染管理可持续发展的必然之路，是确保医疗质量、保障患者安全的重要保证。

第三节　医院感染管理专职人员的法律职责

医院感染管理法律监督乏力和法律监督缺位是我国法制建设中一个由来已久的伤痛。随着医院感染相关法律的逐步出台，部分医院感染管理专职人员认为自己仅仅是法律的监督者，出现了定位错觉。其实，根据法律规定可以判断，虽然医院感染管理专职人员具有管理职能，但仍然是当事人，是医院感染相关法律的执行者。从广义上讲，国家机关、卫生行政主管部门、行业组织和人民群众才是合法的监督者，从狭义上讲，监督者就是各级卫生行政监督机构。医院感染管理部门及专兼职工作人员是防控医院感染的管理者也是具体工作执行者。由于医院感染管理工作在我国还是一个新兴学科，医院感染管理工作具有管理与业务的双重职能，必须依法管理，科学防控，积极履行法律赋予的职责，具体职责依据《医院感染管理办法》描述如下：

1. 对有关预防和控制医院感染管理规章制度的落实情况进行检查和指导。

2. 对医院感染及其相关危险因素进行监测、分析和反馈，针对问题提出控制措施并指导实施。

3. 对医院感染发生状况进行调查、统计分析，并向医院感染管理委员会或者医疗机构负责人报告。

4. 对医院的清洁、消毒灭菌与隔离、无菌操作技术、医疗废物管理等工作提供指导。

5. 对传染病的医院感染控制工作提供指导。

6. 对医务人员有关预防医院感染的职业卫生安全防护工作提供指导。

7. 对医院感染暴发事件进行报告和调查分析，提出控制措施并协调、组织有关部门进行处理。

8. 对医务人员进行预防和控制医院感染的培训工作。

9. 参与抗菌药物临床应用的管理工作。

10. 对消毒药械和一次性使用医疗器械、器具的相关证明进行审核。

11. 组织开展医院感染预防与控制方面的科研工作。

12. 完成医院感染管理委员会或者医疗机构负责人交办的其他工作。

在医院感染管理的专（兼）职人员职责中，检查和指导各项相关制度的落实是最重要的，通过检查督促临床医务人员在执行制度中提高自觉性，及时发现管理中的薄弱环节，加以纠正；加强医院感染及其相关危险因素的监测，对问题采取相应的措施，发挥预警与防范作用，同时将医院感染发生的趋势、病原微生物的特点、重点科室与重点部位进行调查分析，及时将有关情况向医院感染管理委员会及医疗机构的负责人报告，以便在医院的重大决策中充分考虑医院感染控制的问题，利于医院的良性发展；在临床工作中重点对医务人员的手卫生等方面进行适时的指导，有效切断外源性感染的传播途径；对医务人员进行医院感染的职业卫生安全及安全防护的指导，最大限度的降低职业暴露和职业伤害的风险；同时根据医院各级各类人员采取不同的方式进行预防控制医院感染的培训，对临床医务人员定期开展继续教育；特别是结合本院耐药菌的流行趋势，限制或指导临床抗菌药物的合理使用，并对医院使用消毒药械和一次性使用医疗器具进行管理，对这些物品的资质进行审核，减少安全隐患。针对医院感染的现状开展研究性的工作，适应医学技术发展的需要，不断推动医院感染预防和控制水平的提高。

（郭明华　刘运喜）

参考文献

[1] 中华人民共和国卫生部. 医院感染诊断标准（试行）[S]. 2001-07-02.

[2] 周平，高和，司慧远，等. SARS疫情在某些综合医院内暴发流行的原因及对策 [J]. 中华医院管理杂志，2003，(19)：588-589.

[3] 吕占秀，倪衡金，赵根田. 创建“绿色医院”的思考与实践 [J]. 中华医院管理杂志，2003，19：719-721.

[4]《医院感染管理办法》起草小组. 医院感染管理办法释义及适用指南. 中国法制出版社　2006. 10　第一版　1-32

[5] 李六亿，刘玉村主编. 医院感染管理学. 北京：北京大学医学出版社，2010.

[6] 李清杰，刘运喜主编. 医院感染防控指南. 北京：人民军医出版社，2010.

第二章

医院消毒管理及相关法律法规

您知道医院消毒包括哪些环节吗？

医院购入消毒剂要注意什么？

为什么要严格洗手程序？

医疗、手术器械应如何灭菌？

静脉药品引起的医院感染有哪些？

第一节 概 述

医院消毒属于预防医学的范畴。主要是研究和探讨消毒在医院这一特定环境内的应用范围、使用方法、消毒药品和器械及科学管理的一门学科。其包括医院中一切清洁、清洗、消毒、灭菌等工作内容。医院消毒的目的是消除或杀灭传染病、感染性疾病病原微生物，切断其传播途径，以达到预防和控制医院感染的发生。因此，医院消毒是医院感染管理的重要支柱。当前，做好医院消毒工作又是保证患者医疗安全，提供优质服务的重要方面。WHO于2005~2006年就提出“清洁的医疗是最安全的医疗”（Clean Care is Safer Care），特别强调做好医院消毒工作的重要。

用消毒来预防传染病古来有之。真正意义上的消毒是在18世纪中叶，微生物被发现之后。人类有意识地使用消毒技术预防医院感染始于1847年，首创者为奥地利医师Semmelweis。他提出产科医师在接产和检查产妇之前，必须用含氯石灰（漂白粉）溶液消毒双手。这一措施使他的病房产褥热发生率由9.9%下降到1.2%。19世纪下半叶，英法学者李斯特和伯格曼，先后将苯酚等化学消毒剂用于医院消毒，继而研制成功压力蒸汽灭菌器，使医疗器械进入压力蒸汽灭菌的时代，医院感染大幅度下降。20世纪初，专业人员又相继将环氧乙烷、戊二醛、过氧乙酸等新型高效化学消毒剂用于医院消毒和灭菌。近年来，又成功的研制出预真空和脉动预真空压力蒸汽灭菌器及微波灭菌装置、低温等离子体灭菌新技术、一些新型的消毒设备和设施等，消毒的手段不断增加，消毒技术水平不断提高，使医院消毒工作与现代医学同步发展，起到了有力的保障作用。

随着消毒技术的发展和医院感染管理工作的不断加强，当前医院消毒工作有着不同于以往的特点：

1. 随着医学发展和消毒学的进展，医院消毒工作的领域及技术不断扩展与充实，并且向着专业化、系统化、科学化发展。

2. 医院感染管理组织和各类消毒工作制度的建立，使医院消毒工作的管理有了组织和制度的保障，更加正规化、规范化和法制化。

3. 先进的消毒灭菌仪器设备、药剂和监测手段，在医院中推广和应用，使消毒灭菌水平不断提高，消毒灭菌质量有了进一步的保证。

4. 医院消毒灭菌工作的科学研究活跃。消毒人员的业务培训工作正在走向正轨，一支高水准的专业队伍正在形成。

但是由于医院消毒工作的覆盖面广，贯穿于医疗、护理、后勤等各方面和环节中，并且涉及医院中各类人员；消毒技术和要求多样化，不同部门、不同设备和仪器、不同环境消毒方法、消毒手段、消毒水平等都不同；消毒工作失误的时效性很强，往往在医疗行为未结束就产生了；造成的后果严重，因一个环节的失误，即可造成数名患者等人员的医院感染流行和暴发。因此，消毒工作的管理难度还是很大的。据统计，外源性感染占医院感染的70%~80%，而因消毒工作失误在近年我国发生的21例医院感染暴发事件中就占19例，约占90.48%。说明医院消毒工作的问题还是很多的，应当引起各级领导和医务人员的高度重视，应当作为目前我国医院感染管理中的重中之重。

第二节 医院消毒管理的相关法律法规

为加大医院感染防控和消毒工作管理的力度，自20世纪80年代以来，国家、军队和各地区陆续颁布了许多法规和制度。1989年，国家颁布了《中华人民共和国传染病防治法》，2004年又进行了修订，其中对消毒工作提出系统要求。近十年来，国家卫生部下发的法规就有三十余部。医院消毒工作执行的法规主要有国家卫生部下发的《消毒管理办法》、《消毒技术规范》、《医疗机构消毒技术规范》、《医院空气净化管理规范》、《医院消毒卫生标准》。关于涉及医院具体部门和专业仪器设施的消毒的文件还有《医院消毒供应中心 第1部分：管理规范》、《第2部分：清洗消毒及灭菌技术操作规范》、《第3部分：清洗消毒及灭菌效果监测标准》、《医务人员手卫生规范》、《血液透析器复用操作规范》、《内镜清洗消毒技术操作规范》、《医疗机构口腔诊疗器械消毒技术操作规范》等。关于罚则，还要共同执行《医院感染管理办法》和《中华人民共和国传染病防治法》。

一、《消毒管理办法》

1992年8月31日国家卫生部根据《中华人民共和国传染病防治法》及其实施办法的有关规定，为了加强消毒管理，预防和控制感染性疾病的传播，保障人民健康，发布了我国第一部《消毒管理办法》，2002年7月1日又进行了修订和发布。《消毒管理办法》适用于所有医疗卫生机构、消毒服务机构以及从事消毒产品生产、经营活动的单位和个人。其主要强调以下方面：

（一）消毒卫生管理要求

1. 医疗卫生机构应当明确消毒工作的管理部门，制定消毒管理制度，执行国家和军队有关规定、规范和标准，定期开展消毒与灭菌效果检测工作。

2. 医疗卫生机构工作人员应当接受消毒技术培训，掌握消毒知识，严格执行消毒隔离制度。

3. 医疗卫生机构使用的进入人体组织或无菌器官的医疗用品必须达到灭菌要求。各种注射、穿刺、采血器具等应当一人一用一灭菌。凡接触皮肤、黏膜的器械和用品必须达到消毒要求。医疗机构使用的一次性医疗用品用后应当及时进行无害化处理。

4. 医疗卫生机构的环境、物品应当符合国家和军队有关规定、规范和标准。排放的污水、污物按照国家和军队有关规定进行无害化处理。运送传染病病人及其污染物品的车辆、工具必须随时进行消毒处理。

5. 医疗卫生机构发生感染性疾病暴发、流行时，应当及时报告上级卫生部门，并采取有效消毒措施。

6. 从事致病性微生物实验的单位应当执行有关的管理制度和操作规程，对实验的器材、污染物品等按照规定进行消毒。

7. 停放尸体的场所及运送尸体的车辆、工具应当及时消毒。

8. 疫源地的消毒应当执行国家和军队有关规定、规范和标准。

9. 公共场所、食品、生活饮用水、血液制品等的消毒管理，按照国家和军队有关规定、规范的规定执行。

（二）实行消毒产品的卫生许可证制度

1. 生产企业应当取得所在地省级卫生行政部门发放的卫生许可证后，方可从事消毒产品的生产。消毒产品生产企业许可证编号格式为：（省、自治区、直辖市简称）卫消证字（发证年份）第××××号。

2. 生产消毒剂、消毒器械应当取得卫生部颁发的消毒剂、消毒器械卫生许可批件。批准文号格式为：卫消字（年份）第××××号或卫消进字（年份）第××××号。

3. 消毒产品生产企业卫生许可证有效期为四年，每年复核一次。

医院在购进消毒产品时，一定要查验这些产品的卫生许可证、生产许可证和经营许可证，即平时所说的三证齐全。防止伪劣产品的进入。

（三）对消毒服务机构的要求

1. 要具备符合国家有关规范、标准和规定的消毒与灭菌设备；

2. 其消毒与灭菌工艺流程和工作环境必须符合卫生要求；

3. 具备能对消毒灭菌效果进行检测的人员和条件，建立自检制度；

4. 用环氧乙烷和电离辐射方法进行消毒与灭菌的，其安全与环境保护等方面的要求按国家有关规定执行；

5. 从事压力蒸汽、环氧乙烷和电离辐射消毒灭菌的消毒服务人员必须经过卫生行政部门组织的专业技术培训，取得相应资格证书后方可上岗工作；

6. 消毒服务机构不得购置和使用不符合本办法规定的消毒产品。

《消毒管理办法》同时提出消毒监督的部门、职权、内容、标准及罚则标准。

二、《消毒技术规范》

现行《消毒技术规范》为2002年版，实际上是我国消毒技术规范的第4版。全文分为总则、消毒检验技术规范、医疗卫生机构消毒技术规范和疫源地消毒技术规范四个部分。在该版本修订中，大量引入了国外先进的管理理念、实用技术、测试方法、欧美消毒技术标准。还较详细的介绍了国内外各种消毒学专业知识、消毒试验方法、各种消毒对象处理原则等，也是各类人员系统掌握消毒专业知识的培训教材。和医院工作联系紧密的为第三部分医疗卫生机构消毒技术规范。其对医疗卫生机构消毒、灭菌提出了具体技术要求。

1. 将医用物品对人体的危险性（即物品污染后造成的危害程度）分为三类：高度危险性物品、中度危险性物品、低度危险性物品。

2. 根据消毒因子的浓度或强度、作用时间、对微生物的杀灭能力，可将其分为四个作用水平：灭菌、高水平消毒、中水平消毒、低水平消毒。对高度危险性物品必须达到灭菌水平；中度危险性物品达到高水平消毒；低度危险性物品可达到中水平消毒或清洁。

3. 消毒、灭菌基本程序：普通患者用过的物品，可先清洗后消毒。被甲类传染病患者，以及肝炎、结核、艾滋病、炭疽病、朊毒体等患者的排泄物、分泌物、血液等污染的器材和物品，应先消毒、再清洗，于使用前，再按物品危险性的种类，选择合理的消毒、灭菌方法处理。

4. 根据消毒物品的性质选择消毒方法。选择消毒方法时考虑，一要保护消毒物品不受损坏；二要使消毒方法易于发挥作用。基本原则是：

（1）耐高温、耐湿度的物品和器材，应首选压力蒸汽灭菌；耐高温的玻璃器材、油剂类和干粉类，可选用干热灭菌。

（2）不耐热、不耐湿以及贵重物品，可选用环氧乙烷、低温甲醛气体、低温等离子体等低温消毒灭菌方法。

（3）尽量不选用器械的浸泡灭菌方法。如采用浸泡消毒灭菌法，应选择对金属无腐蚀性的消毒剂。并且要按规定进行消毒灭菌剂浓度监测、生物学监测（即使用中消毒灭菌剂细菌污染的监测）。

（4）表面消毒方法，应考虑表面性质。光滑表面可选择紫外线消毒器近距离照射，或液体化学消毒剂擦拭；多孔材料表面可采用喷雾消毒法等。

5. 规范了压力蒸汽（下排气、预真空、脉动、快速灭菌器）、环氧乙烷、紫外线、化学消毒剂（灭菌、高效、中效、低效、气体、液体等）的消毒灭菌原理、适用范围、消毒方法。

6. 规范了各类物品包括手术器械及用品、输注器材、一般诊疗用品、内镜、口腔诊疗器具、检验相关物品等医疗器械用品消毒灭菌方法；生活用品如餐具、婴儿用品、便器、手、皮肤等的清洗、消毒灭菌方法；环境：空气、物表、卫生洁具、医疗废物、排泄物、被服、污水、污泥、尸体及传染病等的消毒处理方法、剂量、合格要求。

7. 规范了各种消毒、灭菌效果（包括使用中的消毒剂）的监测时间、方法、标准等。

8. 介绍了各种常用的消毒方法。

目前，《消毒技术规范》还在不断更新与修订。2010 年版，正在卫生部相关部门的审查与批准之中。新版中，医院消毒增加了医疗器械清洗的技术要求，增加了近年来新批准的消毒剂等产品的使用方法等。

三、《医疗机构消毒技术规范》

国家卫生部下发的《医疗机构消毒技术规范》，自 2012 年 8 月 1 日起实施。本标准规定了各级、各类医疗、保健、卫生防疫机构消毒与灭菌的基本原则；清洗与消毒、消毒与灭菌方法；清洁、消毒与灭菌的效果监测等。主要有以下要点：

1. 对医疗机构提出消毒工作的管理要求。强调医疗机构要按规范，制定科学、可操作的消毒、灭菌制度与标准操作程序，并具体落实。医疗机构应加强对医务人员及消毒灭菌工作人员的培训。从事清洁、消毒、灭菌效果监测的人员应经过专业培训。医疗机构使用的诊疗器械、器具和物品应遵循规范要求进行灭菌与消毒。使用的消毒产品应符合国家有关规定，并应对消毒产品相关证明进行审核。保持诊疗环境表面的清洁干燥，遇污染及时进行有效消毒。对高危部门应定期进行消毒。定期对消毒工作进行检查与监测，及时总结分析与反馈，发现问题及时纠正。医务人员应掌握消毒灭菌基本知识和职业防护技能。

2. 规范消毒灭菌基本原则。复用的诊疗器械、器具和物品，使用后应先清洁，再进行消毒或灭菌；环境与物体表面，一般情况下先清洁，再消毒；当受到血液、体液等污染时，应先去除污染，再清洁与消毒。医疗机构使用的消毒产品应经卫生行政部门批准，应遵循批准的范围、方法和注意事项。耐热、耐湿的手术器械，应首选压力蒸汽灭菌，不应采用化学消毒剂浸泡灭菌。

3. 规定应根据物品污染后导致感染的风险高低（高度、中度、低度危险性物品）、物品上污染微生物的种类与数量、消毒物品的性质选择消毒或灭菌的方法。并强调根据不同消毒灭菌方法应做好的防护要求。

4. 分述了清洗与清洁、高度、中度、低度危险性物品、朊毒体、气性坏疽病原体、皮肤与黏膜、地面与物体表面、清洁用品的消毒或灭菌方法和注意事项。

5. 附规范性附录：

（1）清洁、消毒与灭菌的效果监测。

（2）常用消毒与灭菌方法（压力蒸汽、干热、环氧乙烷气体、过氧化氢低温等离子体、低温甲醛蒸汽灭菌；紫外线、臭氧消毒；各种化学消毒剂的消毒与灭菌；煮沸、流动蒸汽、微波、过滤除菌消毒方法）的适用范围、使用方法、注意事项。

四、《医院空气净化管理规范》

本规范在《医院消毒卫生标准》、《医院洁净手术部建筑技术规范》、《公共场所集中空调系统卫生规范》基础上制定的，由国家卫生部 2012 年 4 月 7 日发布，2012 年 8 月 1 日实施。其规定了医院空气净化管理的卫生学要求、空气净化方法和空气净化效果的监测。主要要点有：

1. 规定了医院空气净化管理要求及卫生学标准。

（1）医院按照相关法律、法规和标准制定相应的空气净化管理制度，并组织实施。

（2）医院对空气净化与消毒设施使用和管理人员、医务人员进行空气净化与消毒法规、制度和知识培训，明确职责任务，确保空气净化设施的正常运行。

（3）医院应根据临床科室的感染风险评估，采取适宜的空气净化措施，使其室内空气质量符合国家相应标准要求。

（4）医院要对全院有关临床科室的空气质量进行检查和指导。

（5）调整了医院各类环境空气的卫生标准，规定了层流洁净手术室、层流洁净病房等；非洁净手术室、产房、导管室、新生儿室、器官移植病房、烧伤病房、重症监护病房、血液病病区、非洁净手术室；儿科病房、母婴同室、妇产科检查室、注射室、人流室、治疗室、换药室、输血科、消毒供应中心、血液透析室、急诊室、化验室、各类普通病房、感染疾病科门诊及病房。这些环境不得检出乙型溶血性链球菌、金黄色葡萄球菌及其他致病微生物。在可疑污染情况下进行相应指标的监测。

2. 规范了医院空气净化方法。包括：①通风、集中空调通风系统、空气洁净技术、紫外线消毒、各空气消毒器、化学消毒法。这些空气净化方法的适用范围、消毒方法及注意事项。②医院不同部门如手术室、产房、导管室、新生儿室、器官移植病房、烧伤病房、重症监护病房、血液病病区等可采取的空气净化方法。③有人和无人情况下可采取的空气净化方法。④进行空气净化效果监测的要求。规定了需进行监测的科室部门、监测频度、监测方法及结果判定。

五、《医院感染管理办法》的罚则要点

首发，“医疗机构违反本办法规定，未采取预防和控制措施或者发生医院感染未及时采取控制措施，造成医院感染暴发、传染病传播或者其他严重后果的，对负有责任的主管人员和直接责任人员给予降级、撤职、开除的行政处分；情节严重的，依照《传染病防治法》第六十九条规定，可以依法吊销有关责任人员的执业证书；构成犯罪的，依法追究刑事责任。”

其次，医疗机构发生医院感染暴发事件未按本办法规定报告的，由县级以上地方人民政府卫生行政部门通报批评；造成严重后果的，对负有责任的主管人员和其他责任人员给予降级、撤职、开除的处分。

这些法规，随着现代医疗机构的发展和针对实际工作中出现的问题，几经修订和完善，是医院消毒工作必须遵循的准则。如有违反，不仅造成消毒

工作上的失误，给患者带来医疗安全的威胁，同时要在法律层面追究当事人的法律责任。因此，医疗机构的领导者和广大医务工作者必须学习这些法规、懂得这些法规、遵循这些法规，才能规避这些医疗风险。

第三节　案例分析

因消毒工作不当而造成医院感染事件发生很多，类型复杂，涉及面广，后果严重。从近20年来因医院消毒工作而发生的医院感染流行暴发事件看，主要有以下类型：

一、因消毒液污染而致医院感染暴发

案例一　某医院消毒液感染事件

1998年4~5月份，某市妇儿医院共计手术292例（大多是行剖宫产手术的产妇），至8月20日止，发生感染166例，切口感染率为56.85%。术后手术切口出现红肿、化脓、溃烂现象，且长时间不能治愈。一直到1998年底，大部分患者才切口愈合出院。有关部门的调查表明，造成这次严重医院感染事故的主要原因是该院用于手术器械消毒的戊二醛消毒液配制错误。该院制剂员将新购进未标明有效浓度的戊二醛（浓度为1%），当作20%的浓度稀释200倍供有关科室使用，致使浸泡手术器械的戊二醛实际浓度仅为0.0036%，且长达半年之久未能发现。某公司JL—强化戊二醛的使用说明书不标有效浓度、消毒与灭菌概念不清，导致该医院制剂员错配消毒剂。这是一起严重违反操作规程而导致的医疗事故案件。本案相关责任人已经受到法律和行政处罚。

以上案例提出下列问题：

1. 医疗、手术器械应选择何种灭菌方法?
2. 医院购入消毒剂要注意什么?
3. 医院配制消毒剂要注意什么?
4. 戊二醛消毒剂浸泡灭菌有何要求?
5. 化学消毒剂浸泡使用中有何管理要求?
6. 发生医院感染病例和暴发时，应如何监测和报告?
7. 本案例涉及的相关法律责任有哪些?

1. 医疗、手术器械应选择何种灭菌方法?

医疗器械灭菌的方法有多种。20 世纪 90 年代中期以前常用的物理方法为压力蒸汽灭菌法，化学法采用 2% 戊二醛浸泡。正是因为化学消毒剂浸泡法在实际医疗工作中存在很多弊端，如浓度挥发而下降、多次暴露易被污染、更换不及时、容器被污染等因素，致使灭菌质量保证不了的事例很多。因此多部消毒法规规定“耐高温、耐湿度的物品和器材，应首选压力蒸汽灭菌”，这是消毒灭菌的基本原则。2002 年版《消毒技术规范》规定“尽量不选用器械的浸泡灭菌方法。如采用浸泡消毒灭菌法……要按规定进行消毒灭菌剂浓度监测、生物学监测（即使用中消毒灭菌剂细菌污染的监测）。”2012 年 8 月 1 日实施的《医疗机构消毒技术规范》更明确规定“耐热、耐湿的手术器械，应首选压力蒸汽灭菌，不应采用化学消毒剂浸泡灭菌。”目的是保证消毒灭菌质量和医疗安全。

2. 医院购入消毒剂要注意什么?

消毒药、械是关系人民健康的重要方面。为保证消毒剂的质量，国家对生产和使用消毒药、械的厂家、医疗机构有明确要求。《消毒管理办法》规定了对消毒产品实行卫生许可证制度：“1. 生产企业应当取得所在地省级卫生行政部门发放的卫生许可证后，方可从事消毒产品的生产。2. 生产消毒剂、消毒器械应当取得卫生部颁发的消毒剂、消毒器械卫生许可批件。”卫生部颁发的消毒剂、消毒器械卫生许可批件中，包括消毒剂的名称、剂型（浓度）、主要成分（机制）、产品说明、使用范围、使用方法、注意事项、审评结论、批准文号、批准日期、批准有效期。生产厂家提供的说明书必须与卫生部卫生许可证内容相符，既不能夸大使用范围和作用，也不能模糊上述内容。医院在购进消毒产品时，一定要查验这些产品的卫生许可证、生产许可证和经营许可证，即平时所说的三证齐全，防止伪劣产品的进入。同时医院还要注意消毒剂是否是在批准的有效期内。国家卫生部卫生许可证有效期为四年。而该案例购入某公司 JL—强化戊二醛的使用说明书不标有效浓度、消毒与灭菌概念不清，这样的产品是不符合国家相关法规要求的不合格产品。

3. 医院配制消毒剂要注意什么?

医院生产和配制的所有药剂（包括消毒剂），都必须按照规定取得卫生部门的卫生批准文号，否则都是非法的。为加大对药械的管理力度，2010 年，国家卫生部下发的新一轮等级医院评审标准中，就包括对医院生产药品和制剂批准文件的审核，检查医院是否生产和配制非法的药品和制剂。为执行国家法规，很多医院取消自制制剂和药品，甚至取消医院的制剂室，所有药品和各种消毒剂一律通过正常渠道购进正规合格的产品，有力杜绝不良事件的发生。

按规范要求，医院配制消毒剂要注意的以下方面：

（1）医院制剂室自配用于医疗器械的灭菌剂，首先应取得卫生部门的正规的批准资质。

（2）“医疗卫生机构工作人员应当接受消毒技术培训，掌握消毒知识，严格执行消毒隔离制度”。制剂室人员应掌握消毒制剂配置要求和操作、检测程序，并应具备专业资质。

（3）为预防消毒液配制过程的污染，配制和盛装消毒灭菌剂的容器及用品，必须灭菌。

（4）配制的每一批次消毒或灭菌剂，必须进行相关成分、浓度和微生物培养的检测，并有相关的记录、可追溯，以保证质量。

4. 戊二醛消毒剂浸泡灭菌有何要求?

《医疗机构消毒技术规范》规定：

（1）“戊二醛作为灭菌剂，适用于不耐热诊疗器械、器具与物品的浸泡消毒与灭菌。”

（2）使用方法是“将洗净、干燥的诊疗器械、器具与物品放入2%的碱性戊二醛溶液中完全浸没……灭菌作用10h。无菌方式取出后用无菌水反复冲洗干净，再用无菌纱布等擦干后使用。”其他戊二醛制剂的用法遵循卫生行政部门或国家相关规定执行。

（3）在20~25℃室温条件下，加入pH调节剂和亚硝酸钠后的戊二醛溶液连续使用时间应≤14d。

（4）用于浸泡灭菌的容器，应洁净、密闭，用前应先经灭菌处理。

5. 化学消毒剂浸泡使用中有何管理要求?

化学消毒剂浸泡方法是医院常用的方法，但也是易出问题的方面，因此，消毒技术规范对化学消毒剂使用规定了管理要求。

（1）按照消毒技术规范规定，进行消毒剂的配制和使用。

（2）每次配制和更换化学消毒剂必须用相应的化学浓度试纸测试浓度，以保证消毒效果。而该案例配制戊二醛消毒剂时未测试浓度，使用单位手术室等也未按要求测试戊二醛消毒剂的浓度，多环节未落实规范要求，致使问题未能及时发现和终止。

(3) 采用化学消毒剂浸泡，要注明使用日期，按时更换（不同消毒剂连续使用更换时间不同）。戊二醛消毒剂连续使用时间应≤14d。但如使用频率大，各单位应进行浓度、生物学检测，根据实际情况规定使用时间。

(4) 盛装消毒剂的容器，必须灭菌，以防污染。

(5) 盛装消毒剂的容器必须盖盖，不能暴露，以免消毒剂挥发，浓度减低，影响消毒实效。

(6) 按照规范要求的时间、频率和发生医院感染需进行流行病学调查时，要进行化学消毒剂使用情况监测：包括浓度检测、使用方法的了解和微生物污染情况培养。医院感染管理监测包括对使用中的化学消毒剂浓度和微生物培养检测。尤其有感染病例发生时，更应及时进行使用中的化学消毒剂的监测。

6. 发生医院感染病例和暴发时，应如何监测和报告？

《医院感染管理办法》规定：医院应进行医院感染发病率的监测。当临床发生3例医院感染病例，应及时报告医务处、护理部和医院感染管理科；医护主管部门和医院感染管理科，应立即进行流行病学调查，查找感染的主要原因和各环节，做到早发现、早处理，中断流行。而该院未很好开展医院感染病例的监测；科室发生多例术后伤口感染病例也未及时向医务处、护理部和医院感染管理科报告；医务处、护理部和医院感染管理科对发生的医院感染情况未给予高度重视，及时进行流行病学调查，采取有效措施终止流行。

7. 本案例涉及的相关法律责任有哪些？

该案例按照以下法规章节，负有法律责任：

(1) 违反《消毒管理办法》第六章罚则第四十五条，即医疗机构违反本办法规定，消毒后的物品未达到卫生标准和要求。

(2) 根据《消毒管理办法》第五章监督第三十九条规定，对违反消毒管理办法的行为，给予行政处分。

(3) 根据《医院感染管理办法》第六章罚则第三十三、第三十四条。即医疗机构未建立或未落实医院感染管理的规章制度、工作规范，未设立医院感染管理部门、分管部门以及制定专职人员负责医院感染预防与控制工作；违反对医疗器械、器具的消毒工作技术规范，未对消毒药械的相关证明进行审核；发生医院感染未及时采取控制措施，造成医院感染暴发严重后果的，对负有责任的主管人员和直接责任人给予降级、撤职、开除的行政处分。可以吊销有关责任人员的执业证书；构成犯罪的，依法追究行事责任。

该案例，是一起典型严重违反操作规程而导致的严重医院感染。一是手术器械没有首选压力蒸汽灭菌；二是采用戊二醛浸泡的灭菌方法，又没按照规定进行浓度监测和生物学监测，导致浓度配错，配制的戊二醛液浓度仅有0.0036%，远低于规范要求的2%的浓度，作用时间也不够，导致使用中的戊二醛灭菌剂量严重不达标。浸泡的手术器械没有达到灭菌要求，是致使手术部位医院感染暴发的根本原因，致使多名病人手术伤口感染，而未及时发现原因，造成长时间的医院感染暴发。三是该院购入消毒剂时，未按照规范要求对消毒剂进行审核，该医院制剂员也未认真查验消毒剂浓度和说明书，这也是为错配消毒剂埋下隐患。

虽然引起医院感染的主要原因是药剂科制剂人员将消毒剂浓度配置错误，该案例反应医院在控制和管理医院感染事件存在一些缺陷：

（1）该院领导和医务人员，医院管理和医院感染管理意识薄弱，医院感染管理组织和制度不健全，主要医疗工作制度未落实。

（2）工作人员工作责任心不强，消毒环节管理失控。

（3）医务人员消毒知识欠缺，消毒、灭菌方法掌握不好。

（4）医疗机构制剂室的工作人员，违反有关操作规程要求，配错消毒剂浓度，消毒液使用中未按规定进行浓度监测、生物学监测。

（5）医院感染报告和监测不到位。当临床发生3例术后伤口不愈合的医院感染病例，未及时报告医务处、护理部和医院感染管理科；医、护主管部门和医院感染管理科，未立即进行流行病学调查，查找感染的主要原因和各环节，做到早发现、早处理，中断流行。

本案例医院受到国家卫生部通报，相关领导及人员受到不同的行政处分、并承担了法律责任。

二、因空气和环境污染而致医院感染流行

案例二　某妇婴保健院柯萨奇病毒感染事件

1993年9月19日至10月18日期间，某妇婴保健院共接生了244名婴儿，其中49名于生后3至18天先后出现发烧、拒乳、黄疸及心、肝、肾多脏器受损症状，并有15名重症患儿死于DIC及多器官功能衰竭。此次感染的

感染源系两名携带柯萨奇B族病毒的产妇，经呼吸道感染两名婴儿后，又在婴儿室内引起了交叉感染。国家卫生部派出专家组对事件进行调查，分娩室及婴儿室没有统一有效的消毒制度；用品未专儿专用。未对产房、待产室、新生儿室、病房等相关部分进行空气、物表消毒，不能进行消毒效果的正确判定以及隔离制度不严等，是导致此次新生儿感染暴发流行的重要原因。其医院各级人员受到不同的行政和法律处罚。

以上案例提出下列问题：

1. 为什么医院空气与环境的污染可以引起医院感染？
2. 医院空气与环境消毒标准有哪些？
3. 医院特殊科室（ICU、产房、母婴病房、门急诊、感染疾病科等）空气与环境应如何消毒？
4. 本案例涉及的相关法律责任有哪些？

1. 为什么医院空气与环境的污染可以引起医院感染？

医院是患者治病的地方，也是各种病原微生物聚集的地方。医院病原微生物来源广泛，种类繁多。根据各种病原微生物引起的疾病性质不同，其传播途径有空气传播、接触传播、消化道传播、血液传播、生物媒介传播、还可引起医源性传播等。医院空气是环境的重要组成部分，空气污染的危害不仅仅是空气、呼吸道传播病原微生物，还可造成房间内物品表面的污染而造成病原微生物的接触传播，是一种流行较快，影响面较大的医院感染暴发形式，因此是引起医院感染重要类型之一。统计表明，40余种法定传染病中，有35%是通过呼吸道、空气传播的；另外据全国医院感染监测网多年公布的资料显示，上、下呼吸道感染占我国医院感染的第一位。因此医院环境、空气的洁净和消毒是非常重要的，是预防医院感染的重要方面。为此，我国多部法规都明确提出医院不同环境的卫生学标准。微生物污染空气、物品等，造成经空气传播和接触传播的医院感染流行的报道很多，因空气微生物污染，造成呼吸道传播的最明显的事例是2003年，严重急性呼吸综合征（“非典”）在国际、我国多个地区、医院流行，造成医务人员、患者的高感染。国际上有因空调系统未定期清洗消毒造成军团菌医院感染流行的报道；国内有ICU因空气消毒装置不合格，而造成耐药铜绿假单胞菌在重症监护病房流行暴发的事例。有医务人员在接触水痘、麻疹患儿后而致水痘、麻疹的感染的报道。某医院老年病房，因一老年患者患金黄色葡萄球菌感染性肺炎，咳嗽严重，造成其后住进该病房的2位老年患者感染金黄色葡萄球菌肺炎。经空气微生物监测，显示空气中金黄色葡萄球菌达到1000cfu/m^{3}以上。经两次空气消毒和监测，才消除感染源，终止流行。上述案例也反映了做好医院环境、空气、物品消毒的重要。

2. 医院空气与环境消毒标准有哪些?

医院环境、空气洁净情况是控制医院感染的重要环节，在国内外的多部法规和规范中，对此都提出控制标准和监测的要求。《医院感染管理办法》明确提出“医疗机构应当制定具体措施，保证……诊疗环境条件……符合规定要求，对医院感染的危险因素进行控制。”《消毒技术规范》、《医疗机构消毒技术规范》、《医院空气净化管理规范》、《医院消毒卫生标准》，都对医院环境、空气、物品表面提出具体消毒方法，还提出消毒后的合格标准。如非洁净手术室、产房、导管室、新生儿室、器官移植病房、烧伤病房、重症监护病房、血液病病区消毒后空气细菌总数≤200cfu/m^2，物品表面≤10cfu/cm^2；儿科病房、母婴同室、妇产科检查室、注射室、人流室、治疗室、换药室、输血科、消毒供应中心、血液透析室、急诊室、化验室、各类普通病房、感染疾病科门诊及病房消毒后空气细菌总数≤500cfu/m^2，物品表面≤10cfu/cm^2。洁净空气净化手术室要达到相应标准。为了保证达标，对医院感染管理的重点部门、科室提出空气与环境监测要求。“医院应对感染高风险部门每季度进行监测；遇医院感染暴发怀疑与空气污染有关时随时进行监测，并进行相应致病微生物的检测。”

3. 医院特殊科室（ICU、产房、母婴病房、门急诊、感染疾病科等）空气与环境应如何消毒?

《消毒技术规范》、《医疗机构消毒技术规范》、《医院空气净化管理规范》规范了医院重点部门空气与环境消毒方法、消毒标准与定期进行监测的要求。

（1）医院必须制定这些重点部门消毒、隔离制度，并进行监管，督促落实。

（2）“医疗机构从事清洁、消毒、灭菌效果监测的人员应经过专业培训，掌握相关消毒灭菌知识，熟悉消毒产品性能……按标准和规范规定的方法进行采样、检测和评价。”

（3）“产房、导管室、新生儿室、母婴病房、器官移植病房、烧伤病房、重症监护病房、血液病病区等，可选用下列方法净化空气：通风、安装空气净化消毒装置的集中空调通风系统；空气洁净技术、循环风紫外线空气消毒器或静电吸附式空气消毒器或其他获得卫生部消毒产品卫生许可批件的空气消毒器；紫外线灯照射消毒；消毒后空气中的细菌总数≤200cfu/m^2。”感染疾病科、急诊科还可用化学消毒法。

(4) 以上科室的“地面与物体表面，应保持清洁、干燥，每天进行消毒，遇有明显污染时要及时去污、清洁与消毒。地面消毒采用400mg/L~700mg/L有效氯的含氯消毒液擦拭，作用30min。物体表面消毒方法同地面或采用1000mg/L~2000mg/L季铵盐类消毒液擦拭。

(5) 患者所用医疗仪器、器械和用品，个人专用，一用一消毒或灭菌。消毒方法根据物品性质不同，采用不同的消毒方法。

(6) 清洁用具及用品要一室一地巾或拖布、一人（或一桌）一擦布。使用后的布巾、地巾要清洗干净，消毒、干燥备用。消毒采用250mg/L~500mg/L有效氯的消毒液。

(7) 医院应对以上感染高风险部门每季度进行监测；当医院感染暴发怀疑与空气、环境污染有关时，随时进行监测，并进行相应致病微生物的检测。

认真落实这些要求，是防止医院感染的重要措施。

4. 本案例涉及的相关法律责任有哪些？

该案例按照以下法规章节，负有法律责任：

(1) 违反《消毒管理办法》第二章第八条规定“医疗卫生机构的环境……应当符合国家有关规范、标准和规定。”

(2) 违反《医疗机构消毒技术规范》、《医院空气净化管理规范》中对产房、待产室、新生儿室要进行空气、物表消毒、消毒后标准及检测的要求。

(3) 根据《医院感染管理办法》第六章罚则第三十三条、三十四条。即医疗机构未建立或未落实医院感染管理的规章制度、工作规范；未设立医院感染管理部门、分管部门以及指定专职人员负责医院感染预防与控制工作；违反对器具的消毒工作技术规范；违反隔离技术规范；发生医院感染未及时采取控制措施，造成医院感染暴发严重后果的，对负有责任的主管人员和直接责任人给予降级、撤职、开除的行政处分。可以吊销有关责任人员的执业证书；构成犯罪的，依法追究行事责任。

该案例在多个方面未落实上述规范要求。从管理层面来看，院领导对医院感染管理工作不重视，没有专门负责医院感染管理工作的机构和人员；医院医护部没有及时进行干预指导。从技术层面看，医护人员消毒知识贫乏，分娩室及婴儿室没有统一有效的消毒制度，未按规定对产房、待产室、新生儿室、病房等相关部分进行空气、物表消毒；缺乏完善的监测手段，未及时发现患有呼吸道传染或感染的患者，及时采取消毒措施，消灭传染源；当发现2~3例新生儿感染时，又未及时向医院医务部和感染管理科报告并予以患儿隔离，用品专儿专用等，从而造成了医院感染暴发的恶果。

本案例医院受到国家卫生部通报，相关领导及人员受到不同的行政处理、并负法律责任。

三、因医疗器械和医疗设施消毒灭菌不合格而致医院感染流行

案例三　某医院医疗设施、用品消毒灭菌不合格引起医院感染

2008年，某医院新生儿科9名新生儿自9月3日起相继出现发热、心率加快、肝脾肿大等临床症状，其中8名新生儿于9月5日~15日间发生弥散性血管内凝血相继死亡，1名新生儿经医院治疗好转。国家卫生部于9月23日接到关于该事件的举报信息后，立即组织专家调查组赶赴该院，开展实地调查。经专家组调查，认为该事件为医院感染所致，是一起严重医院感染事件。感染防控工作薄弱，尤其是诸多消毒工作环节存在隐患。发生严重医院感染事件的新生儿科在建筑布局、工作流程、消毒隔离等方面存在明显缺陷。对部分新生儿使用的物品和器具采用了错误的消毒方法；医务人员没有规范地进行手卫生；用于新生儿的肝素封管液无使用时间标识等。据对部分医务人员的手、病房物体表面、新生儿使用的奶瓶和奶嘴、新生儿暖箱注水口等进行检测，发现细菌超标严重，有金黄色葡萄球菌、肺炎克雷伯杆菌的明显污染。事件发生后，医院有关责任人受到处理。

案例四　某医院新生儿科医疗设施消毒灭菌不合格引起医院感染

2009年3月，某妇幼保健院发生新生儿医院感染事件，6例重症感染患儿中有5例患儿死亡。调查中发现该院漠视医院感染管理工作，责任意识淡化，管理工作松懈，存在安全隐患；新生儿科建筑布局及工作流程不符合医院建筑卫生学和感染控制的要求；基本设备、设施配备不全，新生儿科未设新生儿专用的洗澡和配奶区域，不能满足临床医疗工作的需要；缺乏医院感染事件报告意识，仅有1名医院感染管理人员兼职负责医院感染管理工作，新生儿科在短时间内连续出现多起新生儿感染病例的聚集性发生，相关医务

人员反应迟钝；对该院新生儿重症监护室暖箱取样检测结果显示，暖箱污染严重，清洁消毒不彻底。新生儿吸氧所用湿化瓶不更换。对收入新生儿重症监护室的患儿在入院诊断、抗菌药物使用、给氧等方面均有明显不当，存在严重医疗缺陷。

案例五　某医院眼科手术后医院感染事件

2005 年 12 月 11 日，某医院聘用异地行医的某医师和不具备行医资格的某某为 10 例患者实施白内障超声乳化手术，造成患者眼球医源性感染，其中 9 名患者单侧眼球被摘除。根据调查，从该院自制眼用平衡灌注液中检出铜绿假单胞菌，灌注瓶有气泡，消毒过期；医院手术室布局、流程、环境、设施等不符合开展无菌手术的基本要求；手术器械未清洗干净，手术包灭菌时间、温度、压力不够，有湿包；人工晶体等耗材包装袋有破口而上台前未发现；术中微创手术器械不能做到一人一用一灭菌；进口的人工晶体未经注册等诸多环节问题。

以上案例提出下列问题：

1. 常见医疗器械和医疗设施消毒灭菌不合格而致医院感染有哪些？
2. 医疗器械消毒灭菌有何管理要求？
3. 新生儿室医疗设施用品应如何消毒？
4. 本案例涉及的相关法律责任有哪些？

1. 常见医疗器械和医疗设施消毒灭菌不合格而致医院感染有哪些？

因医疗器械和医疗设施消毒灭菌不合格引起的医院感染报道的很多，也是经常发生、危害严重的情况之一。一般此类感染都涉及多个环节和因素，属医源性媒介传播。主要有手术器械灭菌不彻底而致患者术后感染；因新生儿监护室医疗用品，如暖箱、奶瓶、被服等消毒不合格，而引起医院感染的报道很多；有因血液透析机和透析器消毒不合格造成乙肝、丙肝等血液传播性疾病的感染；我国呼吸机相关肺炎医院感染所占比例较大，与呼吸机管路的消毒管理有很大关系。如 2003 年 1 月，我国某煤业医院呼吸科连续发生 8 例铜绿假单胞菌下呼吸道感染，患者年龄在 65 岁~75 岁之间，均有持续吸氧和雾化吸入治疗史。调查发现，由于该院湿化瓶和雾化器数量少，常有多人合用与未消毒就用现象，而这些被细菌污染了的医疗用品很可能就是此次医院感染暴发的原因。前些年，多有因消化内镜清洗消毒不达标而致患者消化道幽门螺旋杆菌等感染的报道。2005年，国家卫生部下发了《内镜清洗消毒规范》，各级卫生部门加大对内镜清洗消毒的监管力度，通过内镜诊疗引起感染的情况有明显的改善。

2. 医疗器械消毒灭菌有何管理要求?

为保证医院消毒灭菌工作质量，2009年国家卫生部下发了《医院消毒供应中心》管理规范、清洗消毒及灭菌技术操作规范、清洗消毒及灭菌效果检测标准。明确规定：

1. "医院应采取集中管理的方式，对所有需要消毒或灭菌后重复使用的诊疗器械、器具和物品由CSSD（消毒供应中心）回收，集中清洗、消毒、灭菌和供应。"其强调一是医院只负责复用医疗器械、器具和物品的消毒灭菌；二是为保证消毒质量，必须由消毒供应中心统一处理，而不是分散在各科室处理。

2. 清洗消毒及灭菌的基本原则是：

(1) 进入人体无菌组织、器官、腔隙，或接触人体破损的皮肤、黏膜、组织的诊疗器械、器具和物品应进行灭菌。

(2) 接触皮肤、黏膜的诊疗器械、器具和物品应进行消毒。

(3) 被特殊病原体，如朊毒体、气性坏疽及突发原因不明的传染病病原体污染的诊疗器械、器具和物品应按规范要求处理。

(4) 外来医疗器械，医院必须重新清洗、灭菌及监测合格后，方能使用。

(5) 首次使用的诊疗器械、器具和物品必须进行清洗、灭菌及监测合格后，方能使用。

3. 一次性使用的医疗器械、器具及用品应当符合国家有关规定，不得重复使用。

4. 诊疗器械、器具和物品一般情况应遵循先清洗后消毒的处理程序。被特殊病原体，如朊毒体、气性坏疽污染的诊疗器械、器具和物品，应按照规范处理方法先消毒后清洗、灭菌。

5. 医院必须对诊疗器械、器具和物品的清洗、消毒及灭菌程序及效果，按照规范要求进行物理、工艺、化学和生物学监测，并有记录，可追溯。如发现监测不合格的，不能使用，要查找原因，进行重新清洗、消毒灭菌，直到监测合格后，方能使用。

医院必须认真学习这些规范要求，严格落实规范的要求。事实证明，由于加强管理，由此引起的医院感染有明显下降。

3. 新生儿室医疗设施用品应如何消毒?

为指导和加强医疗机构新生儿病室的规范化建设和管理，保证医疗质量和医疗安全，国家卫生部2009年12月下发了《新生儿病室建设与管理指南》(试行)。提出新生儿病室应具备的基本条件、应配备吸氧、负压吸引装置、监护仪、暖箱、蓝光治疗仪、辐射式抢救台、输液泵、新生儿专用复苏囊与面罩、喉镜、气管导管等医疗设备；配备必要的清洁和消毒设施，非接触式洗手龙头、洗手用品等。同时对这些器械、器具和物品的清洁、消毒灭菌提出以下要求：

（1）手术使用的医疗器械、器具及物品必须达到灭菌标准。

（2）一次性使用的医疗器械、器具及用品应当符合国家有关规定，不得重复使用。

（3）呼吸机湿化瓶、氧气湿化瓶、吸痰瓶应当每日更换清洗消毒，呼吸机管路消毒按有关规定执行。

（4）蓝光箱和暖箱应每日清洁并更换湿化液，一人用后一消毒。同一患儿长期连续使用暖箱和蓝光箱时，应当每周消毒一次，用后终末消毒。

（5）接触患儿、黏膜的器械、器具及物品应当一人一用一消毒。如雾化吸入器、面罩、氧气管、体温表、吸痰管、浴巾、浴垫等。

（6）患儿用后的奶嘴用清水清洗干净，高温或微波消毒；奶嘴由配奶室统一回收清洗、高温或高压消毒；盛放奶瓶的容器每日必须清洁消毒；保存奶制品的冰箱要定期清洁与消毒。

（7）新生儿使用的被服、衣物等应当保持清洁，每日至少更换一次，污染时及时更换。患儿出院后，床单元要进行终末消毒。

（8）要根据医疗器械、器具及用品的性质，采取正确的消毒灭菌方法，使用合格消毒产品，按规定进行消毒效果的监测。

（9）医务人员在接触患儿前后均应认真实施手卫生。

新生儿因其特殊的生理情况，免疫力低，是医院感染预防的重点人群。以上案例，正是在这些环节方面的存在消毒工作隐患，造成医院感染的暴发。

4. 本案例涉及的相关法律责任有哪些?

以上案例按照以下法规相关章节，负有法律责任：

（1）违反《消毒管理办法》第六章罚则第四十五条，即医疗机构违反本办法规定，消毒后的物品未达到卫生标准和要求的。

（2）根据《消毒管理办法》第五章监督第三十九条规定，对违反消毒管理办法的行为，给予行政处分。

（3）根据《医院感染管理办法》第六章罚则第三十三条、三十四条规定。即医疗机构未建立或未落实医院感染管理的规章制度、工作规范；未设立医院感染管理部门、分管部门以及制定专职人员负责医院感染预防与控制工作；违反对医疗器械、器具的消毒工作技术规范；违反无菌操作技术规范和隔离技术规范；发生医院感染未及时采取控制措施，未按规定报告，造成医院感染暴发严重后果的，对负有责任的主管人员和直接责任人给予降级、撤职、开除的行政处分。可以吊销有关责任人员的执业证书；构成犯罪的，依法追究行事责任。

以上案例均是影响较大的医院感染暴发事件。共同存在的主要问题有：

（1）是医院管理工作松懈，医疗安全意识不强。对《医院感染管理办法》及有关医院管理的规定执行不力，在医院管理和医疗安全保障方面存在纰漏；医院感染管理的规章制度不健全，没有全面落实诊疗技术规范和医院感染管理的工作制度；部分医务人员工作责任心不强，思想麻痹。

（2）忽视医院感染管理，感染防控工作薄弱，未尽感染防控职责。对预防和控制医院感染工作不重视，未按规定建立医院感染管理责任制，尚未建立独立的医院感染管理部门并未有效履行相应的职责，医院感染管理人员配置不足，难以高质量完成预防和控制医院感染的各项管理、业务工作，难以保证对医院感染的重点部门和环节实施监督检测、检查和指导。

（3）没有依法建立有效的医院感染监测制度，有的瞒报医院感染事件。没及时发现医院感染病例和医院感染暴发，更没有分析感染源、感染途径，无法采取有效的处理和控制措施。某医院新生儿科在短时间内连续发生多起感染和死亡病例，医院未予报告，存在瞒报重大医院感染事件的事实。用于手术器械灭菌的小型压力灭菌器未按规定做生物学监测等。

（4）医疗设施、器械、用品消毒灭菌不合格，诸多消毒、灭菌工作环节存在隐患。发生严重医院感染事件的新生儿科在建筑布局、工作流程、消毒隔离等方面存在明显缺陷。对部分新生儿使用的物品和器具采用了错误的消毒方法；医务人员没有规范地进行手卫生；用于新生儿的肝素封管液无使用时间标识等。据对部分医务人员的手、病房物体表面、新生儿使用的奶瓶和奶嘴、新生儿暖箱注水口等进行检测，发现细菌超标严重，有金黄色葡萄球菌、肺炎克雷伯杆菌的明显污染。手术器械消毒灭菌不规范，手术设备配置不足，未能做到一人一用一灭菌，手术器械清洗灭菌工作未归到消毒供应室统一管理。

本案例医院受到国家卫生部通报，相关领导及人员受到不同的行政处理、并负法律责任。

四、因无菌操作不规范和未做好手消毒而致的医院感染

案例六

1999 年 2 月至 8 月，某医院新生儿 ICU 同期出现 9 例黏质沙雷菌感染患儿，其中 4 例菌血症，3 例肺炎，1 例伤口感染，1 例结膜炎。通过对 9 个病人的临床标本、3 个洗手标本和 10 个环境采样标本进行脉冲场凝胶电泳技术基因分析，9 个病人分离菌的酶解图谱相同。调查认为通过手的污染造成的交叉感染仍是暴发发生的主要原因。

案例七

2006 年 9 月，某院母婴病房共有新生儿 17 例，发生急性细菌性结膜炎 3 例，医院感染罹患率 17.65%。患儿平均发病时间在出生后 4 天。查房时发现，双眼可见黄色脓性分泌物。眼分泌培养结果：表皮葡萄球菌 2 例、沃氏葡萄球菌 1 例。诊断为“新生儿急性细菌性结膜炎”。诊断后即予妥布霉素滴眼液点眼，每天 3 次，治疗 3 天后痊愈。发现病例后，立即对医护人员的手、产妇及婴儿护理者的手、婴儿沐浴室的打包台、婴儿大浴巾、洗澡小浴巾、爽身粉、贮槽、婴儿秤、婴儿车、枕头、垫子、被套进行监测。结果在 1 例婴儿护理者手上分离出超标的表皮葡萄球菌，且感染同一病室的 2 例患儿。分析有通过手接触交叉感染的可能。所属卫生部门对相关责任人、医疗机构管理部门和相关领导做出了严肃处理。

以上案例提出下列问题：

1. 何谓手卫生？何时应进行手卫生？
2. 何谓无菌技术操作？何时应进行无菌操作？
3. 为何要严格无菌技术操作和手卫生？
4. 影响无菌技术操作和手卫生的原因是什么？

5. 本案例涉及的相关法律责任有哪些?

1. 何谓手卫生?何时应进行手卫生?

国家卫生部2009年4月发布的《医务人员手卫生规范》规定,医务人员洗手、卫生手消毒和外科手消毒的总称为手卫生。并规定在以下情况下必须洗手:

(1) 直接接触每位患者前后,从同一患者身体的污染部位移动到清洁部位时;

(2) 接触患者黏膜、破损皮肤或伤口前后,接触患者的血液、体液、分泌物、排泄物、伤口敷料等之后;

(3) 穿脱隔离衣前后、摘除手套后;

(4) 进行无菌操作、接触清洁、无菌物品之前;

(5) 接触患者周围环境及物品后;

(6) 处理药物或配餐前。

手消毒的时机是:

(1) 接触患者的血液、体液和分泌物以及被传染性致病微生物污染的物品后;

(2) 直接为传染病患者进行检查、治疗、护理或处理传染患者污物之后。

医疗机构和医务人员应认真按照规范的要求落实。

2. 何谓无菌技术操作?何时应进行无菌操作?

无菌技术是指在医疗、护理等诊疗操作中,防止一切微生物侵入人体和防止无菌物品和无菌区域被污染的操作技术和管理方法。其由外科之父英国著名外科医生李斯特于18世纪中叶创立,后随着医学发展逐步建立的一套有效的防止感染的诊疗技术操作规范。并随着现代医学的发展,而丰富更多的内容。无菌技术操作内容很多,据一般人所了解的,如在手术、注射、输液、换药、各种介入检查、穿刺、插管、吸痰等,进行侵入人体组织、破损皮肤、黏膜等的诊疗操作,拿、取无菌物品时都必须执行无菌技术。无菌技术是医务人员应当学习和掌握的基本技术和基本知识,是必须经过考核合格后才能准予操作的基本技能。也是医院医疗护理管理的主要内容。

3. 为何要严格无菌技术操作和手卫生?

因无菌技术操作不规范和未做好手卫生而致的医院感染是报道最早、发

生最多、最经常、涉及医院各类工作人员的一种情况。尤其是近年高发的呼吸机相关性肺炎、静脉导管感染、留置尿管引起的尿路感染等，都与医务人员的无菌技术操作和手卫生密切相关。各国在它们的控制指南中，都规范了无菌操作的要求，强调手卫生。最早的控制医院感染成功的事例是匈牙利的妇产科医生塞尔维斯，让给患产褥热死亡的产妇进行尸解后的产科医生，采用漂白粉液洗手，仅仅采取这样一个措施后，使产妇患产褥热的感染率和死亡率大大下降。有名的李斯特医生，也称为外科之父，其贡献之一即是让手术的医生、护士等，术前用苯酚等化学消毒剂洗手、敷料用苯酚化学消毒剂浸泡后使用，使外科术后感染率明显下降。这些事例都最好的证明了无菌操作、消毒和洗手在控制医院感染的重要作用。同样，由于未很好的进行手卫生，而致医院感染流行、耐药菌传播的事例也很多。大量研究和实践证实，手卫生是预防和控制医院感染最重要、最简单、最有效和最经济的方法。国外研究表明，通过加强手卫生可降低40%的医院感染，降低30%~40%的耐药菌感染。国内学者研究发现，加强手卫生，可使外科ICU的呼吸机相关肺炎从27%降到17%，婴儿感染率由2.65%降到1.24%。因此手卫生受到WHO、全球患者安全联盟和我国卫生部及广大医务人员的高度重视。

4. 影响无菌技术操作和手卫生的主要原因是什么?

通过以上和多起医院感染事件分析，影响医务人员无菌技术操作和手卫生的原因主要有以下几方面：

(1) 医院管理不到位。消毒隔离制度、无菌技术操作规范、手卫生制度等不健全。

(2) 医护部和感染管理科的指导、培训、宣传和监管不力。

(3) 医务人员无菌技术操作、手卫生的意识不强，自觉依从性差。

(4) 医院提供的洗手设施和用品不足。规范要求医疗机构在重点部门(包括产房、新生儿室、母婴室)、诊疗区域均宜配备足量的非手触式水龙头、肥皂、皂液等清洁剂、干手物品和速干手消毒剂。不能因经费而无视此基本医疗需求。

5. 本案例涉及的相关法律责任有哪些?

以上案例按照以下法规相关章节，并可能负有法律责任：

1. 违反《医疗机构手卫生规范》和《医院隔离技术规范》在医疗工作时进行手卫生的规定。

2. 违反《医院感染管理办法》第六章罚则第三十三条、三十四条规定。

即医疗机构未建立或未落实医院感染管理的规章制度、工作规范；未设立医院感染管理部门、分管部门以及制定专职人员负责医院感染预防与控制工作；违反无菌操作技术规范和隔离技术规范的要求。

3. 根据《医院感染管理办法》第六章罚则第三十五条规定，医疗机构发生医院感染暴发事件未按本办法规定报告的，由县级以上地方人民政府卫生行政部门通报批评；造成严重后果的，对负有责任的主管人员和其他直接责任人员给予降级、撤职、开除的处分。

当地卫生部门依法规对相关医院及当事人进行了调查后，给予通报和行政处分。

五、因一次性医疗用品和药品灭菌不彻底而致的医院感染

案例八　因静脉药品灭菌不彻底引起的医院感染

2006年7月27日，国家药监局接到某省关于患者使用某公司生产的静脉注射液后，有14人出现了胸闷、心悸、心慌、寒战、肾区疼痛、腹痛、腹泻、恶心、呕吐、过敏性休克、肝肾功能损害等临床症状的报告。随后又有四省也分别报告，发现病人使用该静脉注射液后出现相似临床症状。国家药监局立即派出相关人员前往调查患者发病情况、对生产公司生产过程进行核查、对相关产品进行市场抽验等。原因是药品生产公司违反规定生产，是导致这起不良事件的主要原因。现场检查显示，该公司今年6月至7月生产的9个批次的该静脉注射液未按批准的工艺参数灭菌，降低灭菌温度，缩短灭菌时间，增加灭菌柜装载量，影响了灭菌效果。该事件共造成7人死亡。国家食品药品监督管理局已对该药业有限公司的违法违规行为依法做出处理，并追究相关责任人的法律责任。

案例九　灭菌不彻底的一次性注射器引起的医源性感染

1996年上半年，某市一些基层卫生院和私人诊所由于使用了一批劣质一次性注射器，先后引起46名病人出现臀部注射部位感染症状。经国家对一次性注射器、输液器从注册、生产到检验等加强管理后，此类现象明显减少。

以上案例提出下列问题：

1. 静脉药品引起的医院感染有哪些？应如何处理？

2. 国家对静脉药品有何要求?
3. 国家对压力蒸汽灭菌有何规定?
4. 静脉药液应如何灭菌?
5. 哪些一次性医疗用品必须灭菌?
6. 对一次性医疗用品的管理要求有哪些?
7. 本案例涉及的相关法律责任有哪些?

1. 静脉药品引起的医院感染有哪些?应如何处理?

静脉药品引起的医院感染主要指静脉输入的药品、血液和血制品的污染。此类的报道有因输入污染的治疗心血管类疾病的右旋糖酐-20,而致同时期数名患者出现寒战、高热的输液反应。立即停止用药,对已输液体和同批号未用液体进行内毒素检验和细菌培养,结果内毒素检验阳性、细菌培养为聚团肠杆菌。经与生产厂家联系,追踪生产过程,发现此批号右旋糖酐-20因灭菌人员有事,临时换人操作,而致灭菌不达标造成的。同时,生产检验人员忽视对灭菌后产品的检验工作,致使不合格的灭菌液体流入医院临床使用。也有因输入灭菌不彻底的支链氨基酸、中药注射液等药品引起医院感染的发生。也有因静脉输入不合格的生物制品、血液制品、甚至被污染的血液,而造成医源性感染的。静脉输入感染是危害很快、很严重的,可造成输血或输液反应、菌血症或败血症。尤其对危重病人,可以造成生命危险。因此,国内外对静脉输注治疗的原则是:能口服的药品不肌内注射、能肌内注射的,不静脉输入。临床对进行静脉输液或输血治疗的患者,要严格观察是否发生输液、输血反应(寒战发抖、继而发热、头痛)。如发生,立即终止治疗,将输入液体或血液,输液所使用的输液器等送相关部门(检验科、药剂科)进行内毒素、微生物培养,医务部门对事件过程进行调查。检验、培养结果阳性,立即停止同类批号药品的临床使用,并与相关药品公司联系,调查原因。案例八感染事件发生后,国家药监部门全力查控和收回流散到各地医院的130余万瓶该药品。将可能造成的伤害降低到最小限度。同时,配合卫生部门向医疗机构发出通知,要求全国范围内停用所涉药品。

2. 国家对静脉药品有何要求?

根据《药品生产质量管理规范》要求,由于静脉药品的重要,生产此类药品的厂家,必须取得国家批准生产批号(三证齐全),必须具备相应的工作环境并通过环评;药品生产企业必须建立健全质量保证体系,必须保证每个环节按照标准操作规程执行，必须对原辅料的购入、检验、使用严格管理，必须严格按照法定标准、批准工艺组织生产，必须建立真实的药品生产记录和销售记录，必须保证产品检验合格后审核放行，确保药品生产质量。同时，不允许各医疗机构自行生产静脉药品和液体。

3. 国家对压力蒸汽灭菌有何规定?

(1)《消毒管理办法》对消毒服务机构有以下要求：必须具备符合国家规范、标准和规定的消毒与灭菌设备；其消毒与灭菌工艺流程和工作环境必须符合卫生要求；具有能对消毒与灭菌效果进行检测的人员和条件，建立自检制度；从事消毒操作的服务人员必须经过市级以上卫生部门组织的专业技术培训，取得相应资格证书后方可上岗。

(2)《医疗机构消毒技术规范》中也规定“从事压力蒸汽、环氧乙烷和电离辐射消毒灭菌的消毒服务人员必须经过卫生行政部门组织的专业技术培训，取得相应资格证书后方可上岗工作”；“从事消毒、灭菌效果监测人员应经过专业训练，按标准和规范规定的方法进行采样、检测和评价。

同时规范对每批灭菌物品的灭菌过程、工艺指标（时间、温度、压力）应进行记录，资料可追溯。当发生问题时，可追踪出现问题的环节。对案例八进行追踪后，发现本次事件的主要问题就是灭菌人员没有按照灭菌工艺指标操作，同时工厂也没有按照要求对药品进行检验，因此没有在药品出厂前，及时发现问题。

4. 静脉药液应如何灭菌?

根据我国灭菌药品生产过程灭菌技术与方法规定，大输液的无菌药品灭菌可采用物力、化学方法。湿热物力灭菌法是最常用的方法。其要求静脉药液应在105摄氏度灭菌30分钟。但案例八在实际操作中，有的灭菌温度是100摄氏度，也有101、102、104摄氏度的，灭菌时间有的1分钟，有的2分钟、4分钟。由于未按批准的工艺参数灭菌，降低灭菌温度、缩短灭菌时间、增加灭菌柜载量等，上述操作直接导致灭菌不彻底。经中国药品生物制品检定所对相关样品进行检验，结果表明，本药品注射液无菌培养和热原检测不合格。国家食品药品监管局药品评价中心专家认为，药剂中含有没有灭杀的微生物，用于人体后，就会发生很严重的热原反应，产生的细菌代谢物会引起人体高热和颤抖。部分注射案例八静脉注射液的患者的临床表现正是如此。

5. 哪些一次性医疗用品必须灭菌?

根据《医院感染管理办法》、《医疗机构消毒技术规范》，一次性的灭菌辅料和高端手术植入物（人工瓣膜、关节等）、各种介入治疗使用的导管、引流管、活检钳等、各种注射器、输液器及输液用品耗材（PICC）、采血针及器具等。凡是“进入人体组织或无菌器官的医疗用品必须达到灭菌要求。各种注射、穿刺、采血器具等应当一人一用一灭菌。”另外一次性灭菌物品必须一次性使用，也是法规反复强调的。关于一次性无菌医疗用品生产、使用不当而造成感染的情况很多。有因一次性心脏瓣膜灭菌不彻底造成心脏术后患者感染的事件报道；有颅脑手术使用的明胶海绵灭菌不彻底而致颅脑术后感染的发生；20 世纪 90 年代有因一次性注射器生产灭菌不达标，造成临床注射感染、输液反应的报道，案例九就是一个实例。由于加强管理，近年此类情况有明显减少。

6. 对一次性医疗灭菌用品的管理要求有哪些?

国家卫生部和药品监督局行使对一次性医疗灭菌用品的管理。2000 年制定了《一次性使用无菌医疗器械监督管理办法》（暂行）。2003 年为加强对一次性医疗灭菌用品的管理，规定归国家药品监督局专管。

（1）一次性医疗灭菌用品必须统一采购。临床科室不得自行购入和试用。

（2）一次性医疗灭菌用品只能一次性使用。

（3）医院感染管理科履行对一次性医疗灭菌用品采购、临床应用和回收处理的监督、检查职责。

（4）一次性医疗灭菌用品（三类）或进口的一次性无菌医疗用品，应具有国家药监局颁布的《医疗器械产品注册证》。

（5）医院采购必须从取得省级以上监督部门颁发的《医疗器械生产企业许可证》、《医疗器械产品注册证》、《医疗器械经营许可证》的企业，采购合格产品，专人管理，资料存档备查。

（6）医院对每一批次的一次性医疗灭菌用品应进行验收：订货与合同一致，查验每一箱；内外包装应完好无损；包装标识应符合国标要求。进口产品应有中文标识。

（7）医院应建立一次性医疗灭菌用品采购登记制度：记录产品名称、型号、规格、数量、单价、批号、消毒灭菌日期、失效期、出厂日期、卫生许可批号。

（8）建立库房管理制度：应存放阴凉干燥、通风良好处，按规定要求存放。不得将标识不清、包装破损、失效、霉变的产品发放临床使用。

(9) 临床使用前，应认真检查包装标识是否标准、有无破损、失效和不洁等质量与安全问题。

(10) 使用中如发生热源反应、感染或其他异常情况时，应立即停止使用，按规定详细记录现场情况，同时报告医院感染管理科、药剂科和采购部门。

(11) 医院如发现不合格或质量可疑产品，应停止使用，及时报告当地药监局，不得自行退换货处理。

(12) 使用后的一次性医疗灭菌用品必按医疗废物进行无害化处理，禁止与生活垃圾混放，更禁止回流市场。

只有严格落实以上各项要求，才能杜绝因一次性医疗灭菌用品引起的医院感染的发生。如违反规定，则按照罚则处理。

7. 本案例涉及的相关法律责任有哪些?

以上案例违反以下法规相关章节，并负有法律责任：

1. 违反《消毒管理办法》第四章消毒服务机构第三十六条规定，即消毒服务机构消毒与灭菌工艺流程和工作环境必须符合卫生要求；具有能对消毒与灭菌效果进行检测的人员和条件，建立自检制度。

2.《消毒管理办法》第五章监督第三十九条，对违反消毒管理办法的行为，给予行政处分。

3.《医院感染管理办法》第六章罚则第三十四条规定，发生医院感染未及时采取控制措施，……造成医院感染暴发严重后果的，对负有责任的主管人员和直接责任人给予降级、撤职、开除的行政处分。可以吊销有关责任人员的执业证书；构成犯罪的，依法追究行事责任。

本案例药业有限公司受到国家卫生部、国家食品药品监督管理局通报，相关领导及责任人受到不同的行政处分、并负法律责任。

另外，因被服等污染而致的医院感染也是有所报道的，要引起注意。因消毒工作的缺陷而致的医院感染，有些是单一因素，很多情况是多环节多因素共同造成的。

第四节 风险防范

医院消毒工作涉及医院各类工作人员和工作的各个方面。因此要控制这方面引起的医院感染，必须做到全院总动员，全院的统一协调管理。院领导要高度重视、各职能部门协作，各科室齐抓共管，提高医务人员的职业道德、专业知识和执行力，才能保证医院消毒工作的质量，将消毒工作不当引起的医院感染控制在最低水平。

一、健全医院感染管理组织，明确责任制

领导重视是做好医院感染管理工作的前提，组织系统的建设是管理的基础。根据国内外医院感染管理的多年实践经验，建立医院感染管理委员会、医院感染管理科（或医院感染控制科）、科室医院感染管理小组三级管理组织体制，制定和明确各自的职责，并能正常有效地运转，是一种很好的管理模式。国家卫生部 2006 年 9 月 1 日颁布执行的《医院感染管理办法》，作为国家法律文件明确规定“各级各类医疗机构应当建立医院感染管理责任制，制定并落实医院感染管理的规章制度和工作规范，严格执行有关技术操作规范和工作标准，有效预防和控制医院感染，防止传染病病原体、耐药菌、条件致病菌及其他病原微生物的传播”。该“办法”明确规定“住院床位总数在 100 张以上的医院应当设立医院感染管理委员和独立的医院感染管理部门”。并明确规定医院感染管理委员会的人员组成及职责、医院感染管理部门、分管部门及医院感染管理专（兼）职人员的职责。国家卫生部 2009 年 4 月 1 日发布，12 月 1 日执行的《医院感染监测规范》“人员与设施”中规定“医院应按每 200～250 张实际使用病床，配备 1 名医院感染管理专职人员；专职人员应接受监测与医院感染控制知识、技能的培训并熟练掌握”。从医院感染暴发的恶性事件中可以看到，医院领导不重视医院感染管理工作，医院感染管理薄弱，医院感染管理组织不健全，有些形同虚设，使医院感染管理组织不能很好的履职，是发生这些医疗事件的重要原因。现代管理学认为，任何不良事件的发生，更重要的是管理系统的缺陷和问题。“大多数的医疗错误是因为系统、程序、工作环境的疏失”。“办法”第六章罚则第三十四条医疗机构违反本办法规定，未采取预防和控制措施或者发生医院感染未及时采取控制措施，造成医院感染暴发、传染病传播或者其他严重后果的，对负有责任的主管人员和直接责任人员给予降级、撤职、开除的行政处分；情节严重的……可以依法吊销有关责任人员的执业证书；构成犯罪的，依法追究刑事责任。对发生医院感染不良事件的医院法人、当事人实行问责和法律、行政的处置正是依法办事的体现。

二、健全制度，细化流程，落实管理

制度是管理的保证，是工作的依据。《医院感染管理办法》第十一条规定“医疗机构应当按照医院感染管理的规章制度和技术规范，加强医院感染的预防控制工作”。近些年来，根据国家下发的医院消毒的相关法规和制度，使医院消毒工作有法可依，有章可循。各单位也加大建章立制的力度，陆续完善了各部门、各环节的工作流程和消毒工作制度和标准，建立了重点部门、重点科室、重点环节：如手术室、导管室、消毒供应中心（室）、血液净化室、产婴房、母婴病房、新生儿室、门急诊、治疗室、换药室、处置室、内镜诊疗室、口腔科、传染病房、发热门诊、普通病房、检验科、放射科、康复理疗科、超声诊断科、空气净化设备间、医疗废物存放站等的消毒和灭菌工作制度及相关的工作流程；医院内、外环境的清洁保洁工作制度及医院各类区域的空气消毒方法；医院物品消毒工作制度等。但是，各地区、各医院的发展不平衡。有些医院消毒工作制度不健全，不落实；有些制度与实际情况不匹配，表面化、形式化、粗疏，不可操作；有些规定的消毒方法不正确。这些也给医院消毒工作带来隐患。有了制度，重在落实。从以上医院感染案例的情况分析，消毒制度不健全、消毒工作不落实、消毒不达标是症结所在。由于消毒工作覆盖面广，更重要的是各级各类人员要认真执行。只有加强医院各类工作人员的执行力和对法规制度的依从性，才能保证消毒工作的质量。

三、加大对各类人员进行消毒知识的培训和考核

由于我国医学教育的缺陷，医务人员消毒学的知识明显欠缺，这给医院感染控制工作带来了先天的不足。因此加强医院感染管理工作，首先，要对医院各类人员进行消毒知识、无菌观念、无菌知识和相关法规制度的培训。《医院感染管理办法》第四章，专门提出人员培训的要求，“医疗机构应当制定对本机构工作人员的培训计划，对全体工作人员进行医院感染相关法律法规、医院感染管理相关工作规范和标准、专业技术知识的培训。”“医院感染管理专业人员应当具备医院感染预防与控制工作的专业知识，并能承担医院感染管理和业务技术工作。”“医务人员应当掌握与本职工作相关的医院感染与控制方面的知识，落实医院感染管理规章制度、工作规范和要求。工勤人员应当掌握有关预防和控制医院感染的基础卫生学和消毒隔离知识，并在工作中正确运用。”从当前医院感染管理工作和发生的医院感染事件可以看出，

消毒知识的欠缺是我们医院感染管理的软肋，也可以说是极薄弱的环节。其不仅表现在基础知识的欠缺，也表现在知识及时更新不够；其不仅对医务人员培训不够，对医院各类工勤人员的培训更不够。因此，吸取教训，就要把消毒法规、知识、标准、方法的培训放到医院感染管理的经常性的重要工作来抓。以各种形式，灵活的方法对全员进行有的放矢的培训和考核，不断强化所掌握的知识，并切实落实，才能不断提高责任心和防范意识，筑起一道坚实的医院感染防控网。

四、重视对设备和设施的消毒维护管理，保证消毒质量

随着现代医学的发展，各种先进的仪器设备和设施进入医学领域，各种导管、插管、内镜诊疗技术、血液透析技术（透析机、复用透析器消毒处理机、复用水处理机等）、人工呼吸装置等介入性操作越来越多，血管内治疗的范围不断扩大；为改善医院环境，加强消毒工作，提高消毒水平，空气净化技术、空气消毒机（静电吸附技术、等离子体、紫外线循环风、纳米光触媒综合技术等）、清洗消毒机（自动、半自动、内镜等）、各种灭菌器（压力蒸汽、低温等离子、环氧乙烷、低温甲醛、快速灭菌器等）应用越来越广泛；为加强消毒工作，各医院还配备各种洗手装置、医疗废物承装桶和转运箱、卫生保洁车、被服污物袋等。这些仪器设备、设施和物品，在使用的过程中，都存在消毒、灭菌、监测和维护的要求。因专业分工，医务人员对一些先进仪器、消毒设备、设施等不熟悉，只负责使用，不负责维护。医院管理工作中，往往存在重医务人员的医疗培训，轻工勤人员的专业培训、重引进设备和使用，轻监测和维护，该定期检修的未检修、该换部件和材料的未换、该定期监测的未监测，造成现代医院感染管理中很大的漏洞。现代化的医院，大型医疗设备、仪器和消毒设施越来越多，越要重视设备和设施的消毒维护管理工作和相关技术人员的培训管理，把其作为医院管理和医院感染管理的重要组成部分。

五、加强监测、监督和管理，提高医务人员的依从性和执行力

监测是医院感染管理的重要方面，是医院感染控制的关键性环节和基础。没有监测为依据，就没有控制。国家下发的所有医院感染管理、消毒管理的法规、规范都包括监测、监管的内容。明确规定各项监测的内容、监测时间、监测方法、监测标准及监测不合格的处理。《医院感染管理办法》第五章监

督管理“第二十九条对医疗机构监督检查的主要内容是：（一）医院感染管理的规章制度及落实情况；（二）针对医院感染危险因素的各项工作和控制措施；（三）消毒灭菌与隔离、医疗废物管理及医务人员职业卫生防护工作状况；（四）医院感染病例和医院感染暴发的监测工作情况；（五）现场检查。”而医院感染恶性事件，每一件都存在监管不力、消毒工作监测不到位，因而不能及时发现存在的问题、及早采取措施并控制感染，以致酿成医院感染暴发。美国建立了全国医院感染监测系统（NNIS），其中包括器械相关感染监测模块（呼吸机相关肺炎、插管相关血流感染、透析相关感染）、操作相关感染监测模块（手术部位感染、手术后肺炎）。目前已有50个州2100所医院加入了监测系统。通过系统监测，血流感染下降18%~66%，肺炎下降38%~55%，尿路感染下降17%~69%，手术部位感染下降26%~54%。1997~2007年，通过监测预防7000例中央静脉插管相关血流感染，每年减少医疗费用5000~18000万美元。

六、建立不良事件报告制度和紧急事件应急预案

建立不良事件报告制度和紧急事件应急预案是做到早发现、早报告、早调查、早控制，是防微杜渐、将医院感染事件控制在最小的范围的有力措施。《医院感染管理办法》、《中华人民共和国传染病防治法》、《医院感染暴发报告及处置管理规范》都明确“强调医疗机构应当及时发现医院感染病例和医院感染的暴发，分析感染源、感染途径、采取有效的处理和控制措施，积极救治患者。”明确“医院感染暴发报告的范围，包括疑似医院感染暴发和医院感染暴发。”医院感染暴发是指“医院或其科室的患者中，短时间内发生3例以上同种同源感染病例的现象”、疑似医院感染暴发是指“医院或其科室的患者中，短时间内发生5例以上临床症候群相似、怀疑有共同感染源的感染病例；或者5例以上怀疑有共同感染源或感染途径的感染病例现象”。当发生5例以上疑似医院感染暴发、3例以上医院感染暴发要在2小时内向上级卫生部门和疾病控制中心报告。医院内发生，各科室要立即向医务部门和医院感染管理部门报告。医务部门接到报告后，要立即组织流行病学调查，查找感染源和感染途径，制定控制措施，采取有效措施将感染控制在最小范围，防止扩散。同时，医院应向上级卫生部门报告，取得上级卫生部门和专业人员的技术支持。由于没有坚持医院感染不良事件及时报告制度，使医院感染流行初期未得到有效控制，是一些医院感染恶性事件的重大缺陷。有些单位

还有瞒报医院感染暴发事件的情况，触犯了法律，受到法律的制裁。

第五节　建　　议

1. 及时完善医疗机构消毒工作的各项法规、标准和制度。使医疗机构消毒工作有章可循、有法可依。

2. 加强消毒学专业知识的正规化培训。包括各级各类医学院校学生的专业课程学习、医疗机构在职医务人员继续教育及患者、大众的消毒学知识的普及。

3. 加大政府、疾病控制机构、医疗机构检查、监测、监管的力度，严格消毒药械产品从生产、销售到使用的管理。细化规范消毒工作的流程。

4. 加大消毒危害事件的通报和曝光，提高全民意识，齐抓共管，形成社会监督的压力。

5. 完善医疗机构消毒工作科学合理的收费标准和制度。随着医院感染管理标准的提高，保证医疗安全的需要，医院对消毒工作设备、耗材、人力及处理的投入很大，已成为医院一个很大的负担。但医院物价仍延续几十年的收费标准，未与时俱进增加消毒收费标准。其结果，一些医院，尤其是领导者，不愿对消毒工作投入，认为是赔本买卖。这不仅影响消毒工作的质量，而且给消毒工作带来很大的隐患。

因此，国家、政府机构应在建立医院科学合理的收费标准的同时，将医院消毒收费标准纳入其中。对保证患者医疗安全的收费，患者是不会有意见的，同时也给医院消毒工作一定的补偿。

（易　滨）

参 考 文 献

[1] 国家卫生部. 医院感染管理办法. 北京：中华人民共和国卫生部令，2006 年 7 月 6 日发布.

[2] 国家卫生部. 消毒管理办法. 北京：中华人民共和国卫生部令，2002 年 3 月 28 日发布.

[3] 国家卫生部. 消毒技术规范（2002 年版）. 北京：中华人民共和国卫生部卫法监发［2002］282 号发布.

[4] 国家技术监督局，国家卫生部. 医院消毒卫生标准. 北京：GB15982-1995，1996 年 1 月 23 日发布.

[5] 国家卫生部. 中华人民共和国传染病防治法. 北京：第十届全国人民代表大会常务委员会第十一次会修订，2004年8月28日.
[6] 国家卫生部. 医疗机构消毒技术规范. 北京：中华人民共和国卫生部行业标准 WS/T367-2012，2012年4月5日发布.
[7] 国家卫生部. 医疗机构消毒技术规范. 北京：中华人民共和国卫生部行业标准 WS/T368-2012，2012年4月7日发布.
[8] 国家卫生部. 卫生行业标准 WS 310.1 医院消毒供应中心 第1部分：管理规范. 北京：2009年4月1日发布.
[9] 国家卫生部. 卫生行业标准 WS 310.2 医院消毒供应中心 第2部分：清洗消毒及灭菌技术操作规范. 北京：2009年4月1日发布.
[10] 国家卫生部. 卫生行业标准 WS 310.3 医院消毒供应中心 第3部分：清洗消毒及灭菌效果监测标准. 北京：2009年4月1日发布.
[11] 国家卫生部. 医院感染监测规范. 北京：中华人民共和国卫生部卫医政发［2009］123号，2009年12月25日.
[12] 国家卫生部. 新生儿病室建设与管理指南（试行）. 北京：中华人民共和国卫生行业标准 WS/T312-2009，2009年4月1日.
[13] 总后勤部. 军队医院感染管理规定. 北京：［2003］后字第5号命令，2003年12月18日发布施行.
[14] 国家卫生部，国家中医药管理局. 医院感染暴发报告及处置管理. 北京：卫医证发［2009］73号通知.
[15] 总后卫生部. 关于组织实施军队医院感染暴发报告及处置工作的通知. 北京：总后卫生部，2009年10月19日印发.
[16] 国家药品监督管理局. 一次性使用无菌医疗器械监督管理办法（暂行）. 北京：国家药品监督管理局（局令第24号），2000年10月13日.
[17] 杨华明，易滨. 现代医院消毒学. 北京：人民军医出版社，2008年7月第二版.
[18] 李清杰，刘运喜. 医院感染防控指南. 北京：人民军医出版社，2010年9月.
[19] 刘鑫，张宝珠. 护理执业风险防范指南. 北京：人民军医出版社，2008年7月.

第三章

隔离技术与相关法律法规

您知道如何预防传染病吗？

您了解什么是隔离吗？

隔离在预防传染病过程中为什么很重要？

如何使用防护用品？

您知道医疗建筑布局会影响传染病预防与控制吗？

第一节 概 述

英文隔离（quarantine）一词来自拉丁文，意指 40 天。根据历史语言学家的考证，隔离一词可以溯源到 14 世纪的欧洲，当一艘来自黑死病疫区的商船到达意大利繁华的威尼斯港口时，该艘船被要求隔离到一个孤地抛锚停留 40 天，不许一个人上岸。从意大利的拉古萨、到威尼斯、到佛罗伦萨，人们采取各种措施试图把瘟疫挡在门外。不幸的是，可以隔离的地点并不常有，该项规则不能贯穿始终——另外据称携带瘟疫的老鼠们带着跳蚤完全可以游上岸来。

在黑死病异常凶猛的“大死亡”期间，被吓坏的民众偶尔会行使一种更为粗暴的隔离：他们把染病者的门和窗全部用木板钉起来，最终让他们在里面饿死。记录黑死病在欧洲肆虐的各种官方记录和个人日记等，往往为我们展现着同样的一幅画面，人们采用了各种形式不同程度的隔离措施，有的甚至是非常野蛮的。比如完全隔离、看管、监护、喷洒香水、消毒、设置路障、禁闭、采用健康证书以及德意志的健康通行证和西班牙的健康凭证等等，这些都反映出在黑死病席卷欧洲之时，人们从理性到近乎疯狂的举措，也描绘出人类社会在面对巨大的灾难瘟疫时所表现出的相同的社会现象。

莫里斯·托隆在 1656 年热那亚鼠疫时所著的《行善的嘉布遣会修道士》一书中列举了当时人们采取的各种防范措施：对可疑分子进行隔离；当风向对着自己时，不同市内的可疑分子说话；点燃香料消毒；可疑分子的衣物要洗干净，最好要销毁；多做祷告，加强治安等。在极其富有的热那亚城中，死尸在街上堆积如山，当地人除了把尸体装上船只，运到海上销毁，没有别的快速清理办法。而对比这些措施，隔离也许是最有成效的一个，尽管隔离在当时并没有完全阻止瘟疫的蔓延。根据史料记载，在鼠疫盛行期间，意大利和法国的政权机构都采取了隔离的措施。例如当时有记载，从 1612 年起，法国巴黎“开始用强制手段把病人从家中搬出，送往圣路易医院和圣马塞尔的桑台收容所”。

在美国 19 世纪末暴发的黄热病和霍乱使联邦政府采取了更为严峻的隔离措施。1893 年当天花在印第安纳州曼西市暴发时，当局隔离了很多感染者。他们被拘留在家中，而整个社区被封锁，由军队把守，那些违反隔离规范的人则被送进监狱。

在黑死病肆虐欧洲后，深受瘟疫折磨的意大利和法国率先实行了一系列公共卫生措施，包括设立疫情监察站以及隔离医院等。应该说建立公共卫生设施和医院是非常可贵的。但是由于当时人们对于疾病的认识还非常有限，尤其是疾病的传播，使当时的医院几乎成为了一个传染病肆虐的中心。尽管如此，隔离仍然被作为人类在对抗疫情时最为有效的措施而延续下来。欧洲历史上最大规模的隔离要数 19 世纪和 20 世纪肺结核盛行时期。当时感染肺结核的病人纷纷被送往城外的特殊隔离所监护起来。

随着时代的进步和医学的发展，近几十年来我们的隔离手段加入了现代化的技术。2003 年新加坡政府在抗击本国 SARS 的蔓延，为加强对疑似患者的隔离，采用了先进的网络摄像机技术以协助隔离的有效实施。当新加坡面临日益严峻的 SARS 蔓延情况后，新加坡政府采用了迅速对几百名被怀疑与 SARS 病人有过接触的居民实行了强制隔离，而且采取了在被隔离居民家中安装网络摄像机的措施，而且新政府认为如果有必要将对部分疑似病人安装电子跟踪设备以强制隔离。该隔离举措包括被隔离者在隔离期间每日会被不定时呼叫几次，而被隔离者在接到呼叫信号后必须出现在摄像头前。在新加坡抗击 SARS 的过程中，随着被隔离人数的不断上升，新加坡政府决定由一个私人安全公司负责在被隔离人的居所安装网络摄像机，并通过互联网连接以监督被怀疑感染 SARS 病毒的人留在居所。

可以肯定地说，从中世纪的黑死病到前不久的全球对抗 SARS 的斗争中，隔离作为一项古老的措施，仍然是防止瘟疫传播的第一道防线。最近，美国约翰·霍普金斯大学公共卫生系的教授拉瑞·高斯廷（Larry Gostin）在接受美联社的采访时说："瘟疫往往会引发人性的危机，例如偏见以及毫无理性的恐惧等等。而隔离这一古老的措施对于控制疾病的传播是经过长时间的考验的。"

由此可见，隔离技术是提高医疗护理质量，保障患者安全的重要措施之一，更是医院感染管理的重要核心技术，它所体现的法律层面的相关危险因素更加密切。在以患者安全为核心的法律评价体系中，隔离技术的权重更为显赫，其执行力与效果评价是侵权法"过错原则"问责的主要依据之一。因此，隔离技术在医院感染的法律法规问责体系中具有非常重要的地位。

第二节　隔离技术的相关法律法规

隔离是采用各种方法、技术，防止病原体从患者及携带者传播给他人的措施。其在感染链中（包括传染链）起到切断传播途径、保护易感人群的作用。隔离技术随着医院的产生而产生，随着医学和医疗技术的发展而发展。其最早是基于防止传染病所采取的措施，包括隔离区、隔离病房的设置、隔离的标识、隔离物品及隔离操作等。

（一）初期的 4 种隔离预防技术

1877 年，美国出版了关于传染病人的隔离策略和技术。此后，不断发展，建立了传染病患者隔离治疗体系。如传染病院、传染病病房等，并按照传染病的分类分为严格隔离（用于烈性传染病）、呼吸道传染病隔离、肠道传染病隔离以及媒介（或血液）传染病隔离等 4 类。

（二）以疾病类目为特征的隔离预防技术（A 系统）

进入 20 世纪以来，随着医学的不断发展与完善，人们对传染病的理解不断深入，传染病人在有条件的综合性医院也得到检查和治疗，并且从 60 年代以来，传染病已减少，美国逐步关闭了传统的传染病医院。医院内住院病人中由条件致病微生物引起的感染却日益增多，为适应这种变化，美国疾病控制中心于 1970 年出版了《医院内隔离技术》，提出了 7 种隔离预防，如严格隔离、接触隔离、呼吸道隔离、结核菌（病）隔离（AFB 隔离）、肠道隔离、引流物、分泌物隔离、血液-体液隔离。并在 1975 年发表了第二版。1978 年再次进行了修订。这些隔离以切断传播途径为措施的依据，同时考虑病原体及宿主因素的特点。至 70 年代中期，美国 93%的医院采纳了这种疾病分类隔离预防技术。

（三）以疾病为特征的隔离预防技术（B 系统）

1980 年，为了适应医院感染管理的需要和新出现的问题，如多重耐药菌株的传播，新的感染综合征的出现，对原有隔离预防措施效果的新的评价以及流行病学的新观点，1981 年至 1983 年，美国 CDC 对上述分类隔离预防进行了较大的修改，出版了《医院内隔离预防指南》，针对切断传播途径的需要，以各种病人的分泌物、排泄物、体液或组织的传染性作为隔离预防措施的依据，改进了各类隔离中所采取的屏障护理方法，减少了不必要的措施，新分类中严格隔离疾病已大大减少，依据病原体的传播途径，选择使用隔离衣、口罩、手套、污物处理、单人隔离间等要求，取消了保护性隔离，并讨论了免疫功能缺陷病人感染问题，提出了另一种隔离系统（B 系统），即按疾病隔离预防，采取的措施是依病选择，即根据每种疾病的需要单独考虑。

（四）普遍预防

由于 HIV 的流行，1985 年美国 CDC 提出了普遍预防的概念，与以往首先确定感染者或疑似感染者的隔离方法不同，普遍预防认为所有的血液和体液均有感染性，在确定感染者或疑似感染者之前就已开始隔离预防。然而普遍预防也存在一些缺陷，除经济花费大外，普遍预防只包括一部分身体物质，而不针对其他有感染性物质的传播（如非血源性），排除在普遍预防外的某些其他物质偶然也可作为潜在感染源和被血液污染而成为危险因素容易引起混淆，因而分类隔离预防或按病隔离预防在很多情况下是对普遍预防的一种补充和完善。

（五）体内物质隔离

为了寻求新的隔离方法，美国加利福尼亚圣地亚哥大学医学中心流行病学研究组和华盛顿西雅图的 Harborview 医学中心流行病学部合作，1987 年提出了一种新的隔离方法，称为体内物质隔离（body substance isolation，BSI），这是一个新的与分类隔离预防和按疾病隔离预防并行的系统。将传统的依据诊断确立隔离法转变为依据传染病性物质判定隔离法，将重点放在病人的体内物质、非完整性的皮肤及黏膜组织对护理者的影响。推荐用于“所有的病人”身体内物质的感染隔离，强调的是医务人员医院感染的防护。主要指血液、精液、阴道分泌液、脑脊液、心包液、腹膜液、胸膜液、滑膜液和羊水，但不包括汗液、泪液、唾液、粪便、鼻分泌物、尿液、痰和呕吐物。这种隔离比较简单，容易学会和接受，但对所有的病人给予同样水准的关注是困难的。BSI 并不能代替所有的隔离预防措施，如环境进行的传播（如 MRSA）或真正的空气传播（如肺结核）。与普遍预防一样，体内物质隔离系统的花费依然较大，并且在具体执行上也存在一定差别。

（六）标准预防

由于隔离方法多种多样，容易出现混淆，1996 年美国感染控制实践顾问委员会对隔离系统进行了修订，疾病分类隔离系统由 7 类改为 3 种类型，即接触隔离、飞沫隔离、空气隔离，更新了某些按疾病隔离的内容，增加了 MRSA 等新出现的耐药性病原菌的隔离措施。将普遍预防和体内物质隔离的许多特点进行综合形成了标准预防（standard precaution），标准预防是指针对医院所有患者和医务人员采取的一组预防感染措施（双向防护）。包括手卫生，根据预期可能的暴露选用手套、隔离衣、口罩、护目镜或防护面屏，以及安全注射。也包括穿戴合适的防护用品处理患者环境中污染的物品和医疗器械。

标准预防基于患者的血液、体液、分泌物（不包括汗液）、非完整皮肤和黏膜均可能含有感染性因子的原则。

21世纪初新发烈性呼吸道传染病的流行，使人们认识到“标准预防”的局限性。因此，提出了“标准预防”+“基于传播途径的预防”（也有称“加强防护”或“额外预防”）原则。即“标准预防”+空气传播隔离（气溶胶）、飞沫传播隔离、接触传播隔离及其他传播途径的隔离。总之，隔离预防原则的发展是坚持能切断一切感染疾病和传染病的传播为基础的。

（七）《医院隔离技术规范》WS/T 311-2009

我国多年来一直采用的是在确诊后的传染病患者才采取防护隔离措施。随着新发传染性疾病的不断出现，特别是2003年我国SARS的暴发流行，暴露出了医务人员在接触潜在传染性疾病患者时，防护措施重视不够，只有当确诊为传染病后，才执行隔离防护技术。美国在1996年就制定了《医疗机构隔离指南》在全美实施，随着医学科学的发展，到2007年美国又对该“指南”进行了修订，制定了《预防感染病原体在医疗机构中传播的隔离预防指南》(2007版)。而我国在该领域尚无一个科学、全面、实用的规范，各医疗机构采取的措施也是多种多样，缺乏科学依据，存在极大隐患，2003年SARS的暴发，就充分暴露了医疗机构隔离预防工作中的问题，因此编制适用于我国实际条件、符合国际标准的医院隔离技术规范就显得非常必要和紧迫。2009年国家卫生部组织制定了《医院隔离技术规范》，对规范全国医疗机构的隔离预防工作、预防患者的外源性感染和医院感染的暴发起到了非常积极的作用，对提高医疗质量，保障患者的安全奠定了坚实的基础。

《医院隔离技术规范》融合了近年来隔离防护的新理念、新技术，成为我国第一部关于医疗机构隔离技术较系统全面的规范。该规范分别从医疗机构隔离工作的管理要求、医疗机构的建筑布局、医务人员防护用品的使用、基于不同传播途径疾病的隔离与预防四个方面对医疗机构的隔离工作及技术提出了具体的要求。要点如下：

1. 隔离的管理要求，在新建、改建与扩建时，建筑布局应符合医院卫生学要求，并应具备隔离预防的功能，区域划分应明确、标识清楚。加强医护人员隔离与防护知识的培训，并提供合适必要的防护用品。隔离区域的消毒符合国家规定。

2. 医院建筑布局与隔离要求，包括感染性疾病病区的建筑布局与隔离要求、负压病室的建筑布局与隔离要求、门诊的建筑布局与隔离要求、急诊科（室）的建筑布局与隔离要求。

3. 医务人员防护用品的使用：应根据不同的操作要求选用不同种类的口罩。护目镜、防护面罩的使用，应根据不同操作的需要，选择合适种类和规格的手套，根据工作的需要，选择隔离衣与防护服的使用。规定的区域内穿鞋套，必要时穿防水围裙。

4. 不同传播途径疾病的隔离与预防，在标准预防的基础上，医院应根据疾病的传播途径（接触传播、飞沫传播、空气传播和其他途径的传播），结合本院的实际情况，制定相应的隔离与预防措施。

（八）《医务人员手卫生规范》WS/T 313-2009

国家卫生部还颁布了《医务人员手卫生规范》规定了医务人员手卫生的管理与基本要求，如手卫生设施的完善、洗手与卫生手消毒、外科手消毒、手卫生效果的监测等。要点如下：

1. 手卫生的基本定义。

2. 手卫生的管理与基本要求：医疗机构应制定并落实手卫生管理制度，配备有效、便捷的手卫生设施。应定期开展手卫生的全员培训，医务人员应掌握手卫生知识和正确的手卫生方法，保障洗手与手消毒的效果。加强对医务人员工作的指导与监督，提高医务人员手卫生的依从性。

3. 手卫生设施，设置流动水洗手设施。重点部门应配备非手触式水龙头。有条件的医疗机构在诊疗区域均宜配备非手触式水龙头。

4. 洗手与卫生手消毒，洗手与卫生手消毒应遵循以下原则：①当手部有血液或其他体液等肉眼可见的污染时，应用肥皂（皂液）和流动水洗手。②手部没有肉眼可见污染时，宜使用速干手消毒剂消毒双手代替洗手。在下列情况下，医务人员应根据手卫生的原则选择洗手或使用速干手消毒剂：①直接接触每个患者前后，从同一患者身体的污染部位移动到清洁部位时。②接触患者黏膜、破损皮肤或伤口前后，接触患者的血液、体液、分泌物、排泄物、伤口敷料等之后。③穿脱隔离衣前后，摘手套后。④接触患者周围环境及物品后。⑤接触患者周围环境及物品后。⑥处理药物或配餐前。

5. 手消毒效果应达到如下相应要求：①卫生手清毒，监测的细菌菌落总数应≤10cfu/cm^2。②外科手消毒，监测的细菌菌落总数应≤5cfu/cm^2。

第三节 案例分析

隔离技术是现代行为医学的重要组成部分，该技术应用的好坏直接与医疗护理质量和患者的医疗安全以及医务人员的职业安全密切相关，当隔离技术缺失或执行不到位时极易产生医院感染散发或暴发事件，近几年发生的医院感染的恶性事件为我们敲响了警钟。

案例一：SARS 流行期间医务人员医院感染暴发事件

SARS 是一种由变异的冠状病毒引起的高传染性呼吸综合征，大部分感染者表现出急性呼吸困难综合征和急性肺损伤。2003 年 2 月首次发现于广东，后波及香港以及越南的河内等地，并迅速蔓延到世界 27 个国家和地区。根据卫生部的统计，截至 2003 年 5 月 18 日 12 时，全国内地共累计报告非典型肺炎病例 4698 例，其中医务人员 917 例，治愈出院 1529 例，死亡 224 例。在 SARS 防控中 17 名医务人员以身殉职，其中内地 6 人，香港 6 人，台湾地区 5 人。

SARS 问题的本质是感染控制问题。起因是社区感染，但其疫情的发展、失控多数与医院感染密切相关；SARS 的最后控制也是得力于良好的医院感染控制措施![5]在 SARS 浩劫中，医务人员多首先受到本地区第一波 SARS 感染冲击。调查中医务人员 SARS 感染率最高，按卫生部 2003 年 5 月 15 日正式通报的医务人员感染率是 18.38%，其中北京 24.70%、天津 39.38%、山西 17.64%，这在迄今为止发现的传染性疾病中是第一次出现如此高的医护人员感染率。向我们提出了在人类与疾病的斗争中医务人员的职业防护与保健问题。邹宇华等通过对 1645 名接触过 SARS 患者的医务人员感染 SARS 和个人防护的调查显示，感染 SARS 的医务人员患病有聚集现象，其中 79.61%的人在 2003 年 2 月份确诊，2003 年 3 月份以后病例数显著减少[6]。这个趋势同广东省和广州市的 SARS 流行趋势一致[7,8]。针对 SARS 疫情，2003 年 2 月中旬后广东省卫生厅、广州市卫生局提出综合预防控制有效隔离措施，其中对医务人员最主要的就是加强个人防护（穿隔离衣、戴 12 层口罩、手套等）。结果表明，随着时间推移，医务工作人员在接触 SARS 患者或疑似患者时的各项有效防护工具使用率逐渐增高，而这些措施的采纳，也正是医务人员感染率随时间变化而大大降低的一个主要原因之一。由于职业的特点，医务人员在疾病流行时期必须战斗在最危险的第一线，因此，采取有效的隔离防护措施就显得尤其重要。

2003 年以前由于我们对国际上推行的隔离技术理解和认识不足，既没有制定相关的法律法规，也没有在医疗机构推广和使用，因此 SARS 的肆虐造成了惨痛的教训。在SARS的中后期，各级卫生行政主管部门相继出台了隔离技术的相关法律法规文件，广大的医务人员应用了规范的隔离技术，有效的遏制了SARS的暴发流行。

案例二：某医院儿科病房发生鼠伤寒沙门氏菌感染暴发流行

1995年2月，某院儿科病房发生了一起鼠伤寒沙门氏菌感染的暴发。感染发生后，对9例患儿进行了大便培养，有5例检出鼠伤寒沙门氏菌，对医务人员、陪床家属的手以及奶嘴、尿布、床头柜、暖气片等环境物体表面进行病原检测，有两块尿布检出鼠伤寒沙门氏菌。本次暴发是因腹泻患儿入院后未隔离治疗，经接触传播引起其他8人发病。该事件最后认定为由于医疗护理工作中隔离技术不规范引发的医院感染暴发事件。

预防和控制传染病的传播有三个重要的手段，隔离传染源、切断传播途径、保护易感人群，而隔离技术是这三个重要手段中的核心内涵，也是最简单、最有效、最方便的医疗护理措施。在当前以患者安全为重要目标的医疗健康服务中，贯彻落实隔离技术显得尤为重要，是我们提高医疗护理质量的重要方法。中华人民共和国卫生行业标准《医院隔离技术规范》（WS/T311-2009）的出台，为医疗机构实施隔离技术提供了法律法规的平台，但是在我国目前医疗资源奇缺，就医环境不良的形势下，医疗机构如何贯彻落实该法规是当前医疗护理工作中的难点问题，既要最大限度满足患者的就医要求，又要规范化落实隔离技术，需要医院管理者和临床医护人员实现法律意识与服务意识的相互统一。有效的保障患者的安全本身就是医疗服务的基本内涵，正如我国在加入全球患者安全联盟时从国家层面提出的五点承诺一样，保障患者安全是我们医务工作者神圣的责任。

通过以上两个案例的剖析，提出以下剖问题：

1. 什么是隔离？
2. 隔离的原则是什么？
3. 医护人员防护用品如何使用？
4. 穿脱防护用品的注意事项？
5. 标准预防的内容？
6. 经空气传播的呼吸道传染病病区的建筑布局要求及隔离要求？
7. 空气传播的患者的隔离措施及医务人员的防护措施？

8. 主要经接触传播的感染性疾病病区的建筑布局要求及隔离要求？

9. 接触经接触传播疾病医务人员的防护？

10. 甲型 H1N1 流感的患者隔离原则是什么？

11. 接触急性传染性非典型肺炎、人感染高致病性禽流感医务人员防护用品穿脱程序？

1. 什么是隔离？

隔离是采用各种方法、技术，防止病原体从患者及携带者传播给他人的措施。

隔离技术在预防和控制感染中具有特别重要的作用。医院隔离技术的发展为预防和控制医院感染的发生和暴发流行提供了有效的手段，是切断医院感染链，终止空气、飞沫、接触三个主要传播环节，防止病原微生物在患者于患者之间、医务人员与患者之间和媒介物中传播。

2. 隔离的原则是什么？

根据《医院隔离技术规范》隔离的原则是：①在标准预防的基础上，医院应根据疾病的传播途径（接触传播、飞沫传播、空气传播和其他途径的传播），结合本院的实际情况，制定相应的隔离与预防措施。②一种疾病可能有多重传播途径时，应在标准预防的基础上，采取相应传播途径的隔离与预防。③隔离病室应有隔离标志，并限制人员的出入，黄色为空气传播的隔离，粉色为飞沫传播的隔离，蓝色为接触传播的隔离。④传染病患者或可疑传染病患者应安置在单人隔离房间。⑤受条件限制的医院，同种病原体感染的患者可安置于一室。

3. 医护人员防护用品如何使用？

根据《医院隔离技术规范》第 6 部分，医务人员防护用品的使用中规定：个人防护用品是指用于保护医务人员避免接触感染性因子的各种屏障用品。包括口罩、手套、护目镜、防护面罩、防水围裙、隔离衣、防护服等。中华人民共和国卫生行业标准《医院隔离技术规范》第六款规定了医务人员防护用品的使用原则和技术要点：

①口罩的使用：应根据不同的操作要求选用不同种类的口罩。一般诊疗活动，可佩戴纱布口罩或外科口罩；手术室工作或护理免疫功能低下患者、进行体腔穿刺等操作时应戴外科口罩，接触经空气传播或近距离接触经飞沫传播的呼吸道传染病患者时，应戴医用防护口罩。②护目镜、防护面罩的使

用：在进行诊疗、护理操作，可能发生患者血液、体液、分泌物等喷溅时及近距离接触经飞沫传播的传染病患者时应使用护目镜或防护面罩。为呼吸道传染病患者进行气管切开、气管插管等近距离操作，可能发生患者血液、体液、分泌物喷溅时，应使用全面型防护面罩。③手套的使用：应根据不同操作的需要，选择合适种类和规格的手套。接触患者的血液、体液、分泌物、排泄物、呕吐物及污染物品时，应戴清洁手套。进行手术等无菌操作、接触患者破损皮肤、黏膜时，应戴无菌手套。一次性手套应一次性使用。④隔离衣与防护服的使用：应根据诊疗工作的需要，选用隔离衣或防护服。防护服应符合 GB 19082 的规定。隔离衣应后开口，能遮盖住全部衣服和外露的皮肤。下列情况时应穿隔离衣：a）接触经接触传播的感染性疾病患者如传染病患者、多重耐药菌感染患者等时。b）对患者实行保护性隔离时，如大面积烧伤患者、骨髓移植患者等患者的诊疗、护理时。c）可能受到患者血液、体液、分泌物、排泄物喷溅时。下列情况应穿防护服：a）临床医务人员在接触甲类或按甲类传染病管理的传染病患者时。b）接触经空气传播或飞沫传播的传染病患者，可能受到患者血液、体液、分泌物、排泄物喷溅时。⑤鞋套的使用：鞋套应具有良好的防水性能，并一次性应用。从潜在污染区进入污染区时和从缓冲间进入负压病室时应穿鞋套。应在规定区域内穿鞋套，离开该区域时应及时脱掉，发现破损应及时更换。⑥防水围裙的使用：可能受到患者的血液、体液、分泌物及其他污染物质喷溅、进行复用的清洗时，应穿防水围裙。重复使用的围裙，每班使用后应及时清洗与消毒。遇有破损或渗透时，应及时更换。一次性使用围裙应一次性使用，受到明显污染时应及时更换。⑦帽子的使用：分为布制帽子和一次性帽子。进入污染区和洁净环境前、进行无菌操作等时应戴帽子。被患者血液、体液污染时，应立即更换。布制帽子应保持清洁，每次或每天更换与清洁。一次性帽子应一次性使用。

4. 穿脱防护用品的注意事项？

根据《医院隔离技术规范》附录D：隔离衣与防护服穿脱方法规定①医用防护口罩的效能持续应用 6h～8h，遇污染或潮湿，应及时更换。②离开隔离区前应对佩戴的眼镜进行消毒。③医务人员接触多个同类传染病患者时，防护服可连续应用。④接触疑似患者，防护服应每个患者之间进行更换。⑤防护服被患者血液、体液、污物污染时，应及时更换。⑥戴医用防护口罩或全面型呼吸防护器应进行面部密合性试验。

5. 标准预防的内容?

根据《医院隔离技术规范》第3部分第4款标准预防规定：标准预防是针对医院所有患者和医务人员采取的一组预防感染措施。包括手卫生和预期可能的暴露所应采取的措施。如使用手套、隔离衣、口罩、护目镜或防护面屏，也包括穿戴合适的防护用品处理患者环境中污染的物品与医疗器械。医务人员预防职业暴露的防护措施应当遵照标准预防原则，对所有病人的血液、体液及被血液、体液污染的物品均视为具有传染性的病源物质，医务人员接触这些物质时，必须采取防护措施。

6. 经空气传播的呼吸道传染病病区的建筑布局要求及隔离要求?

根据《医院隔离技术规范》呼吸道传染病病区的建筑布局与隔离要求：经空气传播的呼吸道传染病病区应设在医院相对独立的区域，分为三区，设立两通道和三区之间的缓冲间。缓冲间两侧的门不应同时开启，以减少区域之间空气流通。

相应的隔离要求为：①应严格服务流程和三区的管理。各区之间界线清楚，标识明显。②病室内应有良好的通风设施。③各区应安装适量的非手触式开关的流动水洗手池。④不同种类传染病患者应分室安置。⑤疑似患者应单独安置。⑥受条件限制的医院，同种疾病患者可安置于一室，两病床之间距离不少于1.1米。

7. 空气传播的患者的隔离措施及医务人员的防护措施?

根据《医院隔离技术规范》空气传播的隔离与预防中，患者的隔离措施：①无条件收治时，应尽快转送至有条件收治呼吸道传染病的医疗机构进行收治，并注意转运过程中医务人员的防护。②当患者病情容许时，应戴外科口罩，定期更换；并限制其活动范围。③应严格空气消毒。

接触空气传播的患者医务人员的防护：①应严格按照区域流程，在不同的区域，穿戴不同的防护用品，离开时按要求摘脱，并正确处理使用后物品。②进入确诊或可疑传染病患者房间时，应戴帽子、医用防护口罩；进行可能产生喷溅的诊疗操作时，应戴护目镜或防护面罩，穿防护服；当接触患者及其血液、体液、分泌物、排泄物等物质时应戴手套。③正确使用防护用品。

8. 主要经接触传播的感染性疾病病区的建筑布局要求及隔离要求?

根据《医院隔离技术规范》感染性疾病病区的建筑布局与隔离要求：主要经接触传播的感染性疾病病区应设在医院相对独立的区域，远离儿科病房、重症监护病房和生活区。设单独入、出口和入、出院处理室。中小型医院可在建筑物的一端设立感染性疾病病区。

隔离要求：①应分区明确，标识清楚。②不同种类的感染性疾病患者应分室安置；每间病室不应超过4人，病床间距应不少于1.1m。③病房应通风良好，自然通风或安装通风设施，以保证病房内空气清新。④应配备适量非手触式开关的流动水洗手设施。

9. 接触经接触传播疾病医务人员的防护？

根据《医院隔离技术规范》中医务人员的防护要求：①接触隔离患者的血液、体液、分泌物、排泄物等物质时，应戴手套；离开隔离病室前，接触污染物品后应摘除手套，洗手和/或手消毒。手上有伤口时应戴双层手套。②进入隔离病室，从事可能污染工作服的操作时，应穿隔离衣；离开病室前，脱下隔离衣，按要求悬挂，每天更换清洗与消毒；或使用一次性隔离衣，用后按医疗废物管理要求进行处置。

10. 甲型H1N1流感的患者隔离原则是什么？

根据《甲型H1N1流感医院感染控制技术指南（试行）》规定：

（1）对甲型H1N1流感疑似患者和确诊患者应当及时采取隔离措施。甲型H1N1流感疑似患者和确诊患者应当分开安置，并进行单间隔离。确诊患者可以置于多人房间，不设陪护。患者的活动应当限制在隔离病房内，与患者相关的诊疗活动尽量在病区内进行。

（2）根据甲型H1N1流感的传播途径，在实施标准预防的基础上，采取飞沫隔离与接触隔离措施。具体包括：患者应安置在具备有效通风条件的隔离病房内，有条件的，可安置在负压病房内进行隔离；若条件不允许时，可以将确诊患者置于同一房间，床间距>1米；隔离病房的内必须随时保持关闭；尽量减少进入隔离病房的医务人员数量；隔离病房应设有专用的卫生间、洗手池；医疗设备、器械（如听诊器、温度计、血压计等）实行专人专用，用于其他患者前应当进行彻底清洁和消毒；隔离病房门口放置速干手消毒剂；隔离病房内放置免触式医疗废物容器；尽量减少患者携带个人物品，杯子等日用品应置于患者伸手可及之处；隔离病房门外设专用工作车或工作台，放置个人防护用品；隔离病房门外放置有盖容器，收集需要消毒的物品；隔离病房应设立明确的标识。

（3）对患者应当进行培训和指导，具体内容包括：病情允许时，患者应当佩戴外科口罩；在咳嗽或者打喷嚏时用卫生纸遮掩口鼻，然后将卫生纸丢入医疗废物中；在接触呼吸道分泌物后应当使用肥皂洗手或者使用速干手消毒剂消毒双手；与他人的距离保持1米以上。

（4）医疗机构应根据实际工作条件采取区域隔离，具体要求包括：

将整个病区分为清洁区、潜在污染区和污染区。清洁区包括医务人员的值班室、卫生间、更衣室、浴室以及储物间、配餐间等，潜在污染区包括医务人员的办公室、治疗室、护士站、内走廊等，污染区包括病室、处置室、污物间等；

在清洁区和潜在污染区、潜在污染区和污染区之间应当分别设立缓冲带或者缓冲间，并有实际的隔离屏障（如隔离门）；各区之间使用颜色区分，清洁区划蓝色线，潜在污染区划黄色线，污染区划红色线，以警示医务人员。分别设立医务人员和患者的专用通道；个人防护用品置于不同区域，医务人员在不同区域穿戴和脱摘相应的防护用品。整个病区应当通风良好，保持空气流向为清洁区→潜在污染区→污染区。

11. 接触急性传染性非典型肺炎、人感染高致病性禽流感医务人员防护用品穿脱程序?

根据《医院隔离技术规范》医务人员防护用品穿脱程序的规定：穿戴防护用品应遵循的程序。①清洁区进入潜在污染区：洗手→戴帽→戴医用防护口罩→穿工作衣裤→换工作鞋后→进入潜在污染区。手部皮肤破损的戴乳胶手套。②潜在污染区进入污染区：穿防护服→戴护目镜/防护面屏→戴手套→穿鞋套→进入污染区。③为患者进行吸痰、气管切开、气管插管等操作，可能被患者的分泌物及体内物质喷溅的诊疗护理工作前，应戴防护面罩或全面型呼吸防护器。④医务人员离开污染区进入潜在污染区前：摘手套、消毒双手→摘护目镜/防护面屏→脱防护服→脱鞋套→洗手和/或手消毒→进入潜在污染区，洗手或手消毒。用后物品分别放置于专用污物容器内。⑤从潜在污染区进入清洁区前：洗手和/或手消毒→脱工作服→摘医用防护口罩→摘帽子→洗手和/或手消毒后，进入清洁区。⑥沐浴、更衣→离开清洁区。

医务人员、在疾病流行时期，无法避免和患者接触，采取有效的防护措施显得尤其重要。第1次接触SARS患者时没有使用防护服、口罩、眼罩和手套的工作人员，感染SARS的概率明显高于使用了防护工具的人员。采取有效的防护措施可显著降低医务人员感染SARS的可能性，所以个人防护意识的建立和防护措施的到位是降低感染的一个重要的方面。

第四节　风险防范

医院作为广大人民群众救死扶伤的场所，具有非常显著的职业特点：它既是疾病诊治的场所，也是感染性疾病传播的疫源地。因此，医务工作人员作为医院的行为主体，其职业具有高风险性。如何避免职业风险已经成为医院管理者和广大医务人员急需思考和研究的重大课题，以下措施可以有效避免相关风险。

1. 完善隔离预防制度。这是医院感染管理的重要方面，也是医院内涵建设的重要内容。医院要依据相关法规，结合医院实际，制定各部门的可操作性强的隔离预防制度。做到有章可循、有法可依，切实落到实处。

2. 强调隔离预防管理的全员性。管理要覆盖涉及医院的全体人员，包括各类医务人员、普通门急诊和住院患者、感染和传染病门急诊和住院患者、探视陪护人员等。

3. 强化隔离技术的培训。培训既要对基本知识、基本操作、基本理论的掌握，更要有针对性。要有检查考核，医务人员应当正确掌握特殊感染疾病（包括耐药菌的隔离）、常见传染病的传播途径、隔离方式、防护用品使用和防护技术。

4. 满足医务人员防护用品的需求，从数量、质量上给予充足的保障。特别是医院层面如果没有提供必要的防护用品或隔离设施，因此造成的医源性伤害，医院法人应该承担相应的法律责任。

5. 关注隔离区域的消毒工作。消毒工作应执行相关国家法规，消毒方法应科学合理有效，消毒设施要合格、有保证。特别强调医务人员的手卫生的落实。

6. 重视医疗建筑在隔离防护中不可替代的作用。医院的建筑布局必须符合医院卫生学的要求，包括医院内整体区域的划分、医院重点部门的建筑布局和流程。尤其要重视新建、改建、扩建时的规划设计，做到区域划分明确、布局合理。

7. 指导医务人员正确使用防护用品。卫生防护用品是保护医护人员、患者及其他工作人员免于受到有害因素威胁的重要措施。2004 年国家卫生部颁布了《医疗防护用品分级使用指导原则（草案）》，要求医疗机构要根据国家有关法律法规和规章制度，建立适合本单位的医疗防护用品使用管理制度，要包括医疗卫生防护用品的采购、评估、使用和回收等方面，该草案从国家层面为职业防护提供了法律依据。

8. 指导工作人员严格执行标准预防的规范要求。在实际工作中由于个人行为导致的医源性伤害，根据国家法规倡导的“过错”追究责任机制，当事的工作人员将承担相应的法律责任。

9. 做好标准预防的督导工作。要将标准预防特别是隔离技术和医疗防护用品使用作为医院感染管理的重要组成部分之一，医院感染管理委员会负责标准预防的管理、督导以及技术支持，医院感染控制科具体组织实施。

第五节 建　　议

现行的《医院隔离技术规范》从医疗机构隔离工作的管理要求、建筑布局、医务人员防护用品的使用、基于不同传播途径疾病的隔离与预防四个方面对医疗机构的隔离工作及技术要点提出了具体的要求，为做好日常工作提供了法律依据。但是由于当前全球经济一体化和气候变暖、环境污染等因素影响催生了新一代传染病产生、点燃了旧传染病的死灰复燃、以人畜共患病为主的传染病不断频发，因此，我们在贯彻落实法律法规的基础上，还应把握好以下三个环节：

1. 建立传染病常态化管理的长效机制。任何传染病的防控都离不开隔离传染源，切断传播途径，保护易感人群这三项基本原则，而围绕这三项基本原则所展开的各种具体的防控工作也是基本相通的，其中隔离技术是三项基本原则的核心内涵，也是能够覆盖三项基本原则的通用技术。因此如何强化感染控制工作的制度化和常态化是今后工作的重点，同时也是有效开展各类传染病防控工作的基本策略。

2. 重视传染病免疫生理作用的科学应用。在人群中通过人工或自然方法产生的“隐性感染”和轻症感染更是一种有效的防控法则，也可以说是最有效的防范措施之一。免疫学的理论提示我们，在工作中要重视免疫接种，特别是对于重点岗位的工作人员和特殊的易感人群更显得尤为重要，因此如何从法律层面使职业需要的免疫接种法规化和制度化是急需要研究的问题。

3. 强化法律意识对规范医疗护理行为的推动作用。长期以来，医疗护理的行为准则在强调病人安全方面局限在道德观念和单纯的医院规章制度方面，没有从法律的高度来限定和制约医疗护理行为。随着国家法制化建设的高速发展，卫生法领域的相应法规也应运而生，特别是医院感染管理的法规以每年三部以上的频率高密度出台，涉及许多重点科室和重点部门，对提高医疗护理质量和保障病人安全提供了法律依据。但是在实际工作中，如何贯彻落实法律法规，特别是如何强化每一个工作人员的法律意识是我们管理工作中的一个难点问题，值得深入研究探讨。

医院感染管理工作虽然不能比喻为“走钢丝”，但工作中也是处处有雷区。为了有效地规范自己的医疗行为，尊重和维护病人的合法权益，一定要熟悉和掌握工作中的潜在的法律问题，增强法律意识，使自己的工作有法可依，有章可循。

（曹晋桂　李　阳）

参 考 文 献

［1］Elizabeth A，Bolyard RN，Talan OC，etal. Guideline of infection control in health care personnel［J］. Inf ction Control and Hospital Epidemiology，1998，19（4）：410-422.

［2］武迎宏，高燕. 按需防护有效预防人感染高致病性禽流感［J］. 中国护理管理，2009，3（9）：25-27.

［3］Healthcare Infection Control Practices Advisory Committee. Guideline for Isolation Precaution：Preventing Transmission of Infection Agents in Healthcare Settings，2007.

［4］WS/T 311-2009 医院隔离技术规范. 中华人民共和国卫生部 2009 年 4 月 1 日发.

［5］魏华，李素英，刘坤，等. 北京地区医务人员 SARS 感染的分析［J］. 中华医院感染学杂志，2003，13（8）：7032706.

［6］邹宇华等. SARS 流行时期医务人员防护及效果评价［J］. 中华医院感染学杂志，2004，14（4）：433-435.

［7］彭国文，何剑峰，林锦炎，等. 广东省传染性非典型肺炎流行病学特征初步调查［J］. 中华流行病学杂志，2003，24（5）：350-352.

［8］王鸣，杜琳，周端华，等. 广州市传染性非典型肺炎流行病学及预防控制效果的初步研究［J］. 中华流行病学杂志，2003，24（5）：3532357.

第四章

重症监护病房医院感染与相关法律

您知道重症监护病房内与治疗器械有关的感染主要有哪些吗?

您知道重症监护病房医院感染涉及到哪些法律责任吗?

您知道如何保证患者的知情同意权吗?

第一节 概 述

重症监护病房（intensive care unit，ICU）起源于20世纪五六十年代。ICU应用先进的诊断、监护和治疗设备与技术，对病情进行连续、动态的定性和定量观察，并通过有效的干预措施，为危重患者提供规范的、高质量的生命支持，改善了患者的生存质量。ICU的创建和完善对提高危重病人的抢救成功率起到了至关重要的作用，但是许多新问题也伴随ICU的创建和发展而来，如社会伦理问题、医疗费用过高问题、感染性并发症问题等。ICU内的感染病人，除一部分是因为本身重症感染而入住的以外，大部分感染是医院获得性的。即使是因感染性疾病入住的病人，也可能因为处理不当或其他原因在ICU内再次获得感染。感染可以是导致抢救最终失败的重要原因，也是医疗费用进一步增加、有限医疗资源大量消耗的泥潭，因而控制和预防ICU内医院获得性感染显得十分重要。

医院感染的发生，大大增加了医疗费用，并且给患者生命安全带来极大的隐患，极易引发医疗纠纷和投诉，有的患者及家属甚至会诉诸法律。有关医院感染和医疗安全的法律、法规逐渐形成体系，如《中华人民共和国传染病防治法》、《医疗机构管理条例》、《消毒管理办法》等，规范性文件也逐步完善，如何运用相关法律、法规、规章和规范性文件指导医疗行为，如何避免医疗行为中的法律风险，是值得研究和探讨的问题。

ICU内医院感染可从不同角度进行分类，如根据感染来源可分为内源性（自身）和外源性（交叉）感染；按照感染部位可以分为下呼吸道感染、泌尿道感染、腹部感染、伤口感染、血液感染等。此外，还可以按照与治疗器械的关系，分为呼吸机相关性肺炎、导尿管相关尿路感染、导管相关血流感染等。由于在ICU中使用呼吸机、导尿管留置、静脉置管最为常见，相关感染风险较大，本章将重点讨论这三种ICU内常见的医院感染及其相关的法律问题。

呼吸机相关性肺炎（ventilator associated pneumonia，VAP）是指原无肺部感染的呼吸衰竭患者，在气管切开或气管插管行机械通气治疗48h以后，或拔管48h内发生的肺部感染。国外报道VAP发病率为9%~70%，病死率达50%~69%。国内有关VAP发病率各家报道不一，有医院调查VAP的发病率为18%~60%，病死率为30%~50%，也有医院调查VAP发生率约为43.1%，病死率约为 51.6%。总之，VAP 的发病率都很高。

导尿管相关尿路感染（catheter associated urinary tract infection，CAUTI）主要是指患者留置导尿管后，或者拔除导尿管 48 小时内发生的泌尿系统感染。国内有报道，在有导尿管或尿路机械操作的患者中，约 20%～60%的患者有尿路感染，占院内尿管感染的 40%。导尿管留置 3 天发生尿路感染的概率为 31%，5 天以上感染的概率为 70%，长期留置导尿管的感染概率为 90%，国外的研究数据与上述基本一致。国内外研究均表明 ICU 病人留置导尿管并发的尿路感染发病率最高。国内相关统计表明，ICU 院内尿路感染的发病率为 8.6%～32.7%，其中 80%的尿路感染与留置导尿管有关，而国外的 ICU 医院内并发的尿路感染占 9.6%～11.3%，其中 95%尿路感染者有留置尿管。

导管相关血流感染（catheter related blood stream infection，CRBSI）是指带有血管内导管或者拔除血管内导管 48 小时内的患者出现菌血症或真菌血症，并伴有发热（>38℃）、寒战或低血压等感染表现，除血管导管外没有其他明确的感染源。实验室微生物学检查显示外周静脉血培养细菌或真菌阳性；或者从导管段和外周血培养出相同种类、相同药敏结果的致病菌。美国整个医疗系统每年发生的 CRBSI 约为 25 万例次。美国国家医院感染监测系统（NNIS）对部分医院的 ICU 进行监测，发现 CRBSI 发生率为 0.20%～0.21%。美国 ICU 的平均发生率为 2.9～11.3 例次/1000 导管日，平均约 5.3 例次/1000 导管日，每年大约发生 8 万例次。有报道使用抗感染导管的 CRBSI 导管日感染率仅为 0.42 例次/1000 导管日，例数感染率为 2.0%。而普通导管的 CRBSI 导管日感染率为 3.9～30.0 例次/1000 导管日，例数感染率为 14.0%。国内文献报道普通导管锁骨下静脉置管感染率为 10.8%～28.0%，而股静脉置管感染率高达 27.6%～47.3%。普通导管在留置≤10 天时感染率为 8.3%；11～20 天为 27.8%；≥21 天为 66.7%。

第二节　重症监护病房医院感染相关法律法规

1994 年《医疗机构管理条例》对医疗机构的执业行为进行了相关规定，并明确医疗机构施行手术、特殊检查或者特殊治疗时，必须征得患者同意。2002 年《医疗事故处理条例》中再一次明确医疗机构及其医务人员应当将患者的病情、医疗措施、医疗风险等如实告知患者。2009 年《中华人民共和国侵权责任法》又一次强调了患者的知情同意权。1999年《中华人民共和国执业医师法》和2008年《护士条例》分别对医生和护士的执业行为进行了明确的规定。2002年《消毒管理办法》和2004年《中华人民共和国传染病防治法》对医疗机构的消毒灭菌工作进行了相关规定。2006年《医院感染管理办法》对医院感染的组织管理、预防控制、人员培训等进行了全面的规定。

特别是2009年以来，国家出台了一系列医院感染相关的规范性文件和行业标准，其中2009年《重症医学科建设与管理指南（试行）》对重症监护病房的基本条件、质量管理、医院感染管理等提出了具体的要求。2009年《医务人员手卫生规范》规定了医务人员手卫生的管理与基本要求、手卫生设施、洗手与卫生手消毒等，为防止医院感染通过医务人员的手进行传播提供了法律依据。2009年《医院隔离技术规范》对隔离和防护提出了具体的要求。2010年《导尿管相关尿路感染预防与控制技术指南（试行）》、《导管相关血流感染预防与控制技术指南（试行）》和2011年《多重耐药菌医院感染预防与控制技术指南（试行）》对重症监护病房最常见的导尿管相关尿路感染、导管相关血流感染和多重耐药菌医院感染的预防与控制工作提供了技术指导。2012年《医疗机构消毒技术规范》对医院的消毒灭菌原则和方法做了进一步的明确。

第三节　案例分析

案例一：重症监护病房铜绿假单胞菌医院感染暴发事件

案情简介：

某医院重症监护病房2007年6月1日~9日发生了3例铜绿假单胞菌引起的下呼吸感染暴发事件。当时该院重症监护病房收住的18例患者中有3例患者出现发热、痰多，双肺散在湿性啰音等感染症状和体征，连续痰培养2次以上为铜绿假单胞菌。3例患者均行气管切开使用呼吸机，均进行口腔护理及气管切开护理操作，均有呼吸道的侵入性操作，因呼吸道分泌物多进行机械吸痰。另外还发现有2例患者的痰标本也培养出铜绿假单胞菌，但他们无发热及下呼吸道感染的症状及体征，考虑是定植菌。其中1例定植菌患者住院时间5个月，从4月3日~6月7日历时两个月痰标本培养持续为铜绿假单胞菌生长。随后，对该重症监护病房做了环境监测，分别对医生、护士、护工的手、呼吸机螺纹管道、呼吸机按钮、治疗盘、吸痰盘、床头柜、门把手、水龙头等进行了采样培养。结果：3例患者痰分离到的铜绿假单胞菌，具有相同的药敏谱，对环丙沙星、阿米卡星、妥布霉素敏感，对头孢他啶、头孢吡肟、哌拉西林/他唑巴坦及亚胺培南/西司他丁耐药。环境卫生学监测发现医师及护工手、呼吸机螺纹管、治疗盘、吸痰盘、床头柜、病房水龙头均检测出铜绿假单胞菌。

结论：这是一起由于呼吸机螺纹管路消毒不彻底以及医务人员手卫生落实不好引起的呼吸机相关性肺炎暴发事件。感染源来自一例住院时间长达5个月的患者，该例患者于2007年1月10日入住重症监护病房，从2007年4月3日首次痰培养出现铜绿假单胞菌，因无下呼吸道感染的临床症状及体征，故未引起医务人员重视，在接下来的两个月时间里，痰培养持续为铜绿假单胞菌，其药敏谱与此次流行的菌株完全相同。

案例二：注射器肝素污染导致中心静脉导管相关血流感染暴发

案情简介：

2003年3月，巴西某250张床位的私人医院出现多名患者发热情况。3月14日，2名患者血培养出恶臭假单胞菌。3月15日，7名患者血培养出恶臭假单胞菌，其中包括2例门诊患者。所有发热与血培养阳性患者均留置中心静脉导管。初步考虑由于中心静脉导管污染导致了此次医院感染的暴发。随后，对在院的48名中心静脉导管置管患者的导管与外周血均采血样做血培养。在等待结果期间，给予血培养阳性患者口服0.5g环丙沙星，2次/日。使用含2mg/ml阿米卡星的100U/ml肝素溶液灌冲中心静脉导管，1次/日，血培养转阴后停药。同时，对未使用的同批次导管和药物进行采样培养。培养结果：32名患者导管血检出恶臭假单胞菌，其中5例外周血也检出恶臭假单胞菌，9例外周血检出嗜麦芽窄食单胞菌；未使用的同批次导管均未检出恶臭假单胞菌，未使用的注射器肝素标本均培养出恶臭假单胞菌，未使用的肝素溶液有3例培养出恶臭假单胞菌；未使用的同批次导管和药物均未检出嗜麦芽窄食单胞菌。基因分型结果：注射器肝素和患者血标本检出的恶臭假单胞菌，分型检出3种基因型（A、B、C），均以A基因型为主；注射器肝素均有A基因型；肝素溶液培养2例为B型和C型；5株嗜麦芽窄食单胞菌基因型皆相同。

结论：使用的该批次注射器肝素在生产阶段就已经受A基因型恶臭假单胞菌污染。肝素溶液在调配、使用、护理阶段污染A、B、C三种基因型恶臭假单胞菌。护理阶段个别患者交叉传播嗜麦芽窄食单胞菌造成混合感染。采取的措施包括淘汰该批次洼射器肝素、加强手卫生与无菌操作技术。血培养阳性患者采用口服或者静脉滴注不同药物进行抗感染处理。治疗期间每天进行导管评估，如果患者指征容许、导管出现功能不良或者持续血培养阳性的尽可能拔管。追踪6个月，逐步治愈所有病例，无死亡病例且再无新发病例。

案例三：PICC 置管导致医院感染暴发事件

案情简介：

某医院肿瘤科于2009年1月23日和2月4日发现9例置PICC导管者中有7例发热。6例分别在输液30分钟内出现寒战、高热。其中5例更换了新批号（080329）可来福接头，1例更换的原批号接头，另1例更换接头前即发热，更换接头后无特殊变化（1号患者）使用原批号接头。9例中未发热者2例，1例用原批号接头，1例用新批号接头。随后，立即暂时停用该批号（080329）的接头，调查该科与发热患者使用同一批号液体和药品的其他患者情况。对患者可来福接头冲洗液体采样做细菌培养，同时留取使用中的2枚接头直接做细菌培养，抽取该科未使用过的新批号（080329）的可来福接头做细菌培养和热原反应（内毒素试验）检测。对该科室工作人员的手、输液车、使用中的聚维酮碘溶液及容器盖、无菌镊子、无菌缸、治疗台、水池、中心供氧接口、湿化瓶、护士站和医师办公室的肥皂及水龙头、拖布、抹布等进行采样培养。结果：同期全院共有4个科室请领了该批号（080329）接头，已在临床使用，均无任何不良反应。该科与发热患者使用同一批号液体和药品的其他患者也均无不良反应发生。抽查的未使用过的批号为080329可来福接头均未培养出细菌，内毒素试验均为阴性；抽查的2例患者使用中的可来福接头和4例患者使用中的PICC内管均培养出肺炎克雷伯菌。9例患者送检的血液和导管标本中7例培养出肺炎克雷伯菌，取1号患者腹壁创口分泌物2份，均培养出大量肺炎克雷伯菌和大肠埃希菌。抽取的物体表面和工作人员手标本中，其中1个无菌缸培养出肺炎克雷伯菌，水龙头、使用中的肥皂和医务人员手培养出肺炎克雷伯菌、大肠埃希菌及铜绿假单胞菌。氧气湿化瓶、门把手、床头柜等细菌数超标。

结论：初步认定，本事件为患者长期静脉内PICC置管，由肺炎克雷伯菌形成细菌生物膜。在更换可来福接头时，导致细菌团脱落入血造成菌血症，是一起经PICC置管导致的肺炎克雷伯菌医院感染暴发事件。腹壁创口感染的1号患者可能是本次医院感染暴发的源头，其因十二指肠壶腹癌晚期术后大量腹水、形成右上腹壁创口漏并感染而入院，长期低热，已反复住该科3个月，感染创口每天有大量渗出液，隔日床边换药。该患者创口分泌物培养出大量肺炎克雷伯菌，其形态、药敏与其他静脉导管培养结果相同，且右肘部静脉也置有PICC管，每天输液，很可能医师、护士治疗操作过程中，将该患者的肺炎克雷伯菌经污染的手传至他人。

以上案例提出下列问题：

1. 在重症监护病房的建设方面有哪些要求？
2. 在重症监护病房的管理方面有哪些要求？
3. 重症监护病房应该配备什么样的洗手与卫生手消毒设施？
4. 重症监护病房的医务人员应该何时洗手？
5. 应该如何预防导尿管相关尿路感染？
6. 应该如何预防导管相关血流感染？
7. 应该如何预防多重耐药菌医院感染？
8. 如何保证患者的知情同意权？
9. 以上案例违反哪些法律法规？医院应承担哪些法律责任？

1. 在重症监护病房的建设方面有哪些要求？

根据《重症医学科建设与管理指南（试行）》第一章及第二章的有关要求，重症医学科应独立设置，面向全院开放。具备与其功能和任务相适应的场所、设备、设施和人员条件。

重症医学科位于方便患者转运、检查和治疗的区域，并宜接近手术室、医学影像学科、检验科和输血科（血库）等。其病床数量应符合医院功能任务和实际收治重症患者的需要，三级综合医院重症医学科床位数为医院病床总数的2%~8%，床位使用率以75%为宜，全年床位使用率平均超过85%时，应该适度扩大规模。每天至少应保留1张空床以备应急使用。重症医学科每床使用面积不少于15平方米，床间距大于1米；每个病房最少配备一个单间病房，使用面积不少于18平方米，用于收治隔离病人。

重症医学科必须配置必要的监测和治疗设备，以保证危重症患者的救治需要。医院相关科室应具备足够的技术支持能力，能随时为重症医学科提供床旁B超、血液净化仪、X线摄片等影像学，以及生化和细菌学等实验室检查。

重症医学科必须配备足够数量、受过专门训练、掌握重症医学的基本理念、基础知识和基本操作技术，具备独立工作能力的医护人员。可以根据需要配备适当数量的医疗辅助人员，有条件的医院还可配备相关的设备技术与维修人员。重症医学科至少应配备一名具有副高以上专业技术职务任职资格的医师担任主任，全面负责医疗护理工作和质量建设。重症医学科的护士长应当具有中级以上专业技术职务任职资格，在重症监护领域工作 3 年以上，具备一定管理能力。

2. 在重症监护病房的管理方面有哪些要求?

质量管理方面：根据《重症医学科建设与管理指南（试行）》第三章的规定，重症医学科应当建立健全各项规章制度、岗位职责和相关技术规范、操作规程，并严格遵守执行，保证医疗服务质量。应当加强质量控制和管理，指定专（兼）职人员负责医疗质量和安全管理。医院应加强对重症医学科的医疗质量管理与评价，医疗、护理、医院感染等管理部门应履行日常监管职能。重症医学科的患者由重症医学科医师负责管理，患者病情治疗需要时，其他专科医师应及时提供会诊。医院应采取措施保证重症医学科医师和护士具备适宜的技术操作能力，并定期进行评估。对入住重症医学科的患者应进行疾病严重度评估，为评价重症医学科资源使用的适宜性与诊疗质量提供依据。医院应建立和完善重症医学科信息管理系统，保证重症医学科及时获得医技科室检查结果，以及质量管理与医院感染监控的信息。重症医学科的药品、一次性医用耗材的管理和使用应当有规范、有记录。重症医学科的仪器和设备必须保持随时启用状态，定期进行质量控制，由专人负责维护和消毒，抢救物品有固定的存放地点。

医院感染管理：根据《重症医学科建设与管理指南（试行）》第四章的规定，重症医学科要加强医院感染管理，严格执行手卫生规范及对特殊感染患者的隔离。严格执行预防、控制呼吸机相关性肺炎、血管内导管所致血行感染、留置导尿管所致感染的各项措施，加强耐药菌感染管理，对感染及其高危因素实行监控。重症医学科的整体布局应该使放置病床的医疗区域、医疗辅助用房区域、污物处理区域和医务人员生活辅助用房区域等有相对的独立性，以减少彼此之间的干扰和控制医院感染。重症医学科应具备良好的通风、采光条件。医疗区域内的温度应维持在（24±1.5)℃左右。具备足够的非接触性洗手设施和手部消毒装置，单间每床 1 套，开放式病床至少每 2 床

1套。对感染患者应当依据其传染途径实施相应的隔离措施，对经空气感染的患者应当安置负压病房进行隔离治疗。重症医学科要有合理的包括人流和物流在内的医疗流向，有条件的医院可以设置不同的进出通道。重症医学科应当严格限制非医务人员的探访；确需探访的，应穿隔离衣，并遵循有关医院感染预防控制的规定。重症医学科的建筑应该满足提供医护人员便利的观察条件和在必要时尽快接触病人的通道。装饰必须遵循不产尘、不积尘、耐腐蚀、防潮防霉、防静电、容易清洁和符合防火要求的原则。

监督管理：省级卫生行政部门可以设置省级重症医学科质量控制中心或者其他有关组织对辖区内医疗机构的重症医学科进行质量评估与检查指导。医疗机构应当配合卫生行政部门及其委托的重症医学质量控制中心或者其他组织开展对重症医学科的检查和指导，不得拒绝和阻挠，不得提供虚假材料。

3. 重症监护病房应该配备什么样的洗手与卫生手消毒设施？

根据《医务人员手卫生规范》中关于“洗手与卫生手消毒设施”的要求，重症监护病房应当配备以下设施：

（1）流动水洗手设施。

（2）非手触式水龙头。

（3）清洁剂。肥皂应保持清洁与干燥。盛放皂液的容器宜为一次性使用，重复使用的容器应每周清洁与消毒。皂液有浑浊或变色时及时更换，并清洁、消毒容器。

（4）干手物品或设施避免二次污染。

（5）合格的速干手消毒剂。

另外，手卫生设施的设置应方便医务人员使用。

4. 重症监护病房的医务人员应该何时洗手？

根据《医务人员手卫生规范》中关于“洗手与卫生手消毒”的要求：

（1）洗手与卫生手消毒应遵循以下原则：

1）当手部有血液或其他体液等肉眼可见的污染时，应用肥皂（皂液）和流动水洗手。

2）手部没有肉眼可见污染时，宜使用速干手消毒剂消毒双手代替洗手。

（2）在下列情况下，医务人员应根据上述原则选择洗手或使用速干手消毒剂：

①直接接触每个患者前后，从同一患者身体的污染部位移动到清洁部位时。②接触患者黏膜、破损皮肤或伤口前后，接触患者的血液、体液、分泌

物、排泄物、伤口敷料等之后。③穿脱隔离衣前后，摘手套后。④进行无菌操作、接触清洁、无菌物品之前。⑤接触患者周围环境及物品后。⑥处理药物或配餐前。

(3) 在下列情况下，医务人员应先洗手，然后进行卫生手消毒：

①接触患者的血液、体液和分泌物以及被传染性致病微生物污染的物品后。②直接为传染病患者进行检查、治疗、护理或处理传染患者污物之后。

5. 应该如何预防导尿管相关尿路感染?

根据《导尿管相关尿路感染预防与控制技术指南（试行）》的要求：

(1) 医疗机构应当健全规章制度，制定并落实预防与控制导尿管相关尿路感染的工作规范和操作规程，明确相关部门和人员职责。

(2) 医务人员应当接受关于无菌技术、导尿操作、留置导尿管的维护以及导尿管相关尿路感染预防的培训和教育，熟练掌握相关操作规程。

(3) 医务人员应当评估患者发生导尿管相关尿路感染的危险因素，实施预防和控制导尿管相关尿路感染的工作措施。

(4) 医疗机构应当逐步开展导尿管相关尿路感染的目标性监测，持续改进，有效降低感染率。

6. 应该如何预防导管相关血流感染?

根据《导管相关血流感染预防与控制技术指南（试行）》的要求：

(1) 医疗机构应当健全规章制度，制定并落实预防与控制导管相关血流感染的工作规范和操作规程，明确相关部门和人员职责。

(2) 医务人员应当接受关于血管内导管的正确置管、维护和导管相关血流感染预防与控制措施的培训和教育，熟练掌握相关操作规程。

(3) 有条件的医疗机构应当建立静脉置管专业护士队伍，提高对静脉置管患者的专业护理质量。

(4) 医务人员应当评估患者发生导管相关血流感染的危险因素，实施预防和控制导管相关血流感染的工作措施。

(5) 医疗机构应当逐步开展导管相关血流感染的目标性监测，持续改进，有效降低感染率。

7. 应该如何预防多重耐药菌医院感染?

根据《多重耐药菌医院感染预防与控制技术指南（试行）》的要求：

(1) 加强多重耐药菌医院感染管理

①重视多重耐药菌医院感染管理。医疗机构应当高度重视多重耐药菌医

院感染的预防和控制，针对多重耐药菌医院感染的诊断、监测、预防和控制等各个环节，结合本机构实际工作，制订并落实多重耐药菌感染管理的规章制度和防控措施。②加强重点环节管理。医疗机构要采取有效措施，预防和控制多重耐药菌的医院感染。特别要加大对重症监护病房（ICU）、新生儿室、血液科病房、呼吸科病房、神经科病房、烧伤病房等重点部门以及长期收治在ICU的患者，或接受过广谱抗菌药物治疗或抗菌药物治疗效果不佳的患者，留置各种管道以及合并慢性基础疾病的患者等重点人群的管理力度，落实各项防控措施。③加大人员培训力度。医疗机构要加强对医务人员医院感染预防与控制知识的教育和培训。提高医务人员对多重耐药菌医院感染预防与控制认识，强化多重耐药菌感染危险因素、流行病学以及预防与控制措施等知识培训，确保医务人员掌握正确、有效的多重耐药菌感染预防和控制措施。

（2）合理使用抗菌药物

医疗机构应当认真落实抗菌药物临床合理使用的有关规定，严格执行抗菌药物临床使用的基本原则，切实落实抗菌药物的分级管理，正确、合理地实施个体化抗菌药物给药方案，根据临床微生物检测结果，合理选择抗菌药物，严格执行围术期抗菌药物预防性使用的相关规定，避免因抗菌药物使用不当导致细菌耐药的发生。

医疗机构要建立和完善临床抗菌药物处方审核制度，定期向临床医师提供最新的抗菌药物敏感性总结报告和趋势分析，正确指导临床合理使用抗菌药物，提高抗菌药物处方水平。

（3）建立和完善对多重耐药菌的监测

1）加强多重耐药菌监测工作。医疗机构应当重视医院感染管理部门的建设，积极开展常见多重耐药菌的监测。对多重耐药菌感染患者或定植高危患者要进行监测，及时采集有关标本送检，必要时开展主动筛查，以及时发现、早期诊断多重耐药菌感染患者和定植患者。

2）提高临床微生物实验室的检测能力。医疗机构应当加强临床微生物实验室的能力建设，提高其对多重耐药菌检测及抗菌药物敏感性、耐药模式的监测水平。临床微生物实验室发现多重耐药菌感染患者和定植患者后，应当及时反馈医院感染管理部门以及相关临床科室，以便采取有效的治疗和感染控制措施。患者隔离期间要定期监测多重耐药菌感染情况，直至临床感染症状好转或治愈方可解除隔离。

临床微生物实验室应当至少每半年向全院公布一次临床常见分离细菌菌株及其药敏情况，包括全院和重点部门多重耐药菌的检出变化情况和感染趋势等。

8. 如何保证患者的知情同意权?

根据《医疗机构管理条例》第三十三条的规定，医疗机构施行手术、特殊检查或者特殊治疗时，必须征得患者同意，并应当取得其家属或者关系人同意并签字；无法取得患者意见时，应当取得家属或者关系人同意并签字；无法取得患者意见又无家属或者关系人在场，或者遇到其他特殊情况时，经治医师应当提出医疗处置方案，在取得医疗机构负责人或者被授权负责人员的批准后实施。

根据《医疗事故处理条例》第十一条的规定，在医疗活动中，医疗机构及其医务人员应当将患者的病情、医疗措施、医疗风险等如实告知患者，及时解答其咨询；但是，应当避免对患者产生不利后果。

根据《中华人民共和国侵权责任法》第五十五条的规定，医务人员在诊疗活动中应当向患者说明病情和医疗措施。需要实施手术、特殊检查、特殊治疗的，医务人员应当及时向患者说明医疗风险、替代医疗方案等情况，并取得其书面同意；不宜向患者说明的，应当向患者的近亲属说明，并取得其书面同意。

9. 以上案例违反哪些法律法规，医院应承担哪些法律责任?

以上案例违反了以下法律法规：

(1)《消毒管理办法》第四、五、八条和《医院感染管理办法》第三十三条中关于医疗机构应建立和落实医院感染管理的规章制度、工作规范，应执行医疗器械、器具的消毒工作技术规范，应执行无菌操作技术规范和隔离技术规范，应对消毒药械和一次性医疗器械、器具的相关证明进行审核，医疗卫生机构的环境、物品应当符合国家有关规范、标准和规定。

(2)《医疗器械监督管理条例》第十五条中关于生产医疗器械应当符合医疗器械国家标准或者行业标准。

(3)《医务人员手卫生规范》、《医院隔离技术规范》、《导管相关血流感染预防与控制技术指南（试行）》和《多重耐药菌医院感染预防与控制技术指南（试行）》中关于手卫生、无菌操作技术以及患者隔离等方面的规定。

医院应承担以下法律责任：

(1) 违反《消毒管理办法》中相关规定的，由县级以上地方卫生行政部门责令限期改正，可以处5000元以下罚款；造成感染性疾病暴发的，可以处5000元以上20000元以下罚款。

（2）违反《医院感染管理办法》中相关规定的，由县级以上地方人民政府卫生行政部门责令改正，逾期不改的，给予警告并通报批评；情节严重的，对主要负责人和直接责任人给予降级或者撤职的行政处分。

（3）违反《医疗器械监督管理条例》相关规定的，由县级以上人民政府药品监督管理部门予以警告，责令停止生产，没收违法生产的产品和违法所得，违法所得5000元以上的，并处违法所得2倍以上5倍以下的罚款；没有违法所得或者违法所得不足5000元的，并处5000元以上2万元以下的罚款；情节严重的，由原发证部门吊销产品生产注册证书；构成犯罪的，依法追究刑事责任。

（4）根据《中华人民共和国侵权责任法》第五十九条的规定：因药品、消毒药剂、医疗器械的缺陷，或者输入不合格血液造成患者损害的，患者可以向生产者或者血液提供机构请求赔偿，也可以向医疗机构请求赔偿。患者向医疗机构请求赔偿的，医疗机构赔偿后，有权向负有责任的生产者或者血液提供机构追偿。

重症监护病房的患者往往病情危重、免疫功能低下，同时大量使用抗菌药物和多种侵袭性操作。与普通病房患者相比，重症监护病房患者医院感染机会更多，风险更大，也更易产生医疗纠纷。为防范医院感染，最大限度保障患者安全，医疗机构应该做到以下几点：

1. 严格落实依法执业。医疗卫生技术工作是一项技术性非常强的工作，必须经过专业培训并取得相应资格的人才能开展相关工作。《医疗机构管理条例》就明确规定医疗机构不得使用非卫生技术人员从事医疗卫生技术工作。《中华人民共和国执业医师法》和《护士条例》也规定医师或护士必须取得证书才能从事医师或护士执业活动，未取得执业证书者，不得从事执业活动。

2. 严格按照规章制度办事。任何规章制度的建立都是对前人经验的总结，是对后人工作的指引，必须严格遵守。如果严格按照规章制度办事，大部分医疗风险是可以防范的。上述的三个案例中医务人员都存在不按规章制度办事的情况，如不落实呼吸机管路清洗消毒制度、不落实无菌操作技术、不落实医务人员手卫生制度等。《医疗机构管理条例》、《医疗事故处理条例》、《消毒管理办法》和《医院感染管理办法》都要求医疗卫生机构以及医务人员严格落实规章制度和工作规范，严格执行有关技术操作规范和工作标准。

3. 配备足够数量的医务人员。《重症医学科建设与管理指南（试行）》要求重症医学科必须配备足够数量、受过专门训练、掌握重症医学的基本理论、基础知识和基本操作技术，具备独立工作能力的医护人员。其中医师人数与床位数之比应为 0.8∶1 以上，护士人数与床位数之比应为 3：1 以上；可以根据需要配备适当数量的医疗辅助人员，有条件的医院还可配备相关的设备技术与维修人员。只有配备了足够数量的医务人员，才能保证每个医务人员都能按照规章制度办事，否则医务人员疲于应付繁重的医疗任务，很难有足够的时间做好诸如清洗、消毒、隔离、手卫生等预防和控制医院感染的重要工作。

4. 加强重点环节管控。重症监护病房侵袭性操作较多，因此要重点关注呼吸机相关性肺炎、导尿管相关尿路感染、导管相关血流感染等特殊部位感染。严格按照三个指南的相关要求，做好预防与控制工作。随着多重耐药菌的出现，须加强多重耐药菌患者的管理，按照《医院隔离技术规范》、《多重耐药菌医院感染预防与控制技术指南（试行）》做好多重耐药菌患者的隔离、医务人员手卫生、合理使用抗菌药物等工作。

5. 确保患者知情同意。知情同意权是法律赋予患者的神圣权利，任何人都不能侵犯。《医疗机构管理条例》、《医疗事故处理条例》和《中华人民共和国侵权责任法》都明确规定了患者享受知情同意权。医务人员在医疗护理工作中一定要履行告知义务，让患者或家属了解患者病情的严重程度及疾病治疗的难度、并发症、药物毒副作用、疗效及转归等，并签署知情同意书。由于重症监护病房的患者往往病情危重复杂，随时发生变化，由医护人员 24 小时值班监护，不需要家属在床旁护理。因此，医护人员履行告知义务时，应注意以下几种情况及时对家属进行告知：

（1）病情变化；

（2）使用药物方案发生改变；

（3）使用相关抢救措施；

（4）自费药物的使用；

（5）更换治疗方案。

6. 规范医疗文书书写。医疗文书是医疗活动中不可缺少的一项内容，是医务人员对病人诊疗过程的书面记载，也是一种法律证据。在产生医疗纠纷后，医疗文书是证明医疗行为是否正确的主要证据，甚至是唯一证据。因此医务人员要加强“证据”观念，工作中要有风险意识，养成规范医疗文书书写习惯，认真记录并保留医疗护理文件、知情同意书、患者和家属的签字，认真书写病历，完整、及时地记录病程等。只有这样才能在繁忙的医疗护理工作中规避医疗纠纷的风险。

第四节 建 议

1. 加强重症监护病房整体建设，落实感染防控流程。重症监护病房建设包括合理的布局、不同的进出通道、足够的非接触性洗手设施和手部消毒装置、完善的隔离设施、满足需要的仪器设备、充足的人员配置等。重症监护病房整体建设是否到位，直接关系到感染防控流程的有效落实，也直接影响到感染防控效果。

2. 加强宣传教育，提高感染防控的自觉性。要提高广大医务人员，特别是院领导和科室领导的认识，在建立健全各种组织制度的基础上，利用各种形式强化医院感染管理的宣传教育，使医务人员认识到医院感染的危害性和可控性，认识到医院感染管理质量的提高，不仅能保障医疗安全，还可缩短平均住院日、提高医院工作效率、降低不必要的住院费用，从而给医院带来经济效益和社会效益。

3. 加强专业知识培训，提升感染防控业务技能。医务人员对感染知识的重视及掌握程度直接影响医院感染管理水平，各医院应根据本单位的实际情况，切实加强院感知识的宣传教育和在职培训，要求全员参与，并针对不同层次人员和不同岗位特点，有重点地进行医院感染专业知识和技能的培训。特别是要进一步强化医院感染专（兼）职人员的专业培训，提高他们的专业水平。

4. 加强消毒隔离措施，规范感染防控行为。医院要以有关法律、法规、规章和规范性文件为依据，认真组织医务人员学习和掌握相关内容，并结合本地、本院实际细化和完善制度，如病区管理、消毒隔离、手卫生、环境卫生、医疗垃圾处置、监测、奖惩等制度标准，责任到人，并严格督促贯彻落实，使医院感染管理制度化、标准化和规范化。

5. 加强各项监测，确保消毒灭菌效果。加强对消毒灭菌质量和环境卫生学的全面监测，积极开展目标性监测，发现问题、及时解决。凡进入医院的消毒剂，消毒器械和一次性用品应进行严格把关，严禁使用“无证”和过期产品。同时应提倡使用医院感染监控软件，改进医院感染的监测方法，提高监测资料的准确性，努力降低 ICU 的医院感染率，有效控制医院感染的传播。

6. 加强法律意识，维护医患双方合法权益。医务人员要不断增强法律意识，要学法、懂法，用法律武器维护医患双方的合法权利，重视医疗文书的书写质量和保管，做好证据保全。规章制度和操作规程是无数医务人员的经验与教训的结晶，只有严格落实才能防范医疗风险，确保医疗安全。

7. 加强患者及家属沟通，在对患者实施有感染风险的手术或侵袭性操作前，应与患者和家属充分沟通交流，说明感染的风险以及目前采取的预防措施，取得患者和家属同意并签字。

（王志刚　李海峰）

参考文献

[1] 刘振声. 金大鹏. 陈增辉. 医院感染管理学. 军事医学科学出版社，2000.
[2] 中华人民共和国卫生部. 医院感染管理办法. 2006.
[3] 中华人民共和国国务院. 医疗机构管理条例. 1994.
[4] 中华人民共和国卫生部. 消毒管理办法. 2002.
[5] 中华人民共和国主席令. 中华人民共和国传染病防治法. 2004.
[6] 中华人民共和国卫生部. 医务人员手卫生规范. 2009.
[7] 中华人民共和国国务院. 医疗事故处理条例. 2002.
[8] 中华人民共和国主席令. 中华人民共和国执业医师法. 1999.
[9] 中华人民共和国国务院. 护士条例. 2008.
[10] 中华人民共和国卫生部. 医院感染监测规范. 2009.
[11] 中华人民共和国卫生部，国家中医药管理局. 医院感染暴发报告及处置管理规范. 2009.
[12] 中华人民共和国卫生部. 重症医学科建设与管理指南（试行）. 2009.
[13] 中华人民共和国卫生部. 导尿管相关尿路感染预防与控制技术指南（试行）. 2010.
[14] 中华人民共和国卫生部. 导管相关血流感染预防与控制技术指南（试行）. 2010.
[15] 中华人民共和国卫生部. 多重耐药菌医院感染预防与控制技术指南（试行）. 2011.
[16] 中华人民共和国主席令. 中华人民共和国药品管理法. 2001.
[17] 凌如芳. 呼吸机相关性肺炎的研究进展. 医学综述. 2008，14（5）：703-705.
[18] 曹江红，李光辉. 导尿管相关尿路感染的诊治现状. 中国感染与化疗杂志. 2009，9（5）：385-388.

[19] 齐洪武，王政港，樊丰势，等. 中心静脉导管相关血行感染的研究进展. 实用医院临床杂志. 2009，6（6）：119-121.

[20] 秦桂英，杨泽敏，谢容，等. 重症监护病房铜绿假单胞菌医院感染暴发调查与对策. 中华医院感染学杂志. 2011，21（2）：250-251.

[21] 李静玫，李海峰，马萍，等. PICC 置管导致医院感染暴发事件流行病学调查. 中华医院感染学杂志. 2010，20（3）：345-347.

[22] 侯铁英，符力. 医院感染管理工作存在的问题和建议. 现代医院. 2010，10（3）：1-3.

第五章

手术部位感染与相关法律法规

患者在医院做手术后是否有感染的风险？

什么是手术部位感染？

医务人员在围手术期应该采取什么措施避免患者手术部位感染？

如果违反规定造成手术部位感染要承担什么法律责任？

第一节 概　　述

由于手术部位感染（surgical site infection，SSI）的危险因素和环节较多，发生的几率也较高。有报道显示，美国每年有2700万患者实施手术，手术部位感染率为2.6%；66.7%局限于切口，33.3%累及器官与腔隙；SSI发病率占住院患者医院感染的14.0%~16.0%，居医院感染部位发病率构成比的第3位。土耳其等国报道手术部位感染发病率则为5.2%~24.0%。1999~2000年我国医院感染监测网报道，清洁手术的手术部位感染发生率为0.64%，清洁污染手术为1.90%，污染手术为3.67%。国外Martone等报道，SSI平均延长住院天数7.3~10d，每例SSI患者增加医疗费用2000~29000美元；发生SSI患者的死亡危险性是未发生SSI手术患者的2~11倍。国内报道手术部位感染直接经济损失每例患者平均为3419元人民币（$P<0.001$），延长住院天数8d（$P<0.001$）；会阴切口感染每例增加住院费用896元人民币（$P<0.05$）；住院天数平均延长4.2d（$P<0.05$）。

第二节 手术部位感染的相关法律法规

一、《医院感染管理办法》

该办法在组织管理方面规定，各级各类医疗机构应当建立医院感染管理责任制，制定并落实医院感染管理的规章制度和工作规范，严格执行有关技术操作规范和工作标准，有效预防和控制医院感染，防止传染病病原体、耐药菌、条件致病菌及其他病原微生物的传播。

在预防与控制方面规定，医疗机构应当按照《消毒管理办法》，严格执行医疗器械、器具的消毒工作技术规范，并达到以下要求：进入人体组织、无菌器官的医疗器械、器具和物品必须达到灭菌水平；接触皮肤、黏膜的医疗器械、器具和物品必须达到消毒水平；各种用于注射、穿刺、采血等有创操作的医疗器具必须一用一灭菌。医疗机构应当制定具体措施，保证医务人员的手卫生、诊疗环境条件、无菌操作技术和职业卫生防护工作符合规定要求，对医院感染的危险因素进行控制。医疗机构应当严格执行隔离技术规范，根据病原体传播途径，采取相应的隔离措施。

二、《医疗机构管理条例》

该条例规定，医疗机构执业，必须遵守有关法律、法规和医疗技术规范。医疗机构不得使用非卫生技术人员从事医疗卫生技术工作。未经医师（士）亲自诊查病人，医疗机构不得出具疾病诊断书、健康证明书或者死亡证明书等证明文件；未经医师（士）、助产人员亲自接产，医疗机构不得出具出生证明书或者死产报告书。医疗机构施行手术、特殊检查或者特殊治疗时，必须征得患者同意，并应当取得其家属或者关系人同意并签字；无法取得患者意见时，应当取得家属或者关系人同意并签字；无法取得患者意见又无家属或者关系人在场，或者遇到其他特殊情况时，经治医师应当提出医疗处置方案，在取得医疗机构负责人或者被授权负责人员的批准后实施。医疗机构发生医疗事故，按照国家有关规定处理。

三、《中华人民共和国执业医师法》

医师在执业活动中履行下列义务：遵守法律、法规，遵守技术操作规范；树立敬业精神，遵守职业道德，履行医师职责，尽职尽责为患者服务；关心、爱护、尊重患者，保护患者的隐私；努力钻研业务，更新知识，提高专业技术水平；宣传卫生保健知识，对患者进行健康教育。医师应当如实向患者或者其家属介绍病情，但应注意避免对患者产生不利后果。

四、《医院手术部（室）管理规范（试行）》

医院应当根据本规范，完善医院手术部（室）管理的各项规章制度、技术规范和操作规程，并严格遵守执行，加强手术安全管理，提高医疗质量，保障患者安全。各级卫生行政部门应当加强对医院手术安全的管理工作，对辖区内医院手术部（室）的设置与管理进行指导和检查，保证患者安全和医疗质量。

医院手术部（室）应当具备与医院等级、功能和任务相适应的场所、设施、仪器设备、药品、手术器械、相关医疗用品和技术力量，保障手术工作安全、及时、有效地开展。建筑布局应当遵循医院感染预防与控制的原则，做到布局合理、分区明确、标识清楚，符合功能流程合理和洁污区域分开的基本原则。手术间内部设施、温控、湿控要求应当符合环境卫生学管理和医院感染控制的基本要求。

手术部（室）应当加强医院感染管理，建立并落实医院感染预防与控制相关规章制度和工作规范，并按照医院感染控制原则设置工作流程，降低发生医院感染的风险。手术部（室）应当通过有效的医院感染监测、空气质量控制、环境清洁管理、医疗设备和手术器械的清洗消毒灭菌等措施，降低发生感染的危险。手术部（室）应当严格按照《医院感染管理办法》及有关文件的要求，使用手术器械、器具及物品，保证医疗安全。工作区域，应当每24小时清洁消毒一次。连台手术之间、当天手术全部完毕后，应当对手术间及时进行清洁消毒处理。手术部（室）应当与临床科室等有关部门共同实施患者手术部位感染的预防措施，包括正确准备皮肤、有效控制血糖、合理使用抗菌药物以及预防患者在手术过程中发生低体温等。医务人员在实施手术过程中，必须遵守无菌技术原则，严格执行手卫生规范，实施标准预防。

五、《外科手术部位感染预防与控制技术指南（试行）》

医疗机构和医务人员应当针对危险因素，加强外科手术部位感染的预防与控制工作。管理要求如下：医疗机构应当制定并完善外科手术部位感染预防与控制相关规章制度和工作规范，并严格落实。医疗机构要加强对临床医师、护士、医院感染管理专业人员的培训，掌握外科手术部位感染预防工作要点。医疗机构应当开展外科手术部位感染的目标性监测，采取有效措施逐步降低感染率。严格按照抗菌药物合理使用有关规定，正确、合理使用抗菌药物。评估患者发生手术部位感染的危险因素，做好各项防控工作。

第三节 案例分析

案例一：椎间盘摘除术后感染

1. 案情简介

关某因为腰痛伴右下肢麻木而于2008年7月7日16时就诊于某县医院，被诊断为：腰4、5椎间盘突出伴椎管狭窄。于2008年7月9日18时接受该院安排的手术治疗。手术之前没有使用消炎药物治疗。手术后45分钟的护理记录记载："患者伤口敷料渗血较多，通知医师予以换药。"手术后1小时的病程记录记载："切口敷料包扎，未见渗血"。术后第二天，拔出引流条。手术后该医院给关某应用地塞米松，每天10毫克，连着应用了8天，同时应用克林霉素0.9克，每天一次静脉点滴。关某手术后一周一直有切口疼痛，切口渗血渗液。术后第一天、二天，关某的术前症状“右下肢麻木感”明显减退。术后第三天开始再度出现右下肢轻度麻木感，术后第五天出现“右足背麻木感”，此时查体发现“右小腿、右足背感觉迟钝。”术后第九天关某开始发烧，而且仍然伴有明显的伤口疼痛，下肢麻木等症状，医院给其用退热药对症处理，但发热一直控制不了。2008年7月23日经该院安排，关某转到某省级医院治疗。被诊断为：腰4、5椎间盘突出椎间盘摘除术后感染、腰4、5椎间盘炎、腰椎竖脊肌脓肿、腰椎椎管内脓肿、腰4、5椎体骨髓炎。于2008年8月5日关某在省医院，在全身麻醉下接受竖脊肌脓肿切开引流置管冲洗手术加椎间盘炎置管手术。手术之后，关某每天接受椎间盘置管内硫酸庆大霉素注射、竖脊肌置管生理盐水持续冲洗等治疗，感染逐步控制。但是，经过后续一年多的治疗，关某不但感觉腰痛、双下肢麻木、无力、肛门周围麻木，而且不能弯腰、不能抬腿，以至于连穿袜子、穿裤子、洗脚、洗头这样的动作都不能完成。为此，关某起诉该县医院，要求赔偿医疗费、误工费、陪护费、残疾赔偿金、精神抚慰金等各项损失共计30余万元。

2. 本案患者代理律师观点

医院在诊断治疗过程中存在过错，应该承担损害赔偿责任。

术后感染确实是手术治疗的并发症，患者和家属也确实已经在手术同意书上签字。但是医院仍然应该为医护人员在诊断治疗过程中的过错行为承担损害赔偿责任。从案例看，该县医院在诊断治疗中存在如下过错：

(1) 安排手术过于仓促，术前没有进行必要的检查，术前没有预防性用药。

(2) 没有重视术后伤口大量出血这一危险信号，没有作相应的处理，最终导致伤口内积血感染，造成了患者的终生重度残疾。

(3) 引流不当，拔出引流过早。

(4) 切口有轻微疼痛，右下肢轻度麻木，这应该是伤口部位血肿压迫脊神经的表现，但这并没有引起大夫护士的足够注意，医院没有对此进行进一步检查和相应的治疗，由此导致错过了最佳的抢救治疗时机。

(5) 术后第一天、二天，患者的术前症状“右下肢麻木感”明显减退。术后第三天开始出现右下肢轻度麻木感，术后第五天出现“右足背麻木感”，此时查体发现“右小腿、右足背感觉迟钝。”这应该是伤口部位血肿压迫脊神经的表现，县医院没有对此进行进一步检查，更没有进行相应的治疗，由此导致错过了最佳的抢救治疗时机。

(6) 应用“地塞米松”，每天10mg，连着应用了8天，共计16支，而且仅仅用了“克林霉素”这样一种非广谱的抑菌性抗生素。这是非常容易诱发感染的。

(7) 突然停用激素以后患者就开始发烧，而且伴有明显的伤口疼痛，下肢麻木等症状，应该是伤口部位血肿变脓肿压迫脊神经的表现，但未引起医护人员重视，没有进行进一步检查，仅仅是用退烧药对症处理。

3. 案件结果

本案通过司法鉴定，明确了双方的责任，在互谅互让的基础上调解，医院主动承担了大部分赔偿责任。

案例二：骨折术后感染

1. 案情简介：

2003年10月14日，原告丁某因“被耙绞伤致右小腿疼痛、流血2小时”入住被告某县中医院，入院诊断：“1. 右胫腓骨粉碎性、开放性骨折；2. 右踝部外伤伴血管神经损伤?”，并于当日在该院行“清创复位内固定+血管神经探查术”，术后于2003年11月11日出院。出院后原告伤口处一直流脓不断，2003年11月24日、2004年4月13日、2004年5月患者三次因“右踝部骨折术后伴感染”分别入住被告处及某B医院住院治疗。现患者右肢踝关节僵直，经鉴定，构成八级伤残。原告认为，自己腿部只是一普通外伤，被告对自己伤处的肌腱、神经断裂未按诊疗常规进行吻合术，且被告控制感染不力，导致自己术后踝关节僵直、伤口感染不断，遂于2004年9月18日将某县中医院诉至某县人民法院要求赔偿各项损失13万余元。

2. 鉴定结论：

受法院委托，某医学会出具了医疗事故技术鉴定书，鉴定书分析认为：1. 诊断明确，治疗方案合理，术中及术后处理未违反医疗原则（术中未行肌腱、神经血管的重建不违反急性期严重污染伤口的处理原则）；2. 伤口感染及右踝关节功能受限与损伤、污染较重有关。对该鉴定结论原告不服，申请重新鉴定，2005年6月3日某省医学会鉴定认为：1. 诊断明确，治疗方案正确，术中及术后处理无违反医疗原则；2. 目前右足功能障碍与当时创伤严重、伤口感染及术后感染有关，而与医方实施的医疗行为无关；3. 医方在病历中漏诊了胫前肌腱断裂，但并不影响以后的治疗行为，故与目前患者功能状况无关。

3. 本案患者代理律师观点：

原告向法院申请进行法医学司法鉴定。某医科大学司法鉴定所接受法院委托，出具了司法鉴定书，鉴定分析意见为：院方根据送检病历记录，患者原发损伤较重，表现为右胫腓骨下段开放性骨折，伴广泛皮肤、皮下组织、肌肉及血管神经损伤，并污染严重，属于Ⅲ型开放性骨折。院方行“清创复位内固定及血管神经探查术”，术后出现感染，长期不愈。分析其感染原因：①原发创口污染严重，一次清创难以彻底清除所有的坏死和失活组织，反复多次的彻底清创是预防伤口感染的首要和最根本的方法。②对严重开放性骨折可考虑石膏、牵引、外固定或内固定等方式，结合临床专家会诊意见认为Ⅲ型开放性骨折选择钢板螺丝钉内固定风险较大，增加感染机会或感染不易控制、骨折感染性不愈合，临床一般选择外固定术，故认为院方采取内固定术虽未违反原则，但非最佳选择。关于某县中医院诊疗行为与患者目前状况之间有无因果关系，该鉴定机构认为：患者原发损伤重且合并感染，院方行二期修复肌腱的决定是符合患者伤情和治疗原则的。但术后伤口不断有渗出、流脓等，虽经抗炎等措施，但感染未能控制，无法行二期肌腱修复手术。由于患者伤后感染迁延，现肌肉痉挛、踝关节已僵直，已不具备后续手术的条件。患者目前状况主要与原发损伤及其污染严重有关，院方采用内固定术式对其感染难以控制有一定影响。鉴定结论为：某县中医院对患者诊疗行为无原则性错误，但清创欠彻底，采用内固定术对患者术后控制感染不佳及目前踝关节僵直有一定影响。

律师代理词：被告某县中医院应对原告丁某目前的损害结果承担全部赔偿责任。①法医学鉴定书分析说明部分，罗列了治疗开放性骨折应遵循的5个原则，其中第1个原则反复多次彻底清创是预防伤口感染的首要和最根本的方法。而原告术后出现伤口不断渗出、流脓，感染不能控制，导致肌肉痉挛，踝关节僵直，从而不能按被告拟定的诊疗计划行二期肌腱修复手术，也是因为感染的原因。因此，说明被告清创欠彻底的过失与原告目前踝关节僵直的损害结果之间存在直接的因果关系。该分析意见同时说明，被告清创欠彻底即缝合伤口的行为对于开放性骨折的治疗来说是原则性错误。②法医学鉴定书分析说明部分，罗列的治疗开放性骨折的另外4个原则，也就是2~5项原则，相对彻底清创来说是次要的、辅助的。如为减少破坏软组织采用外固定；减少滥用抗生素防止交叉感染抵抗力下降；4~7天内关闭伤口减少感染的机会；早期锻炼恢复延长内外固定的寿命，防止再一次手术增加感染机会等，术前彻底清创才是首要的、根本的。清创不彻底即行缝合术，就好比埋一群感染源在体内，你外部再消炎、抗感染，都无济于事，不能解决根本问题。同时，被告在这几个次要的原则上也有违反。如鉴定书认定的结合原告的伤情应当采用外固定而非内固定。因此，根据鉴定书的分析说明，被告没有反复多次彻底清创、采用内固定的手术方式属于原则性错误，甚至是违反了最基本的、最首要的原则性错误，而鉴定结论却说被告对丁某的诊疗行为无原则性错误，两者明显自相矛盾，不足以采信。③鉴定结论明显是偷换概念。鉴定书分析说明只是说“院方行二期修复肌腱的决定是符合患者伤情和治疗原则的”，也就是说院方根据丁某当时的病情决定行二期修复肌腱没有违反原则性规定，但鉴定结论却认定，某县中医院对丁某的整个治疗行为都无原则性错误，明显是偷换概念。因为既然院方决定行二期修复肌腱没有违反原则性规定，也就是说丁某肌腱无论是一期修复，还是二期修复，都是可以的，其踝关节的功能都是可以恢复的。现在丁某已不具备后续手术的条件，原因是什么？既不是丁某原发损伤严重，也不是某县中医院决定二期修复的决定错误，直接的、唯一的原因是术后感染未能控制、感染迁延，现在肌肉痉挛，踝关节已僵直。产生以上述感染迁延的原因，上述一、二项质证意见已证明完全是医方埋了一群感染源的原因导致的，鉴定结论何以把分析说明中被告只是在决定行二期修复的方案时无原则性错误毫无依据地、自相矛盾地扩展到整个诊疗行为无过错呢？明显是偷换概念、故意偏袒医院。所以恳请贵院综合现有证据，运用逻辑推理和日常生活经验，直接认定被告的过错是原则性过错，其责任程度是完全责任；如果贵院认为难以认定，恳请对被告医疗过错的责任程度重新委托司法鉴定。

4. 判决结果：

某县人民法院经审理认为：原告丁某的损害结果与被告的诊疗行为有直接的因果关系，被告清创不彻底、采取内固定术是造成原告伤口长期不愈合的主要原因，被告应负主要责任；原告的伤原发污染严重也是其原因之一，应负次要责任。2006年7月28日，某县人民法院作出一审判决，判令被告某县中医院赔偿原告丁某医疗费、残疾赔偿金、精神损害抚慰金共计60492.8元。

案例三：痔疮手术后感染

某区法院审结一起医疗损害赔偿纠纷案。一名患者在某医院进行了痔疮手术后出现术后感染，导致伤口出血不止，疼痛难忍。患者将医院告上法院，请求法院判令医院赔偿其各项损失。

法院经审理查明，2009 年 3 月 13 日，原告杨某因肛门有异物脱出症状到被告 A 医院就诊。医院经体查认为，经肛门镜检查可见有环状型内痔（为Ⅲ期内痔）并发肛乳头肥大及肛门狭窄等，建议其手术治疗（术后须抗感染治疗 3~7 天，预防伤口感染）。当天，在未给原告签字确认《手术同意书》的情况下，医院便给原告实施了痔疮手术。2009 年 3 月 18 日，原告因伤口疼痛难忍遂到 B 医院就诊，该院诊断为，印象：痔疮切除术后并感染，肛管皮肤损伤，肛门狭窄，建议：住院。3 月 20 日，原告又到 C 医院就诊，该院以“痔疮术后并感染，肛管皮肤缺损，肛门狭窄”为由收入院。原告认为，被告的行为违反了执业规定，已经侵害了原告的健康权、知情权，给原告身体精神和工作生活造成了严重的损害，遂原告于 2009 年 5 月 6 日诉至法院请求判令被告赔偿原告医疗费、交通费、护理费、住院伙食补助费以及精神抚慰金共计 27919.32 元。

法院经审理认为，从原告提交的证据，已充分说明原告到被告处就诊治疗痔疮的事实，故法院对原告陈述的该案件事实予以认定。根据《中华人民共和国执业医师法》第二十六条“医师应当如实向患者或者其家属介绍病情”、《医疗机构管理条例》第三十三条：“医疗机构施行手术、特殊检查或者特殊治疗时，必须征得患者同意，并应当取得其家属或者关系人同意并签字”的规定，患者在治疗过程中依法享有知情权。该案 A 医院在对原告施行痔疮手术前，未经原告签字确认《手术同意书》，未尊重原告对手术施行与否的独立选择，违反了上述法律法规的规定。故 A 医院侵犯了患者知情权，其医疗行为存在过错，应当依法承担相应的民事责任。而且，由于在法院指定的举证期间内，A 医院未就其医疗行为与原告到其他医院就诊其“痔疮术后并感染，肛管皮肤缺损”的损害结果之间不存在因果关系及不存在医疗过错提出鉴定的申请，根据《最高人民法院关于民事诉讼证据的若干规定》第四条第八项：“因医疗行为引起的侵权诉讼，由医疗机构就医疗行为与损害结果之间不存在因果关系及不存在医疗过错承担举证责任”的规定，A 医院应就其医疗行为对原告承担损害赔偿的民事责任。法院最终判令被告 A 医院赔偿原告医疗费、交通费、护理费、住院伙食补助费共计 7819.32 元及精神损害抚慰金1000元。

案例四：眼科手术感染事件

1. 情况简介：

2003年11月，某市立医院与上海某公司违法、违规签订了合作开展白内障超声乳化手术的协议。2005年12月11日，在某公司安排下，上海某医院医师徐某及该公司人员来到某市立医院，对10名白内障患者进行了超声乳化手术，结果手术后这些患者均出现严重的感染。12日下午3时，某市立医院将这10名患者送往上海救治；13日经该院病原学检测，证实为绿脓杆菌感染。医院对其中的9名患者进行了单侧眼球摘除术，另一例进行了玻璃体切割术。12月20日，其中的7名患者因病情缓解已经被接回某市继续治疗。

2. 事件定性：

经卫生部调查，该起严重感染事件是由于某市立医院管理混乱，违法、违规与非医疗机构合作，严重违反诊疗技术规范，造成手术患者的医源性感染所致。该事件性质恶劣，后果严重，社会影响极坏。

第一、医院与非医疗机构合作，为非法行医提供场所。某市立医院违规与上海某公司签订协议，合作开展白内障超声乳化手术。根据协议，公司组织眼科医师和护士、提供超声乳化仪和进口人工晶体，到某市立医院开展手术，医院负责组织患者和提供手术室、消毒设施等。2005年12月11日，上海某公司安排上海市某医院医师徐某和不具备行医资格的人员在医院为10例患者实施白内障超声乳化手术。经食品药品监督管理部门的初步调查，上海某公司没有取得上海市食品药品监督管理局颁发的《医疗器械经营企业许可证》，所使用的进口人工晶体未经注册。

第二、医师违规，擅自外出执业。上海市卫生局对外出执业的上海某医院医师进行了调查，经查实，该医师未经所在医院和科室同意，擅自应公司邀请，在执业注册地点以外开展执业活动，违反了卫生部2005年4月发布的第42号部长令《医师外出会诊管理暂行规定》，违反了上海市卫生局《关于加强上海市公立医疗机构医师外出执业管理的规定》。

第三、医院管理混乱，诸多环节存在医疗安全隐患。某市立医院主要领导法制观念淡薄，违规与非医疗机构签订合作协议。医院的规章制度不健全，缺少必要的技术操作规范、工作流程和工作记录。医院手术室布局、流程、环境、设施等不符合开展无菌手术的基本要求，手术器械的消毒和灭菌工作没有达到基本标准，术中微创手术器械不能做到一人一用一灭菌。

第四、当地卫生行政部门监管不力。某市立医院自2003年9月开始违规与非医疗机构合作，某市卫生局对医院存在的非法行医活动长期失察，管理不严，监督不力，不能及时发现并纠正。某市卫生局知悉某市立医院发生重大医疗过失行为后，未按《医疗事故处理条例》及《重大医疗过失行为和医疗事故报告制度的规定》上报。

某省卫生厅、某市政府及上海市卫生局已根据调查结果对有关人员作出了处理决定。给予某市卫生局局长行政记大过处分，分管副局长行政记过处分；撤销某市立医院院长党内外一切职务；给予某市立医院副院长党内严重警告、行政记大过处分；给予某市卫生局医政科科长党内警告、行政警告处分；某省卫生厅取消某市立医院二级甲等医院的称号，责令该院立即终止合作、停止白内障超声乳化手术、没收非法所得31万余元，并予罚款3万元；某市立医院眼科3名医师被处停止执业活动9个月，手术室1名护士被处中止执业注册一年；对医院原眼科主任及2名医师给予行政记过处分，对医务科科长等6名相关人员给予相应的行政处罚。对擅自应公司邀请、赴某市立医院实施手术的医师，上海市卫生局已对其处以吊销《医师执业证书》的处罚。该事件涉及的违法犯罪问题，当地司法机关处理。

以上案例提出下列问题：

1. 什么是手术部位感染？手术部位感染如何分类？
2. 手术前应该注意的事项是什么？
3. 手术中应该注意的事项是什么？
4. 手术后应该注意的事项是什么？
5. 违反规定造成手术部位感染的法律责任如何？

1. 什么是手术部位感染？手术部位感染如何分类？

根据《外科手术部位感染预防与控制技术指南（试行）》规定：

手术部位感染（surgical site infection，SSI）是指术后30天内发生的浅表切口、深层切口、器官/腔隙性感染，以及有植入物置留体内的手术1年内发生的与手术有关并涉及深层切口和器官或腔隙的感染。

手术部位感染的分类：外科手术部位感染分为切口浅部组织感染、切口深部组织感染、器官/腔隙感染。

（1）切口浅部组织感染。手术后30天以内发生的仅累及切口皮肤或者皮下组织的感染，并符合下列条件之一：

1）切口浅部组织有化脓性液体。

2）从切口浅部组织的液体或者组织中培养出病原体。

3）具有感染的症状或者体征，包括局部发红、肿胀、发热、疼痛和触痛，外科医师开放的切口浅层组织。

下列情形不属于切口浅部组织感染：

1）针眼处脓点（仅限于缝线通过处的轻微炎症和少许分泌物）。

2）外阴切开术或包皮环切术部位或肛门周围手术部位感染。

3）感染的烧伤创面，及溶痂的Ⅱ、Ⅲ度烧伤创面。

（2）切口深部组织感染。无植入物者手术后30天以内、有植入物者手术后1年以内发生的累及深部软组织（如筋膜和肌层）的感染，并符合下列条件之一：

1）从切口深部引流或穿刺出脓液，但脓液不是来自器官/腔隙部分。

2）切口深部组织自行裂开或者由外科医师开放的切口。同时，患者具有感染的症状或者体征，包括局部发热，肿胀及疼痛。

3）经直接检查、再次手术探查、病理学或者影像学检查，发现切口深部组织脓肿或者其他感染证据。

同时累及切口浅部组织和深部组织的感染归为切口深部组织感染；经切口引流所致器官/腔隙感染，无须再次手术归为深部组织感染。

（3）器官/腔隙感染。无植入物者手术后30天以内、有植入物者手术后1年以内发生的累及术中解剖部位（如器官或者腔隙）的感染，并符合下列条件之一：

1）器官或者腔隙穿刺引流或穿刺出脓液。

2）从器官或者腔隙的分泌物或组织中培养分离出致病菌。

3）经直接检查、再次手术、病理学或者影像学检查，发现器官或者腔隙脓肿或者其他器官或者腔隙感染的证据。

2. 手术前应该注意的事项是什么？

根据《外科手术部位感染预防与控制技术指南（试行）》，手术前应该注意事项应包括：

（1）尽量缩短患者术前住院时间。择期手术患者应当尽可能待手术部位以外感染治愈后再行手术。

（2）有效控制糖尿病患者的血糖水平。

（3）正确准备手术部位皮肤，彻底清除手术切口部位和周围皮肤的污染。术前备皮应当在手术当日进行，确需去除手术部位毛发时，应当使用不损伤皮肤的方法，避免使用刀片刮除毛发。

（4）消毒前要彻底清除手术切口和周围皮肤的污染，采用卫生行政部门批准的合适的消毒剂以适当的方式消毒手术部位皮肤，皮肤消毒范围应当符合手术要求，如需延长切口、做新切口或放置引流时，应当扩大消毒范围。

（5）如需预防用抗菌药物时，手术患者皮肤切开前30分钟~2小时内或麻醉诱导期给予合理种类和合理剂量的抗菌药物。需要做肠道准备的患者，还需术前一天分次、足剂量给予非吸收性口服抗菌药物。

（6）有明显皮肤感染或者患感冒、流感等呼吸道疾病，以及携带或感染多重耐药菌的医务人员，在未治愈前不应当参加手术。

（7）手术人员要严格按照《医务人员手卫生规范》进行外科手消毒。

（8）重视术前患者的抵抗力，纠正水电解质的不平衡、贫血、低蛋白血症等。

3. 手术中应该注意的事项是什么？

根据《外科手术部位感染预防与控制技术指南（试行）》规定，手术中应该注意的事项是：

（1）保证手术室门关闭，尽量保持手术室正压通气，环境表面清洁，最大限度减少人员数量和流动。

（2）保证使用的手术器械、器具及物品等达到灭菌水平。

（3）手术中医务人员要严格遵循无菌技术原则和手卫生规范。

（4）若手术时间超过3小时，或者手术时间长于所用抗菌药物半衰期的，或者失血量大于1500毫升的，手术中应当对患者追加合理剂量的抗菌药物。

（5）手术人员尽量轻柔地接触组织，保持有效地止血，最大限度地减少组织损伤，彻底去除手术部位的坏死组织，避免形成无效腔。

（6）术中保持患者体温正常，防止低体温。需要局部降温的特殊手术执行具体专业要求。

（7）冲洗手术部位时，应当使用温度为37℃的无菌生理盐水等液体。

（8）对于需要引流的手术切口，术中应当首选密闭负压引流，并尽量选择远离手术切口、位置合适的部位进行置管引流，确保引流充分。

4. 手术后应该注意的事项是什么?

根据《外科手术部位感染预防与控制技术指南（试行）》规定，手术后应该注意的事项是：

（1）医务人员接触患者手术部位或者更换手术切口敷料前后应当进行手卫生。

（2）为患者更换切口敷料时，要严格遵守无菌技术操作原则及换药流程。

（3）术后保持引流通畅，根据病情尽早为患者拔除引流管。

（4）外科医师、护士要定时观察患者手术部位切口情况，出现分泌物时应当进行微生物培养，结合微生物报告及患者手术情况，对外科手术部位感染及时诊断、治疗和监测。

5. 违反规定造成手术部位感染的法律责任是什么?

《中华人民共和国执业医师法》在其“法律责任”一章中规定：医师在执业活动中，违反本法规定，有下列行为之一的，由县级以上人民政府卫生行政部门给予警告或者责令暂停六个月以上一年以下执业活动；情节严重的，吊销其执业证书；构成犯罪的，依法追究刑事责任：（一）违反卫生行政规章制度或者技术操作规范，造成严重后果的；…（三）造成医疗责任事故的。

如果医疗机构和医师违反相关规章制度和技术操作规范，造成手术部位感染，并且导致严重后果，或构成医疗责任事故的，将承担上述法律责任。

第四节 风险防范

外科手术必然会带来手术部位皮肤和组织的损伤，当手术切口的微生物污染达到一定程度时，会发生手术部位的感染。手术部位感染的危险因素包括患者方面和手术方面。患者方面的主要因素是：年龄、营养状况、免疫功能、健康状况等。手术方面的主要因素是：术前住院时间、备皮方式及时间、手术部位皮肤消毒、手术室环境、手术器械的灭菌、手术过程的无菌操作、手术技术、手术持续的时间、预防性抗菌药物使用情况等。因此，应当从这些方面进行规范，严格按规程操作，最大限度地规避手术部位感染风险。

一、手术患者

（一）术前准备

应进行相应的检查，积极控制手术患者的基础疾病。仔细检查患者的手术野皮肤是否清洁、有无破损及疖肿，确认并治疗远离切口的感染，必要时延期手术。手术患者宜戒烟，术前限制吸烟。不推荐营养支持作为所有外科患者预防 SSI 的方法。手术患者应沐浴更衣，宜用抗菌浴液。除非手术部位或者其周围的毛发会干扰手术，不应在术前去除毛发；如果须去除毛发，应在术前即时进行，最好使用剪刀或电动剪去除，不应用刮刀和脱毛剂。宜缩短术前住院时间。

（二）术中手术患者相关因素控制

应采取保温措施，使手术患者体温维持在正常范围。宜维持血氧饱和度在正常范围，手术中给予患者充足的氧气。麻醉复苏阶段，保证血氧饱和度不小于 95%。应维持充足的血容量，保持血压稳定。不推荐对非糖尿病患者常规使用胰岛素调整术后血糖水平作为 SSI 的预防措施。

二、手术医护人员

（一）感染或带菌医务人员的管理

医院应监测手术医生、器械护士、巡回护士、麻醉人员、保洁员的感染性疾病患病情况、病原菌携带情况、皮肤破损情况。对患有感染性疾病可能引发 SSI 或双手和前臂皮肤破损的医务人员，应暂时停止手术工作。

（二）术前准备

做好外科洗手及消毒。接台手术、手套破损或手被污染时，应重新进行外科洗手及消毒。正确使用防护用品，包括口罩、帽子、手术服及铺单、手套、护目镜及面罩、手术鞋等。

（三）麻醉操作

麻醉人员操作前后均应进行手卫生。进行侵入性置管操作时，应戴无菌手套，穿刺部位铺置无菌单，执行无菌操作原则。气管插管、喉镜、管芯等经过口鼻的麻醉器材应灭菌后使用。经鼻插管前应进行鼻腔消毒。禁止在手术间内更换钠石灰。麻醉机螺纹管及呼吸囊、面罩应保证一人一更换，用后清洁消毒。

（四）手术操作

应遵循无菌技术操作原则。手术区准备及无菌巾铺置应按照《医疗护理技术操作常规（第四版）》执行。应按照手术切口的等级由清洁到污染依次进行；手术过程中由污染操作变无菌操作时，应重新更换无菌器械，消毒手术区域皮肤加盖无菌巾单。手术区域宜使用一次性无菌贴膜覆盖。手术操作应轻柔，去除失活组织和无效腔，避免意外探入空腔脏器。无菌器械和药液应现用现取。在原消毒范围内切开另一切口前应重新消毒。应尽可能缩短手术时间。术中应有效止血。电切和电凝止血时宜控制电流量减少组织损伤。不推荐为降低SSI进行切口冲洗、腔隙灌洗。有积血和破碎组织的切口及污染切口需冲洗时，冲洗液的温度应与体温相当。术后宜使用闭式引流管。宜在远离手术切口的位置作一个独立的切口来放置引流管。应尽快拔除引流管。缝合应在有效止血的基础上，按层次由里向外，将组织逐层对位缝合；结扎缝线松紧适中，组织间不留死腔。切口愈合力低或张力大，除一般缝合外，还宜用减张缝合。对于严重污染切口，宜延迟一期缝合或保持伤口敞开至愈合。

三、手术室环境

（一）基本要求

手术室环境应符合功能流程合理和洁污严格分区的原则。普通手术室应符合GB 15982类区域环境要求的标准。洁净手术室的等级划分应符合GB 50333的标准。洁净手术室适宜温度为20℃～25℃；相对湿度为40%～60%；最小新风量为$60m^3$/(h·人)。手术时洁净手术室应保持正压状态，对与其相通的非洁净区应保持不小于10Pa的正压。当进行感染性疾病手术或为传染病患者进行手术时，应达到WS/T 311要求。宜建立负压洁净手术室或采用正负压转换形式的洁净手术室。正负压手术室宜在该手术间门外安装室内工作压力显示屏，达到设定工作压后方可开始手术。手术室卫生工作应使用不易落絮的卫生洁具分区分室实施湿式清洁。严格控制进入手术室内的人员数量，无关人员不得进入。手术室门在手术过程中应保持关闭状态。所有进入手术室的非无菌用品应进行清洁管理。手术室应在每日开始手术前和手术结束后进行清洁与消毒。未经清洁、消毒的手术间不应连续使用。

（二）洁净手术部环境管理

工程技术人员、手术室人员及感染控制专职人员共同负责净化空调设备的使用和管理。制定设备的运行管理、维护及应急处置制度，并建立相关记录，保存期3年。洁净手术部的净化空调系统应连续运行至清洁工作完成。

洁净手术室连台手术应满足各等级用房自净时间的要求。医护人员在更换手术衣后，不应再进入非洁净区域。

四、手术器械及物品

手术器械及物品使用前均应达到灭菌要求。外来手术器械，应重新清洗和常规灭菌，达到 WS 310.2 的要求，并备案。首次使用的手术器械和敷料，应先清洗、消毒后再灭菌。一次性使用的手术器械及物品不应重复使用。手术器械宜建立可追溯系统，资料保存期 3 年。手术器械及物品的处理，通常情况下应遵循先清洗后消毒、灭菌的原则。特殊污染（朊毒体、气性坏疽、破伤风）器械处理应符合相关要求。手术器械及物品处理时所使用的各种材料，包括清洁剂、消毒剂、洗涤用水、灭菌蒸汽用水、润滑剂、包装材料、消毒灭菌监测材料，应符合国家或行业标准。重复使用手术器械及物品处理流程应遵守 WS 310.2 中规定的技术操作流程。器械的回收、分类、清洗消毒、干燥、检查与保养、包装、灭菌、储存及发放等流程的操作均应符合相关规范要求。

五、术后切口护理

（一）切口评估与记录

每位患者出院时均应对其切口的愈合等级作出评估，将愈合情况分为甲、乙、丙三级，将手术切口分类与愈合情况一并记录。

（二）一般切口的处理

切口应用无菌纱布保护，24h 至 48h。与切口有任何接触前后均应进行手卫生。切口换药应严格遵守无菌原则，应戴口罩和帽子，使用无菌手套和器械。应教育患者及其家属了解正确的切口护理、SSI 症状以及报告这些症状的必要性。拆线时间应根据手术部位和类型而定；应遵循无菌原则，露在皮肤外面的缝线不应经过皮下组织而抽出。

（三）引流的处理

切口内留置的引流管应尽早拔出；手术创面较大、渗出物较多时，可适当延长时间，但要及时更换被浸透的敷料。

（四）已发生感染的切口处理

应充分引流，必要时拆除缝线，敞开切口；更换敷料时，应仔细清除异物和坏死组织；脓性分泌物应做需氧菌和厌氧菌的培养及药敏试验；若感染逐渐控制，肉芽组织迅速生长，应及早进行二期缝合。

（五）切口裂开

切口裂开的预防：应在良好麻醉、肌肉松弛条件下缝合切口，避免强行缝合造成组织撕裂；在逐层缝合切口的基础上，宜采用减张缝合方法；术后应及时处理导致切口张力增高的因素，如腹胀、膀胱充盈、用力咳嗽等，必要时加压包扎。

切口裂开的治疗：切口完全裂开时，应立刻用无菌敷料覆盖切口，在麻醉条件下采用减张方法重新缝合。当切口部分裂开时，应用无菌敷料覆盖切口，必要时应局部加压包扎。

六、围手术期抗菌药物预防应用

（一）应用指征

清洁手术不宜预防使用抗菌药物，仅在下列情况时可考虑预防使用：手术范围大、时间长、污染机会增加；手术涉及重要脏器，一旦发生感染将造成严重后果者。如头颅、心脏、内眼等手术；器官移植手术，如心、肺、肝、肾等移植手术；植入物手术，如心脏瓣膜、人工晶体、人工关节、人工血管、血管腔内覆膜支架等植入手术；患者为易感人群，如高龄、糖尿病、免疫力低下者等。清洁-污染手术宜预防使用抗菌药物。主要是经口咽部、胃肠道、呼吸道、泌尿道、女性生殖道的手术。污染手术此类手术应预防使用抗菌药物。包括由于胃肠道、尿路、胆道体液大量溢出或开放性创伤未经扩创等已造成手术野严重污染的手术。

（二）药物选择原则

应根据手术种类的常见病原菌、切口类别、患者有无易感因素等综合考虑。原则上应选择安全、有效、经济、能覆盖引发 SSI 大多数病原菌的抗菌药物。不推荐氨基糖苷类为预防使用药物。不推荐万古霉素为预防使用药物，除非有特殊适应证，如由耐甲氧西林金黄色葡萄球菌（MRSA）所致的SSI 流行。不宜预防使用喹诺酮类药物，除非药物敏感试验证明其有效。

（三）用药时机

给药时间设计应确保在切口切开时，血清和组织中可达到有效的杀菌浓度，并在整个手术过程中维持治疗水平的血清和组织药物浓度。在择期进行结直肠手术前，除了按前述操作外，应当用泻剂和灌肠剂进行结肠准备。在手术前一天分次给予肠道不可吸收的口服抗菌药物。对于高危的剖腹产手术，在刚刚结扎脐带后给予预防性抗菌药物。

（四）用药方式

宜静脉用药，20min~30min 内滴完；如果预防使用万古霉素，滴注时间则不应少于 1h。

（五）用药时间

清洁手术在术前 0.5h~2h 内或麻醉开始时给药。如果手术时间超过 3h 或失血量大（>1500ml），术中增加给药。抗菌药物的有效覆盖时间应包括整个手术过程和手术结束后 4h，总的预防用药时间不超过 24h，个别情况可延长至 48h。手术时间较短（<2h）的清洁手术，术前用药一次即可。清洁-污染手术预防用药时间通常为 24h，必要时可延至 48h。污染手术预防用药时间可依据患者情况酌情延长。

七、手术部位感染控制措施的监测

（一）手术人员外科手消毒效果监测

每季度及怀疑 SSI 与手卫生相关时，应进行监测。

（二）洁净手术部主要性能指标的监测

空气洁净度、空气细菌浓度、新风量、换气次数、静压差、空气湿度、温度、照度、噪音等检测监测项目、检测监测时间、监测方法、评价标准应按照 GB 50333 执行。工程技术人员应通过自控系统和人工巡视对净化空调设备运行进行监测并记录。

（三）消毒灭菌监测

普通手术室应每半年及有流行病学调查意义的情况下，测定紫外线灯辐照强度。消毒剂浓度应在每次配制时进行测试；不定期对使用中的消毒剂浓度进行监测；不定期监测或具有流行病学调查意义时进行消毒剂染菌量测试。普通手术室应每月及有流行病学调查意义的情况下对空气、物体表面和环境进行消毒效果监测。应定期及当有流行病学调查意义的情况下对各种灭菌方法及灭菌物品进行灭菌效果监测及记录；植入物及植入型器械应每批次进行生物学监测。对各种灭菌仪器应按规定定期进行检测和记录。手术器械和物品灭菌监测不合格，应立即停止使用，查找原因，并召回该批次未使用的手术器械和物品，同时对已使用该批次手术器械和物品的患者进行密切观察。

八、手术部位感染监测

（一）监测对象

监测被选定手术类型的所有择期及急诊手术患者。宜重点监测风险较高的手术。

（二）监测方法

应采用主动监测与临床报告相结合的方法。应根据《医院感染诊断标准》进行诊断。应收集基本资料、手术资料和感染资料，并进行 SSI 风险分层分析。对监测的患者均应进行随访，无植入物的手术切口感染随访时间为 30 天，有植入物的随访时间是 1 年。

（三）分析与反馈

应对监测资料进行定期分析总结，包括感染发生的原因、危险因素及变化趋势等，形成 SSI 监测报告。定期反馈不同手术类型感染率，不同切口类型感染率，外科医生感染专率，感染微生物分布报告等结果。

第五节　建　　议

各级各类医疗机构必须坚持为人民群众健康服务的宗旨，加强制度建设和职业道德教育，夯实工作基础，把改进医疗质量、保障医疗安全、维护群众利益作为医院管理的核心内容。加强基础质量管理，强化医务人员三基三严训练，完善医疗质量和安全的控制措施，落实医疗质量与安全的责任制和责任追究制，有效预防和控制医院感染。

1. 保障医院感染预防控制方面人员和资金投入。医院领导应高度重视医院感染防控工作，在保证防控人员到位的基础上，配置符合要求的手卫生设施，如皂液、干手设备、速干手消毒剂。添置必要的消毒灭菌硬件设备，手术器械数量应与病人数量相匹配，保证器械消毒灭菌符合国家规范要求。医院新建或改建重点部门应征询医院感染管理部门意见，使流程和布局能符合医院感染预防要求，避免交叉感染等。

2. 完善医院感染预防和控制规章制度和操作流程，加强医护人员培训，医务人员应严格遵守各项制度和操作规范，尽量避免感染发生。对重复使用的医疗物品采用正确方法进行消毒灭菌，按要求对医疗物品消毒灭菌进行各项监测并保存相应记录。如消毒液浓度监测，灭菌物品的物理、化学、生物监测等。医院感染管理科应加强一次性医疗用品审核和管理，杜绝不合格产品和重复使用。

3. 医务人员要不断增强法律意识，严格执行规章制度和操作规程。规章制度和操作规程是无数医务人员的经验与教训的结晶，是确保医疗安全和防范医疗纠纷的首要措施，每一位医务人员都应务必遵循。同时要学法、懂法，用法律武器维护医患双方的合法权利，严格依法行医，重视医疗文书的书写质量和保管，做好证据保全。管理人员应严格督查各项制度的落实情况，不但要重视终末质量控制，更要重视环节质量控制，做到严防死守，层层把关，发现问题及时纠正，不断提高医护质量。

4. 加强医院感染告知义务，加强与患者及家属沟通，加强纠纷高危患者的管理，及时消除纠纷隐患。医务人员应充分认识到医院感染知情同意书是一旦发生医院感染医疗纠纷时的法律证据，在对患者实施有感染风险的手术或侵袭性操作前，应与患者和家属充分的沟通交流，说明感染的风险以及目前采取的预防措施，取得患者和家属同意并签字。医疗纠纷可来源于医护人员的不当言行，医疗纠纷也可避免于医护人员的言行。部分纠纷是患者发生了医院感染，医护人员未与患者和家属进行及时、必要的沟通解释工作，而引起患者的诉讼。医护人员应耐心向患者和家属介绍病情，说明医院感染发生因素是多方面，有内源性感染因素、患者免疫抵抗力因素、个体差异以及疾病治疗复杂性等因素都可能使医院感染无法避免，对患者和家属的疑问应采用通俗易懂的言语进行解释，从而取得患者和家属的理解。

5. 坚持处理医疗纠纷的原则性与灵活性。一旦发生外科医疗纠纷，不能回避，必须及时、果断、妥善、有理、有节、有利、依法处理。首先通过协商，化解矛盾。在协商之前，首先要检查自身是否有过失和责任，以及责任大小，其次要了解患者和家属的思想态度及要求，结合患者及家属的要求，进行合情、合理、合法地给予一次性协商解决。

（刘殿荣　邢玉斌）

参 考 文 献

[1] 中华人民共和国卫生部令第 48 号. 医院感染管理办法. 2006 年 7 月 6 日发布，2006 年 9 月 1 日施行.

[2] 国务院令第 149 号，医疗机构管理条例. 实施日期 1994 年 9 月 1 日.

[3] 中华人民共和国主席令第五号，中华人民共和国执业医师法. 1998 年 6 月 26 日公布，1999 年 5 月 1 日起施行.

[4] 卫生部. 医院手术部（室）管理规范（试行）. 卫医政发〔2009〕90号. 2009年9月18日印发，2010年1月1日起施行.

[5] 卫生部办公厅. 外科手术部位感染预防与控制技术指南（试行）. 卫办医政发〔2010〕187号. 2010年11月29日印发.

[6] 卫生部. 卫生部关于安徽省宿州市市立医院恶性医疗损害事件的通报（卫医发〔2006〕23号）.

[7] 傅小芳，张继东，黄佳荃，等. 医院感染引起医疗损害责任认定及对策. 中国医院，2011，3.

[8] 谭天林. 外科医疗纠纷的主要原因及防范对策中华医学研究杂志，2003，3（10）.

第六章

血液透析感染与相关法律法规

国内外血液透析的相关法律法规有哪些？

初次做血液透析应做哪些检查？

做血液透析应该选择什么样资质的医院？

血液透析会有感染的风险吗？

如何防范血液透析中的感染风险？

第一节 概　　述

血液透析（hemodialysis），简称血透，也被称为人工肾、洗肾，是血液净化技术的一种。其依靠半透膜的作用，通过弥散、对流、吸附和渗透等原理，选择性清除血液内的代谢产物，达到净化血液、纠正水电解质及酸碱平衡紊乱的目的。血液透析是治疗急、慢性肾功能衰竭和药物中毒等疾病的有效措施。1854 年，苏格兰化学家 Thomas Graham 首先提出了透析的概念，被称为现代透析之父。1954 年，血液透析机开始投入批量生产；1955 年，美国人工器官协会宣布人工肾正式应用于临床；1967 年，血液滤过（HF）应用于临床；1996 年连续性肾脏替代疗法（continuous renal replacement therapy，CRRT）应用于 ICU 急性肾功能治疗。随着血液透析设备、抗凝剂、血管通路技术的不断发展，血液净化方法越来越成熟，应用也日益广泛。我国慢性肾脏病患病率超过 10%，慢性肾脏病的恶化将导致尿毒症的发生而需要血液净化治疗。目前，我国接受血液净化治疗的患者有 10 万~15 万，而急需进行此项治疗的患者超过 100 万。血液净化的治疗方法 20 世纪 70 年代进入我国，近年来，透析患者以每年 30%的幅度增加，从事透析治疗的医疗机构也日益增多。

血液透析治疗挽救患者生命的同时也是一项高风险的医疗技术，相关感染的发生，严重影响患者的生活质量，且进一步加重患者的身心痛苦和医疗负担。感染是长期血液透析患者的常见并发症之一，有报道显示感染是血液透析患者死亡的第二大原因，死亡率为 12%~38%。血液透析感染病原体包括细菌、病毒、真菌等，感染对患者的危害严重，特别是血源性传播疾病感染治疗困难，对病情负面影响大，增加患者的经济负担，对血液透析患者无疑是雪上加霜。近年来血液透析引发的感染逐渐被人们所认识，成为国内外管理者高度关注的突出公共卫生问题之一。

随着现代医学的发展和社会的进步，人们的维权意识越来越强，特别是多起血液透析丙肝感染事件通过媒体报道，使血液透析患者的自我保护意识进一步增强，提起医疗赔偿诉讼的民事案件也不断增多。医疗诉讼案件的发生，使医院不仅要承担经济、法律责任，而且要耗费大量时间和精力协调医患关系。因此医务人员应熟悉血液透析相关法律问题，规范医疗护理行为，尽可能避免法律诉讼纠纷事件。

第二节　血液透析感染防控的相关法律法规

一、国外血液透析相关法律法规

美国感染控制协会（Association for Practitioner in Infection Control，APIC）于2010年出台了《血液透析感染预防指南》，主要内容包括环境清洁与消毒、设备清洁与消毒、手卫生、患者免疫与结核筛查、医疗安全与注射操作、无菌技术、患者及员工教育、动静脉内瘘术前感染预防及术后护理、标准预防、HBV隔离与预防、呼吸道卫生与咳嗽礼仪、血管通路相关感染的预防、透析用水检测、透析感染的监测方法等。该指南通过文献综述对现有证据进行系统分析，为临床血液透析感染预防工作提供可靠的循证科学证据。

由于结核的死灰复燃，而血液透析患者免疫力低下，并定期在医疗机构接受血液透析治疗，感染结核的危险性大大增加。因此美国疾病预防与控制中心（Centers for Disease Control and Prevention，CDC）建议所有接受血液透析的患者在治疗开始或者可能暴露时，都应进行结核筛查。中国也是结核的高发地区，对血液透析患者是否需要结核筛查，国内尚无此方面的相关要求，也未见报道。

二、国内血液透析相关法律法规

在血液透析专业规范出台之前，血液透析治疗遵照国家及卫生部颁布的各项医疗法律法规及感染相关法律法规执行，如《医院感染管理办法》、《消毒管理办法》等。随着医疗技术和社会经济的发展，开展血液透析治疗的各级医疗机构数量迅速增加，大部分基层医院也逐渐开展了此项业务。因医疗设备和技术水平的参差不齐，随之带来了一系列问题，国家也开始重视血液透析治疗的规范。针对血液透析发生医院感染的高风险性，为加强血液透析管理，规范血液透析操作，国家相继出台了一系列法律法规。2005年8月国家卫生部颁布了《血液透析器复用操作规范》，以规范血液透析器的复用操作，保证复用血液透析器的安全性和有效性。2009年多起血液透析感染暴发事件的出现，引起了高度重视，国家卫生部于2010年1月和3月分别颁布了《血液净化标准操作规程（2010版）》和《医疗机构血液透析室管理规范》。这三个专业文件的颁布实施，对促进血液净化治疗的规范化和标准化，起到了非常重要的作用。

（一）《血液透析器复用操作规范》

透析器复用是血液透析感染预防控制的关键环节，透析器合理复用可降低医疗费用，减轻患者经济负担，但透析器复用消毒不彻底易导致交叉感染，严重威胁患者的生命安全。由于透析器的不规范复用和诸多临床问题的出现，国家卫生部于 2005 年 8 月颁布了《血液透析器复用操作规范》，对透析器的复用原则、消毒处理及复用后检测做出了明确规定。主要有以下要点。

1. 严格透析器复用指征，杜绝一次性使用血液透析器重复使用，乙肝、丙肝、艾滋病、梅毒等血源性传播疾病患者禁止复用透析器。

2. 复用时要做到患者知情同意，复用记录规范齐全，复用透析器专人专用，单独保存。

3. 由经过培训的专业人员按照操作程序规范处理，复用设备和用水定期检测，细菌、内毒素监测结果符合要求。

4. 选择正规厂家生产的规范推荐的常用消毒剂，确保浓度监测合格和消毒效果。严格按照要求限制复用次数。

（二）《血液净化标准操作规程（2010 年版）》

2010 年 1 月卫生部颁布的《血液净化标准操作规程（2010 年版）》，内容更详细、操作性更强，其中与感染预防控制相关的主要内容有以下几个部分。

1. 第一篇第一章“血液净化中心感染控制的管理要求”。

（1）对空气、物品表面进行有效清洁消毒，并达到相关标准。

（2）乙型和丙型肝炎患者应分区分机进行隔离透析。

（3）新入血液透析患者要求进行乙型肝炎病毒、丙型肝炎病毒、梅毒及艾滋病感染的相关检查，并定期复查。

（4）重复使用的消毒物品应标明有效期限并在有效期内使用，透析管路必须在预冲后 4 小时内使用。

（5）严格执行一次性使用物品的规章制度。

（6）透析废水、医疗废物按相关要求进行处理。

2. 第一篇第三章血液净化感染控制操作规程。

（1）按照要求配备感染控制基本设施，如手卫生设施、个人防护设备等。

（2）告知患者血液透析的风险，签署透析治疗知情同意书和透析器复用知情同意书。

（3）医务人员按要求穿戴个人防护设备，严格执行手卫生规范。

（4）每次透析结束后严格执行透析机内部和外部的消毒。

（5）按照相关要求进行透析消耗品使用后的消毒处理。

（6）做好感染控制监测，包括物体表面和空气监测、透析患者传染病病原微生物监测及医务人员感染监测。

3. 第二篇第一章水处理系统及水质量控制，其中对透析用水水质、内毒素及化学污染物的监测做出了具体要求，包括监测频率及合格标准。

4. 第二篇第二章透析器和滤器复用。

（1）详细规定了透析器复用的原则。

（2）复用操作人员应经过相关专业技术培训。

（3）应具备透析器复用消毒条件，复用室环境与安全要求达到相关标准，严格执行全自动或半自动复用程序，及复用后检测。

（4）消毒剂的使用和贮存应符合要求，保证消毒液浓度和有效期在规定范围内。

（三）《医疗机构血液透析室管理规范》

2010年3月颁布的《医疗机构血液透析室管理规范》共分七章四十六条，包括血液透析室的管理职责、质量管理、感染预防与控制、人员培训和职业安全防护等内容，其中第四章对感染预防与控制做出了具体要求，要点如下。

1. 血液透析室应建立并落实相关规章制度和工作规范，科学设置工作流程，降低发生医院感染的风险。

2. 血液透析室应做到布局合理、分区明确、标识清楚，符合功能流程合理和洁污区域分开的基本要求。

3. 严格执行各项消毒措施，空气、地面和物体表面等环境应达到Ⅲ类环境要求。每次透析结束后对透析单元设备、设施表面和物品表面进行擦拭消毒；对透析单元地面进行清洁，遇污染时消毒擦拭；对透析机进行有效水路消毒。

4. 设立隔离透析治疗间或独立隔离透析治疗区，配备专门治疗用品相对固定工作人员。感染患者在隔离透析治疗间（区）进行专机透析，治疗间（区）、血液透析机不能混用。

5. 严格执行医疗器械、器具的消毒技术规范，透析管路、透析器、穿刺针等一次性使用的医疗器械、器具不得重复使用。

6. 定期进行水处理系统的冲洗消毒和水质检测。每次冲洗后应测定管路中消毒液残留量，确保安全。

7. 医务人员在诊疗过程中应实施标准预防，并严格执行手卫生规范和无菌操作技术。

8. 建立严格的接诊制度，对初次透析者进行乙肝、丙肝、梅毒、艾滋病病毒感染的相关检查，并半年复查一次乙肝、丙肝病毒，每年复查梅毒、艾滋病病毒，保留原始记录。

9. 建立医院感染控制监测制度，开展环境卫生学检测和感染病例监测。

第三节 案例分析

案例一：某职工医院血液透析感染丙肝事件

2009 年某职工医院接受血液透析的患者投诉，反映在该院进行血液透析感染丙肝。经调查，2008 年 12 月至 2009 年 1 月有 47 名患者在该院进行血液透析。医院对 47 名患者进行检测的结果表明，20 名患者丙肝抗体阳性。20 名患者中有 14 名曾在另外一家医院进行血液透析。现场检查发现，两所医院均违反了《医院感染管理办法》、《血液透析器复用操作规范》等要求，存在血液透析患者感染丙肝的隐患。撤销某职工医院常务副院长和副院长的职务并给予行政记过处分；撤销另外一家医院主管副院长的职务并给予警告处分；两所医院血液透析室主任、护士长等相关责任人被免职。

案例二：某县医院血液透析患者感染丙肝事件

2009 年 12 月 8 日以来共有 70 名患者在某县医院进行血液透析治疗，28 名患者诊断为丙肝感染，其中 9 名明确为入院透析前已感染丙肝，其余 19 名确定为与血液透析有关的丙肝感染，是一起医院感染事件。此次事件造成了较坏的社会影响，依据相关法律法规，院长、副院长、护士长等医院有关责任人受到了行政处分。

案例三：某市医院血液透析患者感染丙肝事件

2009 年 6 月，云南某市医院接受血液透析治疗的 4 名患者被确诊感染丙型肝炎病毒，2009 年 8 月又有 10 余名被确诊感染“丙肝病毒”，2009 年 11

月感染者上升到41名。截止2010年1月底，在该院接受血液透析患者感染“丙肝病毒”已有60余名。调查发现医院主要存在以下问题：一是血液透析室管理不规范；二是存在操作不规范；三是不排除丙肝“窗口期”患者通过使用复用机处理透析器成为传染源。调查证实后，有关卫生行政部门给予相关负责人免职、行政处分和停止执业的处罚，责成医院对患者免费进行积极救治。

案例四：某市医院血液透析患者感染丙肝事件

2009年12月安徽某市医院30余名血透病人感染丙肝病毒15例为院内感染。所属卫生厅、卫生局对相关责任人、医疗机构管理部门和相关领导做出了严肃处理。对受害者给予积极救治和赔偿。

以上案例提出下列问题：

1. 任何一家医院都可以开展血液透析吗？
2. 初次血液透析应做哪些检查？
3. 血液透析器可以复用吗？
4. 血液透析器复用应注意什么？
5. 经血传播病原体感染患者血液透析有何特殊要求？
6. 血液透析过程中应做好哪些日常消毒隔离工作？
7. 血液透析过程中需要做好哪些监测？
8. 为什么要做好患者知情同意？
9. 应承担的相关法律责任？

1. 任何一家医院都可以开展血液透析吗？

随着血液透析的普及，全国出现了许多血液透析室，不仅在市级医院开展了此项治疗，而且在许多区县及社区小医院也相继开展起来。不可避免的存在地区间发展不平衡，在布局、设备、人员配置等方面差距较大。部分基层医院由于条件所限，尚存在区域划分不合理现象，如清洁区与污染区划分不清；有的没有缓冲区，医务人员、患者及医疗废物共用一个通道；没有单独的治疗室、候诊室、接诊室及病人更衣区。加上基层医院透析机数量不足，更严重的问题是分区、分机透析执行不好，没有乙型肝炎、丙型肝炎病毒阳性患者专用透析机，无隔离区，病人较多时，只能安排在最后进行血液透析，存在交叉感染隐患。血液透析感染事件的不断出现，严重暴露出了以上问题，因此《血液净化标准操作规程（2010版）》明确规定了开展血液透析医疗机构的资格认定。

（1）开展血液透析治疗的单位必须是经过县级或县级以上卫生行政部门批准的医疗机构，并通过该级卫生行政部门定期校验。

（2）新建的血液净化室（中心）应向县级或县级以上卫生行政部门提出申请，并经该级卫生行政部门认可的专家委员会审核合格后，由县级或县级以上卫生行政部门审批后准入。

血液透析室还必须制定健全、完善的规章制度、工作规范和技术规程，以预防控制医院感染。《医疗机构血液透析室管理规范》第二章管理职责中第五条规定：设置血液透析室的医疗机构应当根据本规范，制定并落实血液透析室管理的规章制度、技术规范和操作规程，明确工作人员岗位职责，落实血液透析室医源性感染的预防和控制措施，保障血液透析治疗安全、有效地开展。

2. 初次血液透析应做哪些检查?

某州医院血液透析患者丙肝感染事件中，不排除丙肝“窗口期”患者通过使用复用机处理透析器成为传染源。某些感染事件中因为未对初次血液透析患者进行相关检查，当患者出现丙肝感染时无法判断是否是在本医疗机构中获得。建立严格的接诊筛查制度既是保护患者，也是保护医疗机构的主要措施之一。

《医疗机构血液透析室管理规范》第三十三条明确规定，血液透析室应当建立严格的接诊制度，对所有初次透析的患者进行乙型肝炎病毒、丙型肝炎病毒、梅毒、艾滋病病毒感染的相关检查，每半年复查1次。因此血液透析医疗机构应建立严格的接诊制度及定期检查制度，资料保存完善。值得注意的是，丙型肝炎病毒感染的窗口期为3~6个月，窗口期的存在意味着即使第一次丙肝抗体结果为阴性仍然不能排除没有感染丙肝，需过了窗口期后再做一次丙肝抗体检测才能确定。特别是曾在不同的医院进行过血液透析治疗患者，窗口期后的复查对于丙肝感染时期的界定有重要意义。我们通过媒体报道可以发现，部分医院就是因为证据资料不足，无法证明患者感染与医院无关而败诉。因此严格的接诊制度和定期复查制度，有利于医院在举证倒置时，有充分的证据免责。

3. 血液透析器可以复用吗?

发生血液透析感染暴发事件的医院均存在重复使用一次性血液透析器的

问题。某职工医院不仅重复使用一次性血液透析器，而且重复使用一次性血液透析管路，严重违反了一次性医疗用品管理规定和血液透析器复用操作规范。

《医院感染管理办法》第十二条规定，一次性使用的医疗器械、器具不得重复使用；《消毒管理办法》第六条规定，医疗卫生机构使用的一次性医疗用品用后应及时进行无害化处理。但在血液透析感染事件中，屡次发现一次性医疗用品复用的问题，如一次性血液透析管路重复使用，动静脉内瘘穿刺针未做到一人一用一灭菌。对于透析管路、非复用血液透析器等一次性医疗用品，必须做到一人一用，不得重复使用。

《血液净化标准操作规程（2010 版）》规定，复用的透析器和滤器必须有国家食品药品监督管理局颁发的注册证、生产许可证等，并明确标明为可复用的血液透析器和滤器；一次性血液透析器严禁复用；乙肝、丙肝、梅毒、艾滋病及其他血液传播传染病患者使用过的血液透析器严禁复用；对复用过程所使用的消毒剂过敏患者使用过的血液透析器不能复用。

4. 血液透析器复用应注意什么?

透析器复用可节省医疗资源、节省透析费用，但操作不规范也同时存在交叉感染的危险，透析器复用操作必须严格按照《血液透析器复用操作规范》执行，保证清洗消毒效果符合要求，做到专人专用。血液透析感染暴发事件中，部分医院对可重复使用的透析器复用次数不作限制，超次数重复使用透析器，不进行测漏试验和质量监测，这些行为均严重违反了《血液透析器复用操作规范》。复用时消毒液的选择也密切关系着复用的消毒效果和患者生命安全，某些医疗机构选择使用未经许可的消毒液，如某省血透感染事件中使用工业过氧乙酸进行复用透析器消毒，违反了《消毒管理办法》第七条“医疗机构未建立并执行购进消毒产品进货检查验收制度”的规定。还有个别医疗机构未对复用过程中使用的消毒液进行浓度监测，如某县医院血透感染事件中部分透析机使用的消毒液浓度仅为标准浓度的50%，导致透析器消毒不严引发交叉感染。以上违规医疗行为，均导致消毒后的透析器达不到灭菌要求，从而违反了《消毒管理办法》第六条“医疗机构使用的进入人体组织或无菌器官的医疗用品必须达到灭菌要求”的规定。

5. 经血传播病原体感染患者血液透析有何特殊要求?

《血液透析室管理规范》和《血液净化标准操作规程（2010 版）》都明确规定，乙型肝炎、丙型肝炎病毒感染患者须在隔离透析治疗间（区）进行专机透析，治疗间（区）、血液透析机不能混用，应配备感染患者专门的透析操作用品车；护理人员应相对固定，照顾乙肝和丙肝患者的护理人员不能同时照顾乙肝和丙肝阴性的患者；感染患者使用的设备和物品如病历、血压计、听诊器、治疗车、机器等应有标识；HIV 阳性患者建议到指定的医院透析或转腹膜透析。

6. 血液透析过程中应做好哪些日常消毒隔离工作?

空气、物体表面等日常的消毒隔离措施，比较琐碎，部分医护人员对其重要性认识不足，而在执行过程中存在疏忽、落实不严格等问题。如床单被罩做不到一人一换；透析机消毒未做到每人次进行；保洁拖把、抹布分区使用做得不好等。消毒隔离措施落实不好，交叉感染的危险性将大大增加，血液透析感染事件中的医院均未做好日常消毒隔离工作。《血液净化标准操作规程》中对日常消毒隔离工作是如何要求的?

（1）为防止交叉感染，每次透析结束应更换床单，对透析单元内所有的物品表面（如透析机外部、小桌板等）及地面进行擦洗消毒。

（2）透析机外部消毒　每次透析结束后，如没有肉眼可见的污染时应用500mg/L 的含氯消毒剂对透析机外部进行擦拭消毒，如果血液污染到透析机，应立即用 1500mg/L 浓度的含氯消毒剂的一次性布擦拭去掉血迹后，再用500mg/L 浓度的含氯消毒剂擦拭消毒机器外部。

（3）透析机内部消毒　每日透析结束时应对机器内部管路进行消毒，透析时如发生破膜、传感器渗漏，在透析结束时应对机器立即消毒，消毒后的机器方可再次使用。

（4）空气消毒　要求每日进行有效的空气消毒，保持空气清新。

（5）水路消毒　每天应对水处理设备进行消毒，每次消毒后应测定消毒剂的残余浓度，确保安全范围。

7. 血液透析过程中需要做好哪些监测?

血液透析感染事件中的部分医院未严格按照规范的要求，定期进行各种监测，导致隐患未能及时发现和处理，从而引发医院感染暴发事件。如每月未对透析用水和透析液进行细菌培养；部分基层医院不能开展内毒素检测，而未做到每三个月对透析液进行热源监测；未每年测定透析用水的化学污染物；未每周进行软水硬度及游离氯检测；未对使用中的消毒液进行浓度监测，部分透析机使用的消毒液浓度仅为标准浓度的50%。医疗机构未定期开展消毒与灭菌效果监测工作，则违反了《消毒管理办法》第四条的规定。第四条规定，医疗卫生机构应当建立消毒管理组织，制定消毒管理制度，执行国家有关规范、标准和规定，定期开展消毒与灭菌效果检测工作。

按照相关法律法规的要求，应做好以下监测：

（1）每月对透析室空气、物体、机器表面及部分医务人员手进行病原微生物培养监测；

（2）每月进行 1 次透析用水和透析液的细菌培养，要求细菌数<200cfu/ml；每 3 个月对透析用水和透析液进行内毒素检测，要求内毒素<2EU/ml；每年测定 1 次透析用水的化学污染物情况，软水硬度及游离氯检测至少每周进行 1 次。

（3）每月对设备消毒剂进行检测，包括消毒剂的浓度和设备消毒剂的残余浓度等。

（4）定期检测复用用水细菌和内毒素的污染程度，细菌学检测应每月 1 次，内毒素检测应每 3 个月至少 1 次。

8. 为什么要做好患者知情同意?

《医疗事故处理条例》规定，告知患者或家属是医方应尽的责任和义务。《中华人民共和国侵权责任法》第五十五条也规定：医务人员在诊疗活动中应当向患者说明病情和医疗措施。需要实施手术、特殊检查、特殊治疗的，医务人员应当及时向患者说明医疗风险、替代医疗方案等情况，并取得其书面同意；不宜向患者说明的，应当向患者的近亲属说明，并取得其书面同意；医务人员未尽到前款义务，造成患者损害的，医疗机构应当承担赔偿责任。血液透析患者由于贫血、尿毒症、营养不良、铁负荷超载、透析不充分及使用低生物相容性材料等原因导致机体免疫功能紊乱，再加上血液透析等有创操作，发生感染性疾病的风险远高于其他人群。由于医疗技术发展的局限性，某些感染是很难避免的，有研究报道，即使为丙肝感染者提供专用设备和建立隔离病房，也未能阻止长期血透病人感染丙型肝炎病毒，且丙肝阳性率随着透析时间的增长而增加。

除医务人员做好预防工作外，应让患者了解血液透析现有的技术局限，设备及患者自身疾病和体质的影响因素，同时应当注意以下问题：

（1）仔细询问患者既往史，做好记录。

（2）告知血液透析可能产生的风险。

（3）治疗后的各种预期结果。

（4）患者的配合记录。

知情同意制度落实不好，是不必要医疗纠纷的重要原因，因此在血液透析治疗中应严格落实患者知情同意制度。特别是血液透析器复用前应向患者或其委托人说明复用的意义及可能遇到的不可预知的危害，可选择是否复用并签署知情同意书。

9. 应承担的相关法律责任?

根据《医院感染管理办法》、《医疗事故处理条例》等相关法律法规的规定，因违规操作导致严重后果者需承担相应的法律责任。

（1）对无资质开展血液透析的医院，应依法给予停止执业、限时整顿的处罚。

（2）医疗机构违反感染管理规范和相关操作规程，造成血液透析相关感染暴发严重后果的，对负有责任的主管人员和直接责任人员给予降级、撤职、开除的行政处分；情节严重的，依法吊销有关责任人员的执业证书；构成犯罪的，依法追究刑事责任。

（3）对未制定健全、完善的规章制度、工作规范和技术规程，或违反无菌操作技术规范和隔离技术规范，导致血液透析相关感染者，给予警告并通报批评，情节严重的，对主要负责人和直接责任人给予降级或者撤职的行政处分。

（4）对违反《血液透析器复用规范》重复使用血液透析器，或违规重复使用其他一次性物品者，给予警告并通报批评，情节严重的，对主要负责人和直接责任人给予降级或者撤职的行政处分。

（5）对违反消毒工作技术规范，因复用物品消毒不严引发交叉感染者，需承担相应的法律责任。

（6）未尽到告知义务或违反操作规范对患者造成人身损害的，还需承担相应的民事责任。

第四节 风险防范

一、做好血液透析监管工作

多家医院血液透析感染事件均反映出医院感染管理方面存在严重缺陷。暴露出地方卫生行政部门监管不力、监督检查工作流于形式。也暴露出医疗机构，特别是基层医疗机构的管理者和医务人员对预防和控制医院感染工作重视不够，措施不落实，对医院感染的重点部门和重点环节管理不力等问题。为了杜绝发生类似感染事件，应加强监管做好以下工作：

1. 切实履行职责，提高监管水平。地方各级卫生行政部门要从维护人民群众健康权益的高度，加大对医院感染管理的监督力度，避免“走过场”。

2. 完善规章制度，加强科学管理。依据现行医疗卫生法律、法规及标准操作流程及时更新完善相关规章制度，强化安全意识，细化工作流程，落实责任分工。

3. 严格执行有关规定，落实消毒隔离措施。医疗机构必须严格遵守《医院感染管理办法》、《血液透析器复用操作规范》和《血液净化标准操作规程》的要求，认真落实血液透析重点环节的各项消毒隔离措施，严禁为了节约人力、降低医疗成本而造成消毒隔离不到位，导致医院感染事件发生。

4. 加强医务人员培训，提高业务知识水平。医疗机构特别是基层医疗机构要加强对关键岗位医务人员医院感染知识的培训，切实提高医院感染管理的技术水平。加强相关法律法规知识的学习，强化法律法规意识，在维护患者权益的前提下做好证据的保存和举证依据的留取。

5. 建立完善医院感染事件责任追究制度，发生医院感染事件后必须按照有关规定及时报告。各级卫生行政部门应认真履行监管职责，对违反操作规程、疏于监管导致严重医院感染事件的，按照法律法规严肃追究有关人员的责任。

二、严格按照规范要求，做好血液透析感染预防控制工作

血液透析治疗专业性强，关键环节多，在不同条件、不同地域、不同规模的医疗机构，遇到的问题各有差异，但与医院感染相关的原则问题不能懈怠，必须做好。

（一）重视透析室管理方面存在的问题，及时消除隐患

1. 由于医院条件限制，部分医院血液透析机数量不足或空间有限，无法设立隔离透析治疗间或独立的隔离透析治疗区。但是《血液透析室管理规范》和《血液净化标准操作规程》都明确规定，乙型肝炎、丙型肝炎病毒感染患者须在隔离透析治疗间（区）进行专机透析，治疗间（区）、血液透析机不能混用，急诊病人设置专用透析机。因此，无条件设立隔离透析治疗间的医院，可建议感染患者转入其他有条件的医院接受血液透析治疗。

2. 环境清洁消毒落实不到位，导致交叉感染的危险。某些医院不重视每次透析后对透析间内所有物品及地面的清洁消毒；患者使用的床单、被套、

枕套等物品不能做到一人一用一更换。首先要合理安排血液透析治疗时间，保证每次透析治疗前有足够的时间进行环境的清洁消毒；还要加强保洁员教育培训，使其掌握环境清洁消毒方法，提高对环境清洁消毒工作重要性的认识；准备数量充足的床单、被套、枕套等物品，保证一人一用一更换。

3. 医患沟通不到位也是导致医疗纠纷的重要原因。耐心细致的医患沟通非常重要，做到患者知情同意是医务人员的义务，应尽可能让患者较全面的了解与透析相关的感染问题。如血液透析可能带来的血源性传染疾病等，并签署治疗知情同意书，透析器复用患者应同时签署透析器复用知情同意书。

（二）严格接诊制度和定期复查制度，有利于医院在举证倒置时有充分的证据免责

对于首次透析或外院转入的透析患者必须进行乙型肝炎病毒、丙型肝炎病毒、梅毒及艾滋病感染的相关检查，每3~6个月复查一次，并妥善保存相关检查结果。丙型肝炎病毒更应重视窗口期前后的检查，这对于界定感染的时间和地点非常重要。在固定的有资质的血液透析治疗医疗机构就诊，有利于患者病情的治疗，也利于降低感染的风险，建议患者选择条件好、质量有保证的医院进行血液透析治疗。

（三）规范透析器复用，及时发现和处理存在问题

血液透析器是血液透析过程中一个非常重要的中转枢纽，患者的血液和透析液被引入其中进行物质交换，消毒灭菌不彻底直接导致感染发生。严格按照《血液透析器复用操作规范》的要求做好血液透析器复用工作，合理复用血液透析器，是避免血液透析相关感染风险的关键措施。坚决杜绝一次性血液透析器复用，复用透析器必须有国家食品药品监督管理局颁发的注册证、生产许可证，并明确标明为可复用的血液透析器和滤器。要严格限制复用次数，条件允许的患者尽量使用一次性血液透析。建立透析器复用操作人员培训上岗制度，确保复用透析器的清洗灭菌质量。复用消毒液应符合有关规定，每次消毒前进行监测保证消毒剂达到规定的浓度。在做好规范复用血液透析器使用的同时，还要保证复用记录齐全完整，并保存要求期限，以备查验。

（四）严把透析液质量关

透析液的质量是保证病人治疗有效、安全的重要环节。我国尚无透析液的质量标准，目前参照美国AAMI2004年的透析液质量标准。有条件的医院尽量选择成品透析液，也可选择透析粉自行配制，均应由专门的部门负责医院准入透析液（粉）质量的审核。对于自行配制透析液的医疗机构，配制过程中的感染预防工作非常重要。透析液配制室要求环境清洁，独立空间，不能堆放其他杂物，每天进行空气消毒；浓缩液配制桶每天用透析用水清洗，每周消毒并确保无残留消毒液；浓缩 B 液在配制 24h 内使用。

（五）做好水处理系统维护消毒，确保透析用水质量

水处理设备功能不达标，未定期对水处理系统进行消毒，都是导致透析用水质量不合格、内毒素超标的重要原因。使用有国家食品药品监督管理局颁发的注册证、生产许可证的水处理设备，并根据要求定期对水处理系统进行冲洗、消毒并登记，定期进行水质检测。发现问题应及时处理，并做好记录，保证水处理系统正常运转，确保水质符合要求。

（六）做好感染监测，杜绝感染暴发

按照规范要求做好各项监测，包括血液透析患者感染病例监测、透析室环境监测、透析液和透析用水细菌学监测、消毒剂监测、内毒素检测和化学污染物监测。如发现监测项目不符合要求，应认真对待，积极查找原因，消除隐患，并再次采样监测直到完全达标。并重视证据保存，监测原始记录应及时整理并保存 3 年。

第五节　建　　议

1. 健全技术管理规范。科学合理的技术规范是有效管理、安全处置的前提，而这些技术规范的制度化，是血液透析得以科学管理、减少安全隐患、防止疾病传播、保证人类健康的保障。首先，要在《血液透析器复用操作规范》、《血液净化标准操作规程》和《医疗机构血液透析室管理规范》这三个专业文件统一规定的基础上，针对不同城市不同级别的医疗机构，根据不同的经济和技术状况做出相关的具体规定，使其既符合经济发展和技术标准又能满足人民群众的健康需求。而不是过多的在硬件设施上做文章，应在内涵质量上把好关，避免许多县、区、乡镇等医院在达不到相应标准的情况下而开展这项技术，导致血液透析感染事件不断发生。

2. 完善技术标准和规范。我国血液透析方面的法规在国家卫生部的不断重视下逐步完善，目前已出台的有《血液透析室管理规范》、《血液透析器复用操作规范》和《血液净化标准操作规程》。但尚无血液透析相关感染预防控制指南，对患者免疫低下与结核筛查也未做具体要求，使得更加有针对性地预防控制感染带来难度。

3. 建立机构准入制度。对不同级别医院能否开展此项业务，是否具备血液透析条件等未做硬性规定，对开展血液透析的医疗机构未进行技术准入。导致无论医院大小、技术、环境、设备等软硬件条件是否符合要求均一哄而上，造成如今血液透析感染事件频发的现状。

4. 建立技术人员资质认证制度。血液透析是一项技术性很强的医疗工作，从事血液透析技术的医护人员除具备较高的医学教育背景以外，还必须经过专门技术的培训考核，熟悉并掌握国家卫生部出台的一系列技术标准和规范，经过相关医疗卫生行政部门或指定部门的考核获得资质认证。目前还没有开展认证工作，导致医护人员技术水平参差不齐，医疗问题不断。

5. 几点建议。希望相关部门组织专家在现有基础上针对县、区等级别医院完善技术管理规范，使其内涵更加丰富、覆盖面更广；制定我国的血液透析感染预防控制指南；对患者免疫与结核筛查进行明确的规范；对开展血液透析的医疗机构进行准入；对从事血液透析工作的医护人员进行资质认证。为血液透析感染的预防控制提供更全面、安全、详实的证据和条例法规，为医疗机构开展相关业务和临床医务人员采取预防控制措施提供科学依据。

（李武平　孙惠英）

参考文献

[1] 李武平. 临床医院感染管理与控制. 西安：第四军医大学出版社，2008

[2] 李武平，郭明华，刘冰. 医院感染管理手册. 西安：第四军医大学出版社，2008

[3] 林惠凤. 实用血液净化护理. 上海：上海科学技术出版社，2005

[4] 李宓. 血液透析并发症. 西安：第四军医大学出版社，2007

[5] 李清杰，刘运喜. 医院感染防控指南. 北京：人民军医出版社，2010

[6] 孙世澜，姚国乾. 血液净化理论与实践. 北京：人民军医出版社，2008

[7] 钱晓惠，邵红瑛. 血液透析患者医院感染危险因素分析与对策. 中华医院感染学杂志，2010，20（24）：3910-3911

[8] 汤善芳，孙玉荣，苑莲美. 血液透析患者医院感染的危险因素与预防. 中华医院感染学杂志，2009，19（15）：1950-1952

[9] Olsen SK，Brown RS Jr. Hepatitis B treatment：lessons for the nephrologist. Kidney Int，2006，70（11）：1897-1904

[10] Wong PN，Fung TT，Mak SK，et al. Hepatitis B virus infection in dialysis patients.［J］. Gastroenterol Hepatol，2005，20（11）：1641-1651

[11] Fabrizi F，Messa P，Martin P. Hepatitis B virus infection and the dialysis patient. Semin Dial，2008，21（5）：440-446

[12] Kalantar-Zadeh K, Kilpatrick RD, McAllister CJ, et al. Hepatitis C virus and death risk in hemodialysis patients. [J]. Am Soc Nephrol, 2007, 18 (5): 1584-1593

[13] Schneeberger PM, Keur I, Van Loon AM, et al. The prevalence and incidence of hepatitis C virus infections among dialysis patients in the Netherlands: a nationwide prospective study. [J]. Infect Dis, 2000, 182 (5): 1291-1299

[14] Hosseini-Moghaddam SM, Keyvani H, Kasiri H, et al. Distribution of hepatitis C virus genotypes among hemodialysis patients in Tehran-a multicenter study. [J]. Med Virol, 2006, 78 (5): 569-573

[15] Alfurayh O, Sabeel A, Al Ahdal MN, et al. Hand contamination with Hepatitis C virus in staff looking after Hepatitis C-positive hemodialysis patients. Am J Nephrol, 2000, 20 (2): 103-106

[16] 黎婉斌，李惠媚，蔡银科. 血液透析用水和透析液微生物污染原因调查. 中华医院感染学杂志，2010，27 (4)：496-497

[17] Wreghitt TG. Blood-borne virus infections in dialysis units-a review. Rev Med Virol, 1999, 9 (2): 101-109

[18] Terri Rebmann, Sue A, Bames, et al. Preventing infections in hemodialysis: an executive summary of the APIC elimination guide. American Journal of Infection Control, 2011, 39 (1): 72-75

[19] Rais-Jalali G, Khajehdehi P. Anti-HCV seropositivity among haemodialysis patients of Iranian origin. Nephrol Dial Transplant, 1999, 14 (8): 2055-2056

[20] 曹娅莉，王世相，郭萍，等. 维持性血液透析患者丙型肝炎病毒感染的预防和预后观察. 中国血液净化，2006，5 (8)：430-432

[21] 冯灿. 维持性血液透析患者中乙型肝炎病毒感染的研究进展. 临床肾脏病杂志，2010，10 (1)：40-42

[22] Chatzinikolaou I, Finkel K, Hanna H, et al. Antibiotic-coated hemodialysis catheters for the prevention of vascular catheter-related infections: a prospective, randomized study. The American Journal of Medicine, 2003, 115 (10): 352-357

[23] Holmstrom I, Roing M. The relation between patient-centeredness and patient empowerment: A discussion on concepts. Patient Education and Counseling, 2010, 79 (2): 167-172

[24] Pastan S, Soucie JM, McClellan WM. Vascular access and increased risk of death among hemodialysis patients. Kidney Int, 2002, 62 (2): 620-626

[25] Zhiyong Hong, Jun Wu, Clem Tisdell, et al. Cost-benefit analysis of preventing nosocomial bloodstream infections among hemodialysis patients in Canada in 2004. Value in health, 2010, 13 (1): 42-45

第七章

输血感染及相关法律法规

血液采集过程中如何保障血液安全？

为什么献血应到合法医疗机构？

血液非法买卖应承担哪些法律责任？

在保障安全用血中，医疗机构应注意些什么？

无过错输血医疗机构是否承担侵权赔偿责任？

疑似输液、输血、注射等引起不良后果时，如何保护现场？

为什么在采用血前应被告知可能存在的风险？

第一节 概 述

输血是将血液或血液的组成部分输注给病人，以达到补充患者血容量，补充机体缺少的血液成分，改善患者血液循环，保证机体各组织器官血液供应，缓解患者症状，已成为临床上治疗抢救病人常用的医疗措施，在许多情况下已成为必不可少、不可替代的救治病人的措施，尤其对那些急性大失血、贫血、血小板减少及凝血因子缺乏的病人。随着输血重要性的显现，安全输血，合理用血越来越受到人们的重视。

然而输血在治疗病人同时也让病人承受着输血治疗的风险，比如发生输血反应，因输血感染上传染病，发生输血并发症等。目前发现经血传播病原体多达 60 种，包括病毒、细菌，螺旋体，寄生虫等，仍有许多未知病原体可以通过输血传染给受血者。现在血站只对献血者血液进行了乙肝表面抗原（HBsAg），艾滋病抗体（HIVAb），丙肝抗体（HCVAb），梅毒螺旋体抗体的检查和谷丙转氨酶的检测。献血者感染窗口期的存在，一直困扰着医务工作者，处于病毒窗口期的时候献血，体内病毒已经存在（病毒浓度低，抗病毒的抗体还未出现），血液具有传染性，但常规血液病原体检测方法检测不出，病人输了这样的血会导致相关病原体感染。虽然核酸检测技术的应用大大缩短了窗口期，但窗口期献血者对输血安全的危害一直存在。世界卫生组织的血液策略包括以下四方面内容，建立国家协调采供血机构及质量控制体系，从低危人群中采血，严格筛检血液，合理使用血液。《医疗机构临床用血管理办法》中规定，医院在应急条件下可以采集血液，但必须有检测 HBsAg，HIV 抗体，HCV 抗体的技术能力。那么从医院层面应对输血感染的风险就应该考虑到检测与使用两个方面。在临床输血方面，因为存在着血液保存、运送、血型鉴定与交叉配血工作，合格的血液输错了人，同样也会出现输血严重伤害，但不在本书中讨论。血液细菌污染的问题由来已久，因为血小板成分是在 22℃保存，细菌检测在发达国家已经开展，但由于成本高，操作复杂，在我国血站系统一直未开展。全血、红细胞血液成分在 4℃保存，所以相关规范要求运输、贮存都要在冷链中进行，以确保血液即使被细菌污染，也不至引起严重的输血反应。故采集全血不需要细菌检测。大部分的血液检测工作在血站完成，相关的法律法规也较多，基本已成体系，下面都将会提及。面对输血存在的风险，如何从总体上提高血液的安全性，以最大限度地减少患者承担不必要的输血风险已显得非常重要。

血站的责任之一就是确保其供应给临床使用的血液及血液产品的质量，使血液和血液产品必须达到应有的效力，不会对受血者产生危害；使所有的产品必须既安全又能够达到疗效，质量始终保持如一。建立、发展质量体系和质量管理，使所有血站和血液机构都应计划和执行有效的质量管理体系，且覆盖从献血者到受血者各个方面的活动，才能够反映出血液机构的结构、需要和职能，满足所服务的医院和患者的需求。

当前输血安全愈来愈多地引起人们的关注，在日趋复杂的卫生医疗和输血工作实践中，由于献血者、受血者和其家属往往不熟悉医学知识，致使不能充分了解、理解医务工作人员的思维逻辑及业务行为，同时医务人员因经验不足、处置不当或责任心不强的行为给服务对象（主要包括献血者、受血者）造成感染等不良后果的现象也不同程度地存在，致使医疗纠纷和诉讼时有发生。从事输血和医院感染控制人员必须掌握与输血相关的法律知识，严格依法办事，才能最大限度地避免医疗纠纷与诉讼问题，缓和医患双方的矛盾。

第二节　输血相关感染的法律法规

与输血相关的法律有《中华人民共和国献血法》、《医疗机构临床用血管理办法（卫生部令第85号）》，《血站管理办法》（卫生部令第2号），《临床输血技术规范》（卫生部2000年颁发），《血站基本标准》、《血站技术操作规程》、《血站质量管理规范》、《血站实验室质量管理规范》、《献血者健康检查要求》，《医疗机构管理条例》、《医疗事故处理条例》、《中华人民共和国执业医师法》，《中华人民共和国传染病防治法》、《艾滋病防治条例》、《中华人民共和国刑法》，以上法律的颁发和实施规范了涉及血液安全相关采供血机构、医疗机构、从业人员及献血者的行为规则，明确提出要开展科学合理用血，在保证输血安全，保障献血者、受血者身心健康和卫生医疗机构、采供血机构的正常运行等方面成效显著，大大提高了临床输血治疗水平。《中华人民共和国献血法》是卫生法律，《医疗机构临床用血管理办法》（卫生部令第85号）是卫生行政法规，在《献血法》指导下，《临床输血技术规范》（卫生部2000年颁发）也是卫生行政法规，这三个法律法规中，所述内容基本涵盖了医院输血感染相关管理内容的90%以上。

一、各种输血相关立法目的和意义

主要表现在以下三个方面：

1. 加强采供血机构的规范管理，保证医疗临床用血需要和安全。血液具有重要的生理意义，医疗临床用血在临床治疗，在战备中都起着重要作用。现阶段人造血液仍在研究之中，血浆代用品已用于临床，但是红细胞与血小板代用品离到临床使用还有很远的距离。因此，医疗临床用血只能靠公民献血来解决。《血站管理办法》（卫生部令第2号），《血站基本标准》、《血站技术操作规程》、《血站质量管理规范》、《血站实验室质量管理规范》、《献血者健康检查要求》明确了血站的资质、建设标准及相关技术操作，在献血者招募、血液采集、检验、储存、隔离放行等全流程做到全面管理，保证临床用血安全。据统计，2012年我国采血量4247吨，年供血约1600万人次。经血传播性疾病自1998年以来迅速下降，与发达国家持平，降到极低水平。

2. 保障献血者和用血者的身体健康。输血是现代医疗的重要手段，是人类认识自己、征服伤病的伟大发现，它在临床医学领域中有着拯救生命、治疗疾病的重要作用。血液来源于献血者，只有保障献血者的安全才能保护献血者的爱心与热情。血站管理相关法规规定血液的采集周期，采血服务及使用一次性采集物品等，有力地保障了献血者的人身安全。在受血者安全方面，《医疗机构临床用血管理办法》（卫生部令第85号）、《临床输血技术规范》（卫生部2000年颁发）中指出，在血液的运输、储存过程中，必须保证血袋的完整性，必须确保质量，避免污染，防止经血液传播疾病。

3. 树立良好的社会风尚，建立医患互信。实行无偿献血，不仅能保障医疗临床用血的需要，保证输血安全，达到治病救人的目的，它还是一种“我为人人，人人为我”的社会共济行为，是一种无私的奉献，是人道主义精神的重要体现。献血事业的发展程度，是社会文明程度的标志之一。医生在使用血液制品时应当告之受血者血液是无偿献血者捐献的，一人有病，大家献血，教育家属积极参与无偿献血，让更多的人投身无偿献血事业。

为保障输血安全，我国对血液的采集、检验、监控、储存和运输都有着严格的规定，但是，根据现在的检测手段，漏检现象很难避免，一些经血液途径传播的疾病时有发生。我国的无偿献血制度还需要逐步完善，《献血法》颁布至今，许多条款已显观念落后，如献血周期，半年以上，让民众觉得失血有损健康；有些则有误导或规范不清，如给献血者发放营养补助，鼓励亲友互助献血等。调查显示，正常男性的血细胞和血浆的比例为 40%～50%，但个体卖血者的不足 35%，血液质量有明显差异。因此，只有依法实行公民无偿献血制度，禁止血液买卖，才是杜绝经血液途径传播疾病的隐患，保证医疗临床用血安全的根本途径。

临床用血以每年 20%的速度递增，远超过血液采集的上升量。由于传统观念的影响，我国开展无偿献血虽经努力，但远远满足不了实际需要，医保制度的推进，使广大城乡居民有条件看病，使得血液资源更加紧缺，并滋生了有偿供血或卖血。此类献血者是为了金钱而献血，会隐瞒身体不健康的情况，感染风险高。血源不足，可直接造成创伤、手术失血患者得不到及时救治，导致医疗安全问题。所以，进一步宣传无偿献血制度，促进无偿献血事业的发展，保证医疗临床用血的需要和安全，是我国血液事业的当务之急。无偿献血关系到全体公民，涉及面广，作好无偿献血工作不仅是各级卫生行政部门的职责，还需要在各级政府统一规划、组织协调，加强教育、宣传工作，要求各级红十字会等部门和组织的参与，因此，它是一项政策性很强的群众性工作，单靠卫生行政部门是不能完成的。

二、输血相关法律法规明确的法律责任

1. 国家实行无偿献血制度，提倡 18 周岁至 55 周岁的健康公民献血。

无偿献血是指公民向血站自愿、无报酬地提供自身血液的行为。国家通过立法确立无偿献血制度，推动我国无偿献血工作的开展，是十分必要的。关于无偿献血的主体，世界各国规定不一致。我国各省、市的规定也有一些差别。根据我国公民的身体素质和满足用血的需要等因素，提倡 18 周岁至 55 周岁的健康公民献血。

2. 明确地方各级人民政府领导本行政区域内的献血工作，统一规划并负责组织、协调有关部门共同做好献血工作。县级以上各级人民政府卫生行政部门监督管理献血工作。各级红十字会依法参与、推动献血工作。各级人民政府采取措施广泛宣传献血的意义，普及献血的科学知识，开展预防和控制经血液途径传播疾病的教育。新闻媒介应当开展献血的社会公益性宣传。

3. 血站是采集、提供临床用血的机构，是不以营利为目的的公益性组织。明确了血站的业务范围和机构性质。血站应当为献血者提供各种安全、卫生、便利的条件。

4. 血站对献血者必须免费进行必要的健康检查，身体状况不符合献血条件的，血站应向其说明情况，不得采集血液。血站采集血液必须严格遵守有关操作规程和制度，采血必须由具有采血资格的医务人员进行。一次性采血器材用后必须销毁，确保献血者身体健康。

5. 无偿献血的血液必须用于临床，不得买卖。血站及医疗机构不得将无偿献血的血液出售给单采血浆站或者血液制品生产单位。

6. 临床用血的包装、储存、运输，必须符合国家规定的卫生标准和要求。

7. 医疗机构对临床用血必须进行核查，不得将不符合国家规定的血液用于临床，并遵循临床用血技术规范。

8. 已履行无偿献血义务公民本人临床需要用血时，不需支付血液采集、储存、分离、检验等费用，凭本人的“无偿献血证”在医疗机构用血，免交费用程序由地方规定。如无偿献血者因病在其他省用血，临床用血的费用先垫付然后向献血所在地献血办公室结算。无偿献血者的配偶和直系亲属临床需要用血时，可以按照省、自治区、直辖市的规定免交或减交前款规定的费用。

9. 为保障公民临床急救用血的需要，国家提倡并指导择期手术的患者自身储血，动员家庭、亲友、所在单位以及社会互助献血。

10. 为保证应急用血，医疗机构可以临时采集血液，但应确保采血用血安全。

11. 医疗机构临床用血应当制定用血计划。遵循合理科学的原则，不得浪费和滥用血液。

12. 有下列行为之一的，由县级以上地方人民政府卫生行政部门，予以取缔，没收违法所得。可以并处十万元以下的罚款；构成犯罪的，依法追究刑事责任：①非法采集血液的；②血站、医疗机构出售无偿献血的血液的；③非法组织他人出卖血液的。

13. 血站违反有关操作规程和制度采集血液，由县级以上地方人民政府卫生行政部门责令改正；给献血者健康造成损害的，应当依法赔偿，对直接负责的主管人员和其他直接责任人员，依法给予行政处分；构成犯罪的，依法追究刑事责任。

14. 临床用血的包装、储存、运输，不符合国家规定的卫生标准和要求的，由县级以上地方人民政府卫生行政部门责令改正，给予警告，可以并处

1 万元以下的罚款。

15. 血站违反本法的规定，向医疗机构提供不符合国家规定标准的血液的，由县级以上人民政府卫生行政部门责令改正；情节严重，造成经血液途径传播的疾病传播或者有传播严重危险的，限期整顿，对直接负责的主管人员和其他直接责任人员，依法给予行政处分；构成犯罪的，依法追究刑事责任。

16. 医疗机构的医务人员违反本法规定，将不符合国家规定标准的血液用于患者的，由县级以上地方人民政府卫生行政部门责令改正；给患者健康造成损害的，应当依法赔偿，对直接负责的主管人员和其他直接责任人员，依法给予行政处分；构成犯罪的，依法追究刑事责任。

第三节　案 例 分 析

案例 1：2009 年某医院非法采血致 64 人感染丙肝事件

2008 年 9 月，某县人民医院接到曾在医院住院的一名患者反映，右上腹不适，容易疲乏，饮食下降。做肝功能化验检查，结果为丙型肝炎抗体呈阳性，疑为丙肝病毒感染。据患者自述，2001 年 3 月 1 日曾在医院手术，术后曾输用 300 毫升血。患者反映的这一情况，引起了某县人民医院的高度重视，立即对患者病历进行了调查，调阅患者当年的医疗档案，并经多方查实，确认患者输了供血者李某的血。李某从 1998 年 10 月 16 日到 2002 年 6 月 13 日期间曾在某县人民医院供血，其受血者多达几十人。经多方查找，医院人员及时到某地找到李某，并带其到当地医院做了化验检查，结果为丙型肝炎抗体呈阳性。

某县人民医院随即采集了李某 65 名受血者的血样进行检测。经检查，排除 2 人，确认 63 人为丙型肝炎感染者，其中 42 例是现症丙型肝炎感染者，需要抗病毒治疗，21 例是丙型肝炎感染者，需定期随访。再加上之前已确认的感染者，共 64 人。

以上案例提出了以下问题：

1. 医疗机构是否具备采供血职能？
2. 血液采集过程中如何保障血液安全？
3. 血站采血在防止输血相关感染中的责任？法律规定是什么？

4. 违反规定法律责任是什么？

1. 医疗机构是否具备采供血职能？

1998 年 10 月 1 日起实行的《献血法》第八条规定 血站是采集、提供临床用血的机构，是不以营利为目的的公益性组织。设立血站向公民采集血液，必须经国务院卫生行政部门或者省、自治区、直辖市人民政府卫生行政部门批准。血站应当为献血者提供各种安全、卫生、便利的条件。血站的设立条件和管理办法由国务院卫生行政部门制定。即说明只有血站才是合法的血液采集与供应的卫生机构。2012 年颁布的《医疗机构临床用血管理办法（卫生部令第 85 号）》中第二十七条规定：省、自治区、直辖市人民政府卫生行政部门应当加强边远地区医疗机构临床用血保障工作，科学规划和建设中心血库与储血点。

医疗机构应当制订应急用血工作预案。为保证应急用血，医疗机构可以临时采集血液，但必须同时符合以下条件：

（1）危及患者生命，急需输血。

（2）所在地血站无法及时提供血液，且无法及时从其他医疗机构调剂血液，而其他医疗措施不能替代输血治疗。

（3）具备开展交叉配血及乙型肝炎病毒表面抗原、丙型肝炎病毒抗体、艾滋病病毒抗体和梅毒螺旋体抗体的检测能力。

（4）遵守采供血相关操作规程和技术标准。

医疗机构应当在临时采集血液后 10 日内将情况报告县级以上人民政府卫生行政部门。

原《医疗机构临床用血管理办法（试用）》于 1999 年实施，在 19 条中也明确地规定医疗机构应急用血的条件。

第十九条　医疗机构因应急用血需要临时采集血液的，必须符合以下情况：

（1）边远地区的医疗机构和所在地无血站（或中心血库）。

（2）危及病人生命，急需输血，而其他医疗措施所不能替代。

（3）具备交叉配血及快速诊断方法检验乙型肝炎病毒表面抗原、丙型肝炎病毒抗体、艾滋病病毒抗体的条件。

医疗机构应当在临时采集血液后十日内将情况报告当地县级以上人民政府卫生行政主管部门。

2. 血液采集过程中如何保障血液安全？

《献血法》第九条和第十条明确规定采集血液必须严格遵守有关操作规

程和制度，一方面是保证献血者健康安全，对人民负责的需要；另一方面，也是为今后一旦出现纠纷提供可参照的依据。采血必须由具有采血资格的医务人员进行。所谓资格是指进行采血的人员必须是经过专业技术培训的，有相关学历文凭和经过资格认定的医务工作者。法规规定一次性采血器材用后必须销毁。这样规定包括两个层次的含义。第一，采血必须使用一次性采血器材，不得使用可重复使用的采血器材；第二，一次性采血器材一次使用后必须销毁，不得再次使用。

《献血法》第十条规定，血站应当根据国务院卫生行政部门制定的标准，保证血液质量。血站对采集的血液必须进行检测；未经检测或者检测不合格的血液，不得向医疗机构提供。根据这一规定，血站对采集的血液必须进行检测，一般说来，献血者献出的血液要经过 ALT（丙氨酸氨基转移酶）、乙肝、丙肝、艾滋、血红蛋白、梅毒等项目的检测，合格后血站才能向医疗机构提供，未经检测或检测不合格的血液不得供应给医疗机构临床使用。《血站管理办法》规定血站发出的血液必须标有供血者的姓名、血型、品种、采血日期、有效期、采供血机构的名称及其许可证号，以确保用血安全。另外，血站还应做好血液的调剂，使血液能及时周转，以确保新鲜、安全的血液能够提供给临床使用。对于血站违反献血法的规定，向医疗机构提供不符合国家规定标准的血液的，要视情节和危害后果承担相应的行政责任和刑事责任。

《血站管理办法》对临床用血的包装、储存作了明确规定：“采供血机构采集血液必须使用有生产单位名称和批准文号的采血器材，发出的血液必须标有供血者姓名、血型、品种、采血日期、有效期、采供血机构的名称及其许可证号”。新鲜冰冻血浆贮存温度-20℃以下，冰冻红细胞贮存温度-80℃以下，血小板贮存温度20℃~24℃以下，冷沉淀贮存温度-20℃以下。

3. 血站采血在防止输血相关感染中应承担的法律责任是什么，法规如何规定？

《献血法》第八条规定血站是采集、提供临床用血的机构，是不以营利为目的的公益性组织。明确了血站的业务范围和机构性质。血站应当为献血者提供各种安全、卫生、便利的条件，内外环境整洁、安静、安全、绿化和美观；以及工作场所应符合卫生学要求，周围无污染源、污水、污物及废气排放与处理，符合《中华人民共和国环境保护法》的相关规定。

法规从正反两方面对血站在采集血液时应遵循的原则作了规定。首先，采集的对象即献血者要符合国务院卫生行政门规定的身体健康条件，血站在采集血液之前，必须按规定对献血者进行必要的健康检查，并不得收取任何费用。采用询问的方法，了解献血者的年龄、体重，过去患过何种疾病，上次献血到现在有多长时间等，了解是否适合献血条件即可。对不符合献血条件的，比如献血者未达到规定的年龄或体重等，或者过去曾患过某传染性疾病，血站应当向献血者作耐心的说服工作而劝其不要参加献血，但对其献血热情应当予以肯定。其次，法规对血站每次采集血液在数量上也作了规定，即每次一般为200毫升，最多不超过400毫升，两次采集血液间隔期不得少于6个月。血站如果违反规定，超量、频繁采集血液便构成了违法。

4. 违反相关规定，应承担的法律责任是什么？

《刑法》中第三百三十三条非法组织他人出卖血液的，处五年以下有期徒刑，并处罚金；以暴力、威胁方法强迫他人出卖血液的，处五年以上十年以下有期徒刑，并处罚金。有前款行为，对他人造成伤害的，依照本法第二百三十四条的规定定罪处罚。

第三百三十四条，非法采集、供应血液或者制作、供应血液制品，不符合国家规定的标准，足以危害人体健康的，处五年以下有期徒刑或者拘役，并处罚金；对人体健康造成严重危害的，处五年以上十年以下有期徒刑，并处罚金；造成特别严重后果的，处十年以上有期徒刑或者无期徒刑，并处罚金或者没收财产。

经国家主管部门批准采集、供应血液或者制作、供应血液制品的部门，不依照规定进行检测或者违背其他操作规定，造成危害他人身体健康后果的，对单位判处罚金，并对其直接负责的主管人员和其他直接责任人员，处五年以下有期徒刑或者拘役。

《献血法》中第二十二条，医疗机构的医务人员违反本法规定，将不符合国家规定标准的血液用于患者的，由县级以上地方人民政府卫生行政部门责令改正；给患者健康造成损害的，应当依法赔偿，对直接负责的主管人员和其他直接责任人员，依法给予行政处分；构成犯罪的，依法追究刑事责任。第二十三条 卫生行政部门及其工作人员在献血、用血的监督管理工作中，玩忽职守，造成严重后果，构成犯罪的，依法追究刑事责任；尚不构成犯罪的，依法给予行政处分。

案例一分析：

该案例是一起违法违规采血行为造成的重大医疗事故。献血法从1998年10月1日起施行，规定了只有血站才能进行合法的血液采集，《医疗机构临床用血管理办法》中也规定了医疗机构只有在符合条件且能进行血源性传染病检查合格的情况下才能应急采集血液。某县人民医院无视国家法律，无视人民生命安全，才造成了这一重大医疗事故。随后以涉嫌非法采集供应血液罪刑事拘留了医院原院长。此事件引起了人们的反思，政府主管部门应强化卫生监管、加强医疗投入、配备充足的医疗人员，避免类似的事件的发生，保证人民群众生命安全及健康。

案例2：某医院80多名患者因输血感染艾滋病

2009年9月，××市某38岁男子被查出艾滋病。该男子于12年前曾有过一次车祸受伤，被送往就近的××医院输血救治。

经调查，20世纪90年代，该院使用的血液一部分由当地市血站供应，质量有保证；另外一部分血源则由该院自行向卖血者采集，有几名农民常年向该医院供血。这几名农民中有四五人曾在河南卖血，染上艾滋病回家后，继续向该医院供血。该院医生在不知情的情况下，将这些携带有艾滋病毒的血液输入到前往该院接受手术的患者体内。其中1996年到1997年在他们医院做手术时接受过输血的患者中，80余人感染了艾滋病，还有人将艾滋病传给了妻子或孩子，总人数近百人，其中含上述该男子。

以上案例提出如下问题：

1. 为什么献血应到合法医疗机构？血液非法买卖应承担哪些法律责任？
2. 医疗机构如何保障用血安全？检查血液还是核查血液？
3. 医疗机构血液使用中的责任？
4. 为什么日常工作中医务工作人员应将采血或用血的意义和风险如实告知献血者和用血者？

1. 为什么献血应到合法医疗机构？血液非法买卖应承担哪些法律责任？

在市场经济大潮的冲击下，输血工作的管理也出现了一些混乱现象，未经国务院卫生行政部门或者省、自治区、直辖市人民政府卫生行政部门批准，擅自设立血站进行非法采集血液。这些非法设立的“地下血站”在采集血液时，根本不遵守国家规定的有关操作规程和制度，允许献血员重复登记，频繁抽血，甚至不体检、不化验，致使血液质量极为低劣，输血后引起肝炎或者其他疾病者时有发生，对人体健康威胁很大，以上非法采血案例就是由于没有合格的医疗条件而造成献血者感染疾病的悲剧。

所以，对这类未经批准，擅自设立“地下血站”进行非法采集、供应血液的，必须要严厉打击和惩处。《中华人民共和国刑法》对非法采集、供应血液的行为规定了明确的刑事责任，第334条第一款指出：“非法采集、供应血液或者制作、供应血液制品，不符合国家规定的标准，足以危害人体健康的，处5年以下有期徒刑或者拘役，并处罚金；对人体健康造成严重危害的，处5年以上10年以下有期徒刑，并处罚金，造成特别严重后果的，处10年以上有期徒刑或者无期徒刑，并处罚金或者没收财产”。献血法第十八条规定，非法采集血液的、非法组织他人出卖血液的由县级以上地方人民政府卫生行政部门予以取缔，没收非法所得，可以并处十万以下的罚款；构成犯罪的，依法追究刑事责任。新中国成立以来，我国血液事业有了很大发展，卫生行政部门已拥有了一支采供血管理机构和队伍，批准设置347个血站，负责血液的采集、储存、分离和运输工作。1990年以来，卫生部相继颁发了《关于加强输血工作管理的若干规定》、《采供血机构和血液管理办法》、《血站基本标准》等一系列部门规章和标准，以规范血液管理工作。各级政府注意加强对输血工作的领导，实行了对输血工作的“三统一”，即统一规划采供血机构、统一管理血源、统一采供血，基本保证了临床用血和战备用血。

2. 医疗机构如何保障用血安全？检查血液还是核查血液？

建立医疗机构临床用血核查制度是确保用血者身体健康，预防和控制经血液途径传播疾病的重要环节。

经治医师填写《临床输血申请单》，主治医师申请签字，连同受血者血样于预定输血日期前送交输血科备血；决定输血前，经治医师应向患者或其家属说明输血不良反应和经血传播疾病的可能性，征得患者或家属的同意，并在《输血治疗同意书》上签字，入病历；无家属签字、无自主意识患者的紧急输血，应报医院职能部门或主管领导同意、备案，并记入病历。血液质量的检测是由血站来完成，医疗机构对血站提供的血液不再进行检测，但必须进行核查。《医疗机构临床用血管理办法》第十六条中规定了核查的主要内容应包括：①确认病人的资料，包括病人姓名、住院号、病房病床号等，可通过询问病人或病人亲属的方式进行确认。确认病人的资料还包括核对病历、核对血型配型标签以及定血单，以确认血液（血液成分）的血型和病人是否相符；②核查血液（血液成分）外包装上国家规定的内容，核对血液的有效期限；③核对后应在病人病历中记录输血日期、输血时间、输注的血液

(血液成分的单位数、输注的血液（血液成分）编号，以备查对；输血科要认真做好血液入库、核对、领发的登记，有关资料需保存10年；取血与发血的双方必须共同查对患者姓名等情况和血液有效期及配血试验结果，以及保存血的外观等，准确无误时，双方共同签字后方可发出；血液发出后，受血者和供血者的血样保存于2~6℃冰箱，至少7天，以便对输血不良反应追查原因。④在病人病历上签字。

《传染病防治法》第二十三条，采供血机构、生物制品生产单位必须严格执行国家有关规定，保证血液、血液制品的质量。禁止非法采集血液或者组织他人出卖血液。

《艾滋病防治条例》第三十五条，血站、单采血浆站应当对采集的人体血液、血浆进行艾滋病检测；不得向医疗机构和血液制品生产单位供应未经艾滋病检测或者艾滋病检测阳性的人体血液、血浆。血液制品生产单位应当在原料血浆投料生产前对每一份血浆进行艾滋病检测；未经艾滋病检测或者艾滋病检测阳性的血浆，不得作为原料血浆投料生产。医疗机构应当对因应急用血而临时采集的血液进行艾滋病检测，对临床用血艾滋病检测结果进行核查；对未经艾滋病检测、核查或者艾滋病检测阳性的血液，不得采集或者使用。医疗机构的医务人员违反本法规，将不符合国家规定标准的血液用于患者的，给患者健康造成损害的，应当依法承担相应法律责任，对直接负责的主管人员和其他直接责任人员，依法给予行政处分；构成犯罪的，依法追究刑事责任。

3. 医疗机构血液使用中的责任?

《医疗机构临床用血管理办法》中第十二条，医疗机构应当加强临床用血管理，建立并完善管理制度和工作规范，并保证落实。

第十三条，医疗机构应当使用卫生行政部门指定血站提供的血液。

医疗机构科研用血由所在地省级卫生行政部门负责核准。

医疗机构应当配合血站建立血液库存动态预警机制，保障临床用血需求和正常医疗秩序。

第十四条，医疗机构应当科学制订临床用血计划，建立临床合理用血的评价制度，提高临床合理用血水平。

第十五条，医疗机构应当对血液预订、接收、入库、储存、出库及库存预警等进行管理，保证血液储存、运送符合国家有关标准和要求。

第十八条，医疗机构的储血设施应当保证运行有效，全血、红细胞的储藏温度应当控制在2~6℃，血小板的储藏温度应当控制在20~24℃。储血保管人员应当做好血液储藏温度的24小时监测记录。储血环境应当符合卫生标准和要求。

第十九条，医务人员应当认真执行临床输血技术规范，严格掌握临床输血适应证，根据患者病情和实验室检测指标，对输血指证进行综合评估，制订输血治疗方案。

4. 为什么日常工作中医务工作人员应将采血或用血的意义和风险如实告知献血者和用血者?

《医疗机构临床用血管理办法》第二十一条规定，在输血治疗前，医师应当向患者或者其近亲属说明输血目的、方式和风险，并签署临床输血治疗知情同意书。

因抢救生命垂危的患者需要紧急输血，且不能取得患者或者其近亲属意见的，经医疗机构负责人或者授权的负责人批准后，可以立即实施输血治疗。在我们日常工作中医务工作人员应将采血或用血的意义及风险如实告知献血者和用血者，确保其在完全知情的情况下行使自己的决定权，是双方法律义务的一种具体表现形式，在实践上，告知制度原则是指医务人员（泛指采供血机构中从事无偿献血工作的专业技术人员和医院内与输血有关的医生及护士）有责任、有义务将献血无报酬、献血知识及应当注意的问题，将献血过程中可能发生献血反应等概率极小的风险告诉献血者，使其在心理上对即将进行的活动有充分的准备。特殊血液成分的采集，如血小板单采时，应将《操作规程》及《献血和输血的道德准则》中的诸原则告诉献血者，并向献血者讲明操作的性质和潜在的危险性，最终签署献血者同意书。献血同意原则是指献血者了解献血各种情况后决定献血，并审视对其健康方面的要求，仔细阅读献血者健康征询表后，自我确定是否合乎献血条件，亲自填写征询表相关内容并签名承诺同意，即以书面形式做出明确的、真实的意思表示。用血同意原则是指所有的输血服务都应以书面形式获得承诺，并对病人或家属的选择及意见进行清楚地描述，医务人员应解释输血的相对风险。让其了解输血虽然是抢救急危重症患者生命或治疗疾病的重要措施之一，但由于科技水平限制，输血有可能发生输血反应或输血传染性疾病（如窗口期现象等）。如病人或家属同意输血，要签署输血治疗同意书。献血或用血同意书的签署表明了对献血者或受血者的人格权、自我决定权的尊重，医务人员不能代签。

案例二分析：

该案例是供血者到非法采血机构供血并感染疾病，并由此传播给他人而造成的重大医疗事件。疾控部门调查显示上述案例已发生的艾滋病疫情，主要是1995年前后，部分贫困农民到邻省进行有偿供血感染，这部分供血浆者回到当地医疗机构提供血液，造成部分患者因受血而感染。与此相关发生的艾滋病感染病例，均在《献血法》出台前发生。《献血法》出台后，未再出现因受血而感染的病例。当前，我国涉及输血传播艾滋病的法律，如《传染病防治法》、《艾滋病防治条例》等均从不同角度全方位进行了规范。

案例3　某医院依法行医，在医院感染纠纷中维权

2007年9月11日至9月19日，原告因功能失调性子宫出血在被告某医院住院治疗，住院期间原告先后两次接受了输血，血液由该医院提供。2011年5月，原告再次因功能失调性子宫出血在其它医院治疗，住院期间原告被诊断为丙型肝炎。原告在接受输血之前并未患有丙型肝炎，怀疑所患丙型肝炎与接受医院输入血液有关，故提起诉讼并要求赔偿。

经法院审理查明某医院在为原告治疗过程中，医院根据原告病情制定医疗方案予以治疗，为原告输血符合医疗常规，改善了原告的身体状况，证明其不存在故意或过失致害原告的过错行为。血源来自国家认可的合法采、供血机构。丙型肝炎的感染途径有多种，输血并非是唯一途径，故原告现患有丙型肝炎的后果非被告过错造成，医院无需为此承担侵权责任。

本案例提出如下问题：

1. 疑似输液、输血、注射等引起不良后果的现场封存应注意什么？
2. 无过错输血医疗机构是否承担侵权赔偿责任？

1. 疑似输液、输血、注射等引起不良后果的现场封存应注意什么？

根据《医疗事故处理条例》第17条规定“疑似输液、输血、注射、药物等引起不良后果的，医患双方应当共同对现场实物进行封存和启封，封存的现场实物由医疗机构保管；需要检验的，应当由双方共同指定的、依法具有检验资格的检验机构进行检验；双方无法共同指定时，由卫生行政部门指定。疑似输血引起不良后果，需要对血液进行封存保留的，医疗机构应当通知提供该血液的采供血机构派员到场”。

医院对于疑似输液、输血等引起不良后果的情况，应当及时采取封存措施，以避免证据灭失给查明事实真相带来困难，当事人及时封存后，还可以共同找有检验资格的检验机构进行检验，这种封存和检验，能够及时对是否属输血等引起不良后果做出判断，减少双方当事人的诉讼风险。

2. 无过错输血医疗机构是否承担侵权赔偿责任?

医疗机构的医疗行为构成侵权，患者要求医疗机构承担民事责任必须满足以下条件：患者受到损害；患者的损害是由医疗行为引起的或两者之间存在因果关系；医疗机构在实施医疗行为时存在过错；行为具有违法性。输血引发医疗纠纷，其关键要判断因果关系和医疗机构的医疗行为是否有过失。

值得注意的是，目前对采供血的检测手段仍存在漏检率，输血存在一定的风险，检测试剂的敏感度还未达到百分之百，例如我国目前丙型肝炎病毒抗体诊断试剂的特异性和灵敏度均在95%左右，即经过采供血机构严格按照规定检验合格的血液，仍存在5%的丙肝病毒漏检的可能性。其次，血液检测抗体（抗-HIV，抗-HBV，抗-HCV）与病毒是否存在的不一致性。目前，对血液的检测一般采用抗体测试法，如果血液中检测出此三种病毒的抗体，即认定血液已被病毒感染。但是机体被病毒感染后，有一段时期血液中测不出病毒抗体。从被病毒感染到抗体转阳这段时期，在医学上称为“窗口期”。艾滋病病毒的“窗口期”为2周至3个月，乙肝为50-180天，丙肝为1个月，也就是说在这段时间内，因为体内尚未产生病毒抗体，即使血液中含有这三种病毒，现有的检测手段也不能将其检测出来。如果医院在为患者做身体检查中或采血单位对供血员检测时存在“窗口期”，一旦两者结合即存在发病的危险。如果由于科学技术的限制，不能100%检测血液中的病毒，在血站、医院不存在过错的情况下，将造成的损害后果全部强加在医院和血站身上也是不公平的。因此，根据我国《民法通则》第132条“当事人对造成的损害都没有过错的，可以根据实际情况，由当事人分担民事责任”的公平责任原则，对无过错输血导致病毒感染的损害后果可以由血站、医院、患者三方分担医疗风险。

病毒性肝炎是指几种不同的嗜肝病毒所引起的感染性疾病，病理学上以急性肝细胞坏死和炎症反应为特点。临床表现变异很大，包括无症状的亚临床型（隐型感染），自限性的急性无黄疸型和黄疸型肝炎，以及少数发展为重症肝炎者。在当前医学水平发展条件下已确定的病毒性肝炎病因至少有5种：1. 甲型肝炎病毒（HAV）；2. 乙型肝炎病毒（HBV）；3. 丙型肝炎病毒

(HCV)；4. 丁型肝炎病毒（HDV)；5. 戊型肝炎病毒（HEV)。此外，尚可能有已型和庚型，但尚未确定。各型病毒型肝炎的临床表现基本相同，无法区别。依目前的医学水平，对于丙型肝炎的体外病毒分离和传代尚未成功，而该肝炎的传播途径依《临床肝胆系病学》介绍“丙型肝炎主要通过输血、血制品输注、注射、性生活、母婴和密切接触而传播”“在过去报告的输血后非甲非乙型肝炎中，至少有80%~90%可以确定为丙型肝炎。而在丙型肝炎中，约有50%以前无输血或血制品史，也无注射史，而是通过接触而传播”。依《丙型肝炎基础与临床》介绍“除输血传播外，其他肠道外传播HCV途径包括静脉注射毒品、性传播、日常接触传播等”“尽管丙型肝炎的流行病学研究较为广泛，但仍有许多问题尚未解决。最重要的是约20%~40%丙型肝炎病人不能追踪获得明确感染来源”。通过以上分析可以得出结论：目前丙型肝炎在输血以外尚有多种传播途径。故输血仅为患丙型肝炎的原因之一，但非排他性的唯一传播途径。

《医疗事故处理条例》第33条规定不属于医疗事故的情形包括：“无过错输血感染造成不良后果的”。上述情况不属于医疗事故，但是否应当因此承担侵权赔偿责任呢？我们认为无过错输血不承担侵权赔偿责任。

输血行为因其采集、检验、分离、储存等工作的特殊性，形成了一整套完备的行为规范，如血站采血的检验，供血者每次献血的血量、血样的保存、输血前的核对等，故而在严格的行为规范下，采供血机构和医疗机构均应执行，否则在出现损害后果时，其因行为不规范造成血液感染的可能时，其行为属于有过错应承担赔偿责任，但反之，如采供血、输血的行为均符合规范，且无过错，则不应承担责任。

第四节 风险防范

输血是现代医学中急诊抢救、手术及治疗疾病的一项重要措施，而临床输血引起的医疗用血纠纷时有报道，尤其是输血传染性疾病，严重的输血并发症等。随着社会主义民主法制建设的日趋完善和人们法律意识的不断增强，患者运用法律维护自身医疗权利的事例日益增多，随着《医疗事故处理条例》《侵权责任法》实施，使医疗纠纷处理有法可依，切实体现了医患双方的平等权利。而医院输血科是确保临床用血安全的一个重要环节，由于血液的特殊性，任何微小的失误都可能造成严重后果，为预防并减少医疗事故，维护医院和病人的合法权益，可从以下几个方面防范风险。

1. 医院和血站建立健全各项规章制度

随着相关法律法规的不断完善，加强对血源性医院感染的管理和控制就显得尤为重要。各单位应根据《中华人民共和国献血法》、《中华人民共和国传染病防治法》、《医疗机构临床用血管理办法》、《临床输血技术规范》，《血站基本标准》、《血站技术操作规程》、《血站质量管理规范》、《血站实验室质量管理规范》、《献血者健康检查要求》等相关法律法规，结合实际工作的具体现状，制定出适用于本单位的操作规程，并在实际工作中严格按程序进行管理和操作。

2. 加强从业人员培训，提高责任意识和操作技术

加强从业人员的思想教育，提高其安全输血意识及自我保护意识。避免不必要的输血是减少输血感染疾病的重要手段。近年来随着医院规模不断扩大，特别是重症监护病房（ICU）的新建，使输血科的工作量迅速增加，工作压力明显增强。针对这些问题，科室通过各种方式，如定期进行业务学习，学习与输血相关的国家法律法规，提高从业人员对输血安全和安全输血的认识。

提高从业人员的业务能力，明确的岗位责任制度，分工明确，责任到人。上岗前进行岗前培训。建立并落实对 ABO 血型、输血病原学、交叉血样本执行七查七对和双登记双签名等样本接受制度；输血科接到《申请单》后首先要审核该患者有无输血指征、该申请单填写是否规范，若无输血指征或填写不规范都应及时与临床医生沟通，及时登记，妥善处理，若遇紧急输血，则先复查患者和献血员血型、交叉配血试验、再做抗体筛查，配血合格后，由医护人员到输血科取血。输血完毕，医护人员认真填写输血不良反应回报单，于 24 h 内连同空血袋一起返还输血科保存，空血袋在输血科至少保存 3d，对于输血不良反应输血科每月统计上报医院。输血科严格执行血液样本保存制度：血液发出后，受血者和献血者的血样同时保存于 2～4℃冰箱至少 7d，以便对输血不良反应追查原因。严格区分污染区、半污染区和清洁区，明确标识，对不同的区域采取不同的消毒措施定期消毒并做好相关记录。对输血产生的一次性医疗废物按照《医疗废物管理条例》认真做好登记，并交专人统一进行消毒处理，且保持其溯源性。做好差错事故登记报告；输血差错事故必须严格执行报告制度，同时做好登记、调查、随访，并与当事人的奖金挂钩，赏罚分明；每次交接班都要认真做好记录；每天必须对输血科的专用设

备如储血冰箱、离心机、融浆机等进行维护保养，同时对一些需要记录温度的仪器要做好温度记录；血液入库、核对及储存等环节认真核对验收、登记。

3. 积极建立完善输血保障机制

尽管严格的血液检测和操作流程能有效地遏制经输血传播疾病的发生，但仍不能完全杜绝经输血传播疾病。这是因为目前对血液的检测还存在一些客观上无法解决的问题，难免使一些隐性或处于潜伏期的健康带病毒、细菌、寄生虫感染者被漏检。漏检原因包括：①检测方法的局限性；②检测技术条件和试剂灵敏度差异影响检测结果的准确性；③病毒生物学特性。因此，输血具有客观存在的风险性，而这一风险在现代科技条件下尚无法控制、无法避免、无法克服，所以说输血风险的发生属于不可抗力。针对这种情况，应该建立输血保险的保障机制，如上海等城市已有相关规定，输血安全保险由采供血机构按每一单位的血液支付一定的保险费，受血者作为被保险人，保险公司还可以就输血感染的风险设立险种，由患者自愿投保，转移风险。一旦发生输血感染，可由保险公司承担风险责任。这不失为一种减少医患纠纷、减轻医患双方经济负担，维护社会稳定的有效措施。目前有关输血保险国际上已有实行，我国相关保障机制需要不断建设完善。

（骆　群　贾　宁）

参考文献

[1] 黄建强，江瑾，陈佳微等. 强化血液质量全程管理的体会［J］. 临床输血与检验，2011，13（2）：187-188

[2] 召再云云. 浅析临床输血中安全输血的有效措施［J］. 医学信息，2011，24（6）：2817

[3] 李钦伟，艾红军. 浅谈输血行业中的法律问题［J］. 现代医院管理，2004；3：7-10.

[4] 陈方祥　临床医师应该熟悉输血相关法律法规知识　重庆医学　2006；35（12）：1076-1077

[5] 王岳 周革利 论输血致患者感染所引发的法律问题　中国医院管理 2003；23（262）：18-20

[6] 周林，郭建光　输血风险责任在我国法律适用之浅析　医学与社会 2006；19（4）：38-40

[7] 郭祥萍，梅静，杜娟　输血科在医疗事故防范中应采取的措施　新疆医学 2011；41：116-117

[8] 郈平　输血与感染艾滋病的医疗纠纷的处理与防范　现代预防医学　2004；31（1）：138-139

[9] 陈兴华，李英 输血致感染病毒的损害赔偿问题分析 云南大学学报法学版 2003；16（2）：67-70
[10] 祝彬，姜柏生无过错输血感染法律责任的承担 医学与哲学（人文社会医学版）2007；28（6）：34-35
[11] 刘晶，孙振国，金晓辉，孙贤竺，张金萍 输血管理中的质量体系 中国输血杂志 2010；23（增刊）：63
[12] 许燕燕 输血科医院感染相关因素分析与管理对策 中医药管理杂志 2011；19（4）：375-377
[13] 孔祥骞，吴松远 加强输血科质量控制与管理，保障临床输血安全 现代检验医学杂志 2011；2691）：104-105
[14] 陈保东 临床输血纠纷的防范与探讨 当代医学 2011；17（4）：63-64
[15] 孙健 输血安全管理的关键点控制 中国中医药现代远程教育 2010；8（23）：145-146
[16] 黄靓 刍议输血感染案件的法律责任 法律与医学杂志 2004；11（1）：43-45
[17] 黄强 降低临床输血风险和输血误差的应对措施 临床研究 2012；10（32）207-208.
[18] 方南英 无过错输血感染纠纷之处理对医务人员的影响 现代医院 200；10：（8）：99-100.
[19] 徐兰 医院输血科医源性感染控制的管理 中华医院感染学杂志 2012；22（24）：5608-5609.
[20] 何莲 安全输血 合理用血 中外医疗 2012；31：188-189.
[21] 江绍基主编《临床肝胆系病学》上海科学技术出版社，1992 年 12 月 第 1 版
[22] 郝飞、余宙耀主编《丙型肝炎基础与临床》人民卫生出版社，1998 年 9 月 第 1 版

第八章

医院建筑相关感染与法律

您了解医疗建筑布局不合理存在的医疗风险吗?

医院建筑相关感染方面有哪些法律法规?

为什么说合理的建筑布局和流程是减少医院感染发生的重要因素?

国外医院建筑及流程改造的感染控制要求有哪些?

第一节　概　　述

医院建筑是适合医院医疗活动的房屋设备。现代医院建筑是民用建筑中功能要求最复杂的一种，目前已形成一门独立的学科医院建筑学。现代医院建筑的规划与设计是建筑学、医学、预防医学、环境保护学、医疗设备工程学、信息科学、医院感染管理学等多学科、多领域应用成果的综合[1]。医院感染管理是一门新兴的多学科交叉渗透的综合学科。医院感染贯穿在整个医疗护理工作的始终，体现在患者诊疗的全过程。医院感染相关建筑作为医疗活动最主要的载体，对医院感染的发生、发展和预防、控制起到十分重要的作用。因此，保证医院感染相关建筑规划设计的科学性、合理性、有效性、安全性，以最大限度地预防医院感染，已被作为衡量医院感染管理水平的重要标志之一，也是评价医院贯彻落实医院感染法律法规的重要内容之一。

一、我国医院建筑的演变

经过科学的考证认定，医院的建筑形态主要取决于当时的医学及医术水平、地区医疗需求、医院营运机制以及建筑标准等要素。在一个地区和一定时期内，构成要素具有一定的稳定性，但要素的内涵会随时代的变迁而变化，通过对我国医院建筑的演变历史进行梳理，主要分为以下 4 个阶段[2]：

1. 古代医院建筑。我国古代医院渊源悠久，早在公元前 11 世纪初周成王时期就有类似医院机构设立。纵观历史，古代的中医有三种形式，即在皇宫里给皇亲国戚看病者，在军队给官兵疗伤者，以及在民间行医者；因中医诊病的特殊方式，也就是一桌、一凳、一床、一脉枕即可，因此在建筑方面古代的医院建筑与一般的民用建筑类似。

2. 教会医院建筑。自 1840 年后，西医等综合医院、专科医院如传染病、职业病、心血管医院等普遍出现。在大城市如北京、武汉、上海等有外国人修建的教会医院。医院的框架体系，是南丁格尔式护理单元的组合及其改进型，并作为基本形态的树枝形。

3. 现代中国医院建筑。1950~1980 年中国医院建筑主要吸收西方现代建筑平面布局，为树枝形、工字形等，当然也有不少是分散式的布置，造型上主要是简单的现代建筑形式，或者是坡屋面，单个窗。在结构体系上，主要是砖混结构，小开间。从功能概念方面分：门诊、住院、辅助医疗科室及后勤供应。

4. 当代中国医院建筑。改革开放以来，我国的经济获得了极大发展，医疗事业同样得到大幅提高。建立了大量社区级医院，其设施也逐步得到完善，这是中国医疗和医院建设中的大事和突破。七五期间国家计委和卫生部在全国范围内重点建设十八所重点医院，这些医院扩建的理念为当代医院建设和改造奠定了重要基础。其平面布局主要采用复廊式、蜂窝式、“Y”字形等多种形式。

二、现代医院建筑的特点

现代医院建筑是一个具有特定功能的综合体和聚集特定人群的公共场所。具有科室繁多，人流物流混杂，功能关系交叉，重点科室标准高等特点。因此建筑学必须在满足方便患者，利于管理的基本要求上，达到既要保证各功能区间特别是主体建筑间的密切联系，又要排除各种污染的隐患。总体思路要体现有利于患者健康，有效防止交叉感染。

三、医院建筑与医院感染的关系

医院感染的发生必须具备感染源、感染途径和易感者三个环节。医院建筑所起的作用，是以控制外源性感染为主，通过有效的空间隔离，达到布局流程合理、洁污分开，实现控制传染源、阻断传播途径、保护易感人群的效果，有效预防和控制医院感染。

医院每天接诊的患者病种复杂，其中不少是法定传染病和感染性疾病患者，由于检查和诊断的需要，这些患者在医院内可能通过各种形式接触到其他患者和不同岗位的工作人员。患者的不确定性决定了医院感染的复杂性。就诊路线不合理、建筑隔离不到位、通风系统不科学、卫生设施不完善等等，都会大大增加感染传播的机会。在2003年SARS肆虐期间，某些医院由于建筑布局的不合理、流程的不规范以及空气调节的不科学导致了大量的医务人员和就诊患者的感染，在医院内的感染率高达37%，使原本治病救人的场所变成了“致病”的源头。

随着我国医学科学技术的不断进步，全国各医院都在新建或改建原有的医院建筑设施以不断引进先进的医疗设备达到提高医疗水平、改善医院环境的目的。随着GB50333-2002《医院洁净手术部建筑技术规范》的颁布实施，医院内洁净手术部的建设发展很快，估计会有近十万余间的改建新建任务。

但是从医院有限的经费考虑，在大多数情况下都是采用改建现有的医院建筑设施以实现医院现代化。同时，越来越多的医院感染事故正在不断提醒有关人员控制医院感染问题的重要性，由此医院内部改建工程所可能引发的医院感染逐渐成为了一个不可忽视的问题。

第二节 医院建筑相关感染的法律法规

我国的医院建筑法律法规建设起源于 1979 年中华人民共和国建设部、卫生部于 1979 年 4 月 1 日起试行《综合医院建筑设计规范》。这个规范是我国近几十年来唯一的现行的综合医院建筑设计规范。在 SARS 的流行期间，迫于紧急防控形势的需要，两部委于 2003 年 5 月 14 日连续发布了《收治非典型肺炎患者医院建筑设计要则》和《收治传染性非典型肺炎患者医院建筑示范图》，为各地改、扩建集中收治传染性非典型肺炎病人医院提供了医院建筑学的法律依据。

在 SARS 后，经过广泛深入的调查研究，在收集了全国六大区 104 所不同规模医院的现状资料基础上，认真总结了 1979 年颁布的《综合医院建筑标准》试行情况及建国 60 多年来医院建设的经验教训，国家卫生部和住房和城乡建设部以及国家发展和改革委员会共同发布了《综合医院建设标准（2008 年修订版）》，为进一步规范我国医院建筑的建设标准，保障医疗安全奠定了基础。目前这部法规是医院建筑行业中法律层次最高、技术标准最新的规范化文件。该文件融合了国际上的先进理念和技术，贯穿了患者安全的管理要素，把医院建筑与医院感染管理相吻合，深层次的推动了医院感染管理的法制化建设。2008 年，为指导各地做好汶川地震灾后卫生系统恢复重建工作，卫生部办公厅紧急整理完善了《综合医院建设标准》等 14 个医疗卫生机构建设与装备标准，其中包括《综合医院建设标准》（2008 年修订版报批稿）、《县级综合医院主要医疗设备装备品目》（2008 年讨论稿）、《中医医院建设标准》、《精神专科医院建设标准》（2008 年讨论稿）、《传染病医院建设标准》（2008 年报批稿）《社区卫生服务机构建设标准》（2008 年讨论稿）、《乡镇卫生院建设标准》（2008 年报批稿）、《乡镇卫生院主要医疗设备配置品目》（2008 年讨论稿）、《中央预算内专项资金（国债）村卫生室建设指导意见》（卫办规财发〔2007〕138 号，含装备标准）、《急救中心建设标准》（2008 年报批稿，含装备标准）、《妇幼保健院、所建设标准》（1992 年报批稿)、《县级妇幼保健院主要医疗设备配置品目》(2008年讨论稿)、《疾病预防控制中心建设标准》(2008年报批稿)、《卫生监督机构建设指导意见》(卫监督发〔2005〕76号，含装备标准)。其中对医院建筑的布局流程等均提出要求。

我国医院感染相关建筑的法律法规建设虽然起步较晚，但起点高，标准先进，可操作性强，原则性的技术要点分别在不同层面的相关法律法规中有了明确的表述。

一、《综合医院建设标准（2008年修订版）》

医院是指以向人提供医疗护理服务为主要目的的医疗机构。其服务对象不仅包括患者和伤员，也包括处于特定生理状态的健康人（如孕妇、产妇、新生儿）以及完全健康的人（如来医院进行体格检查或口腔清洁的人)。根据上述基本概念构成医院应具有正式的病房和一定数量的病床设施及相应的门诊部。其建筑需要合理的规划，《综合医院建设标准（2008年修订版）》对医院建筑设计、建筑设备做出明确的规定，具体要点如下：

第二十六条 规定了综合医院的规划布局与平面布置，其中第三款要求：功能分区明确，科学地组织人流和物流，避免或减少交叉感染。

第三十五条 规定：综合医院的建筑物，应符合国家建筑节能的相关标准。综合医院的门急诊、病房、重症监护室、手术室、产房等部门的建筑设计应当符合医院感染预防与控制的基本原则。

第三十六条 规定：急诊部、门诊部、住院部、医技科室和实验室等医疗业务用房的室内装修，应符合下列规定：一、室内顶棚应便于清扫、防积尘；照明宜采用吸顶灯具。二、内墙墙体不应使用易裂、易燃、易吸潮、易腐蚀、不耐碰撞、不易吊挂的材料；有推床（车）通过的门和墙面，应采取防碰撞措施。三、除特殊要求外，有患者通行的楼地面应采用防滑材料铺装。四、所有卫生洁具、洗涤池，应采用耐腐蚀、难沾污、易清洁的建筑配件。五、不应使用易产生粉尘、微粒、纤维性物质的材料。第四十一条规定：综合医院的手术室、产房、放射科、功能检查科、检验科、有关实验室等用房应设置空调和通风设施。洁净手术部空气净化设施应符合《医院洁净手术部建设标准》。

二、《重症医学科建设与管理指南（试行）》

重症医学科是研究各种危及生命的病理生理状态的发生、发展规律及其诊治方法的一门临床学科，重症监护病房（ICU）是重症医学科的临床基地，是医院集中监护和救治危重病人的医疗病区。近年来ICU特别是综合ICU的建设规模和数量快速增长，ICU是一个危重病人密集、医疗技术密集、设备密集、医务人员密集的场所，因此《重症医学科建设与管理指南（试行）》对重症医学科的建设和发展做出明确的规定。

第四章医院感染管理中第二十五条 重症医学科的整体布局应该使放置病床的医疗区域、医疗辅助用房区域、污物处理区域和医务人员生活辅助用房区域等有相对的独立性，以减少彼此之间的干扰和控制医院感染。

第二十六条 重症医学科应具备良好的通风、采光条件。医疗区域内的温度应维持在（24±1.5）℃左右。具备足够的非接触性洗手设施和手部消毒装置，单间每床1套，开放式病床至少每2床1套。

第二十八条 重症医学科要有合理的包括人员流动和物流在内的医疗流向，有条件的医院可以设置不同的进出通道。

第三十条 重症医学科的建筑应该满足提供医护人员便利的观察条件和在必要时尽快接触病人的通道。装饰必须遵循不产尘、不积尘、耐腐蚀、防潮防霉、防静电、容易清洁和符合防火要求的原则。

《新生儿病室建设与管理指南》、《中医医院建设标准》、《精神专科医院建设标准》、《传染病医院建设标准》等均在相关条文中表述对建筑布局的要求。

第三节 案例分析

案例一：淘大花园SARS事件引发对建筑设计与环境卫生的反思

2003年3月31日，淘大花园的居民有213人感染SARS，其中107人集中在E座。4月15日，病例增加到321例，E座发病人数占41%，居首位；然后依次为C座（占15%）；B座和D座（分别占15%）；其余分散在其他11个的楼座。E座与淘大花园内其余各座楼宇一样，楼高33层，每层有8个单元房，感染个案集中在8号（73%）和7号（42%）单元；10楼及以上楼层发病率高于10层以下；疫情的高峰期为3月24日，个案在暴发初期呈“点状”分布。其余各座楼宇个案的发病时间在4月3日后，分布得较为平均。据调查，患者除了SARS的常见病征发热、发冷和呼吸急促外，与其他地区明显不同的是约66%的病人腹泻。调查还显示，只有4%的患者曾接触其他SARS病人，而同座楼间居民来往很少。

WHO发言人克利斯蒂娜·纳2003年9月26日在日内瓦说，WHO的医务专家验证，在今年年初SARS疫情暴发时，中国香港的公寓楼淘大花园的污水管道泄漏导致病毒蔓延和集体感染。专家们指出，淘大花园的污水管道分离器和接头出现了问题，带有SARS病毒的污水水滴通过排水管道系统中强大的向上垂直气流进入住户房间，最终导致300多住户集体感染非典，其病毒毒性大，又感染了多名医护人员。这是今年SARS暴发期间一次严重的集体感染事件。

案例二：新生儿医院感染暴发历史事件的新启示

1992年某医院发生一起新生儿医院感染的暴发流行。首例病例发病于9月9日，末例病例发病时间是9月16日，流行期8天。该病房9月共有住院、出院新生儿214例，其中有23例新生儿发病，发病率10.74%；其中10例死亡，病死率43.48%。现场调查显示，产科婴儿室布局不合理，无专门的配奶间和喂奶间，配奶、换尿布、打包等操作均在不足$2m^2$的台上进行。$70cm^2$房间收住40~70名新生儿，床与床相连。

案例三：某县妇幼保健院新生儿医院感染死亡事件

2009年3月18日、19日，北京市儿童医院陆续接收了某县妇幼保健院转来的6名重症患儿。由于患儿病情危重，截至3月22日14时，5名患儿已经死亡，另外1名病情稳定。据了解，6名患儿均在某县妇幼保健院新生儿室暖箱内治疗，其中3名北京市儿童医院的入院诊断为新生儿败血症，血培养结果均为阴沟肠杆菌阳性。根据该菌易在潮湿环境生长繁殖的特性，北京市儿童医院专家断定暖箱感染的可能性较大。据专家组调查，某县妇幼保健院的新生儿暖箱污染严重，清洁消毒不彻底。该院新生儿吸氧所用的湿化瓶没有更换，消毒液浓度也不合格。该院医务人员对医疗安全及医院感染防控工作重视不够，措施不到位，医务人员严重缺乏医院感染防控相关知识。该院新生儿病区布局及工作流程完全不符合环境卫生学和感染控制的要求。

分析以上案例，提出如下问题：

1. 国家法规对医院建筑、重点科室的建设的流程是否有要求？
2. 如何规范医院的建筑布局及流程？

3. 对医院感染的重点科室法律法规是否有不同的要求？

4. 在医院建筑的建设及流程改造中，国外是否也提出了感染控制的要求？

1. 国家法规对医院建筑、重点科室的建设的流程是否有要求？

《综合医院建设标准（2008 年修订版）》中第二十六条规定了综合医院的规划布局与平面布置，其中第三款要求：功能分区明确，科学地组织人流和物流，避免或减少交叉感染。第三十五条规定：综合医院的门急诊、病房、重症监护室、手术室、产房等部门的建筑设计应当符合医院感染预防与控制的基本原则。第四十一条规定：综合医院的手术室、产房、放射科、功能检查科、检验科、有关实验室等用房应设置空调和通风设施。洁净手术部空气净化设施应符合《医院洁净手术部建设标准》。

以此为基础，《中医医院建设标准》、《精神专科医院建设标准》、《传染病医院建设标准》等均在相关条文中表述了相同或相似的要求。

卫生部《医院管理评价指南（2008 版）》，“医院感染管理与持续改进”一章中规定：医院的建筑布局、设施和工作流程符合医院感染控制要求。

《重症医学科建设与管理指南（试行）》、《新生儿病室建设与管理指南（试行）》及《血液净化标准操作规程（2010 版）》等均对布局流程等进行了明确的规定。

2. 如何规范医院的建筑布局及流程？

一个现代化医院的建筑设计和装备是由多方面体现的。诸如建筑选址、设计风格、整体布局、医疗流程、环境绿化、色调装饰、照明噪音、空气洁净度、车辆管理、通讯抢救、现代化医疗设备和管理设施等。这种现代化的医院建筑设计和装备其宗旨是最大限度地满足医疗工作的需要，建立以病人为中心的温馨、方便环境，使医疗环境与医疗功能相适应，开发空间资源，体现出分享与关怀。树立以病人为中心的建筑理念，医院的建筑设计装饰格调和布局流程是医院整体规划设计的重要区域。医院应突出以人为本，以病人为中心的理念，合理的功能布局，清晰的流线，病人就诊流程科学合理，清晰便捷，综合医疗区与传染病医疗区合理布局，严格洁污分区。世界卫生组织（WHO）《医院感染预防与控制实用指南（第二版）》“医院建筑”章节中要求：卫生服务包括公立医院和私立医院服务，必须符合质量标准（ISO9000 和 ISO14000 系列）。较旧的医疗机构和发展中国家的医疗机构不能达到此标准。但必须根据标准中的原则，制定当地计划，尽可能改建达到标准。

在改建及新建的医院建筑时，《医院感染管理办法》第七条规定了医院感染管理委员会的职责，第二项是“根据预防医院感染和卫生学要求，对本医院的建筑设计、重点科室建设的基本标准、基本设施和工作流程进行审查并提出意见”。

3. 对医院感染的重点科室法律法规是否有不同的要求?

对容易发生医院感染的科室定义为医院感染的重点科室，如重症监护病房、新生儿病房医院感染监测、洁净手术部等。加强高危科室的管理与监控，有效地控制医院感染的发生是提高医疗质量和确保医疗安全的重要手段。近年来，医学呈迅猛发展的态势，无论是医疗设备等硬件条件和医务人员素质等软件均得到普遍改善，国内各学科的建设规模也在不断扩大，高配置的科室层出不穷。2003 年国内 SARS 流行的教训，使人们更加关注重点科室的布局流程问题。重症监护病房、新生儿病房、洁净手术部、血液净化中心等高危科室均强调分区明确、布局流程合理，符合功能流程和洁污分区的要求。

同时各个学科的建设中，又根据学科特点进行了不同的要求，例如《重症医学科建设与管理指南（试行）》的第四章医院感染管理中第二十六条重症医学科应具备良好的通风、采光条件。医疗区域内的温度应维持在（24±1.5)℃左右。具备足够的非接触性洗手设施和手部消毒装置，单间每床1套，开放式病床至少每2床1套。《新生儿病室建设与管理指南（试行）》中第九条规定新生儿病室床位数应当满足患儿医疗救治的需要，无陪护病室每床净使用面积不少于3平方米，床间距不小于1米。有陪护病室应当一患一房，净使用面积不低于12平方米。《血液净化标准操作规程（2010 版）》规定必须具备的功能区包括：清洁区：医护人员办公室和生活区、水处理间、配液间、清洁库房；半清洁区：透析准备室（治疗室）；污染区：透析治疗室、候诊室、污物处理室等。有条件应设置专用手术室、更衣室、接诊室、独立卫生间等。GB50333-2002《医院洁净手术部建筑技术规范》对洁净手术部用房分级、建筑环境、洁净手术部平面布置、建筑装饰、洁净手术室基本装备、空气调节与空气净化、净化空调系统、部件与材料、医用气体、给水排水、配电、工程验收、工程检验等均作出详细的规定。

4. 在医院建筑的建设及流程改造中，国外是否也提出了感染控制的要求?

世界卫生组织（WHO）《医院感染预防与控制实用指南（第二版）》“建造或改建计划”章节中要求：感染控制人员必须是新医院建造或现有医疗机构改建的计划小组成员之一。在建造或改建过程中，感染控制人员的职责是检查和证实建造设计图，保证达到标准，减少医院感染。感染控制人员需要考虑以下内容：交通流程应尽量减少高危人群的暴露，利于运送病人；充足的病人空间隔离；有足够数量和类型的隔离病房；合适的洗手设施；易于清洁的材料（如地毯，地板）；隔离病房和特殊病人护理区（手术室，移植病房）有合适通气设备；改建时预防病人暴露于真菌芽孢；合适的饮用水系统以减少军团菌的污染。

世界卫生组织（WHO）《医院感染预防与控制实用指南（第二版）》“建筑分区”章节中要求：病人获得感染的危险性有助于将病人护理区分类。有些病房，包括肿瘤病房、新生儿病房、重症监护病房、移植病房需要特殊的通气设备。危险性可以分为四级：A-低危险区：如行政管理区；B-中等危险区：如普通病房；C-高危险区：如隔离病房，重症监护病房；D-极高危险区：如手术室。感染病人和免疫力低下的病人必须分开。灭菌中心或医院食堂的污染区绝不能危及非污染区。

世界卫生组织（WHO）《医院感染预防与控制实用指南（第二版）》“交通流程”章节中要求：无论某个房间或空间的用途是什么，他们从来不是完全分开的。但必须区分高流量区和低流量区。如普通服务区（饮食中心、洗衣房、器械灭菌区、药品分发处），专业服务区（麻醉学科、医学影像科、内科或外科重症监护病房）和其他区域。设计良好的医院可以用流程图来描述入出院病人、探视者、工作人员（医生、护士、辅助人员）的流程，物品流程（消耗物、灭菌用品、食物、衣服等）以及气体、液体和废弃物的流程。还能发现其他的交通模式。建造或重建医院要求考虑所有的物理运动和交通运输流线，以及可能发生污染的地方。根据这个要求，不仅要考虑“清洁”巡回路线和“脏”巡回路线，还应考虑不同流程的物品经合适保护后在同一巡回路线能交叉而没有危险。电梯可以运载医院工作人员、灭菌器械、探视者和废弃物，只要上述每类物品经过合适处理。灭菌物品和废弃物必须封闭在安全容器内，容器外没有生物污染的危险。

世界卫生组织《医院感染预防与控制实用指南（第二版）》“建筑材

料”章节中要求：建筑材料，特别是覆盖室内建筑表面的材料非常重要。地面应易于清洁、耐消毒。此原则也适用于病区内的所有物品。

第四节 风险防范

近年来，在连续发生的医院感染暴发事件中，大众的质疑、媒体的指责和病人以及家属的起诉把医院感染管理工作推到了法律的前台，客观现实的要求和保障患者安全的宗旨决定了医院感染管理工作的发展之路必须建立在法律法规的坚固基础之上。

医院感染管理工作具有客观现实的复杂性，如何遵循法治精神，运用法律手段来保护和协调各方的利益关系，是促进医院感染管理工作向深层次发展的重大问题。目前医院感染管理在医院建筑学方面存在管理理念陈旧，依法管理意识不强、不主动作为等问题。

随着我国医疗事业发展，许多医院都经历大兴土木的扩改建工程。如何对医院建筑设计所涉及的人流、物流、环境以及建筑对人的行为影响等问题进行全面的分析和研究，全面落实法律法规的要求，为此，我们认为需要关注如下问题：

1. 医院建筑设计要贯穿患者安全的管理要素。设计者要及时更新观念，紧紧扣住医院感染的国际新思路，充分发挥各种硬件设施安全、节能、卫生、环保的作用，满足使用功能和医疗工艺，内部结构空间变化灵活并留有可持续发展的可能，同时体现医院的特点，结合其专科特长及管理模式，总体规划、抓住影响医院感染的重点部门管理，吸取 SARS 教训，结合后勤工作服务性、计划性、技术性、不间断性等基本特点，有效控制医院感染的发生，创造安全的就医环境。

2. 医院应建立医院感染管理部门、人员全程参与医疗建筑的设计、改造、扩建过程中，形成一定的制约机制，强化医疗建筑在防范医疗风险中的作用，从医疗建筑的设计、改建、扩建和维修的全过程进行监督，确保医疗建筑在人流、物流、水流、气流等方面符合医院感染防控要求。同时，医院感染管理部门的人员也要加强此方面的知识更新，提出有效控制医疗感染的新举措，创造绿色安全的医疗环境。

3. 医院建筑的维护要体现质量第一的制度化建设。医院建筑是个复杂的系统工程，必须依据规范的要求进行必要的维护和保养。反观我国的部分医院，一年新，二年旧，三四年破烂，五六年就要大修的现象很普遍。其功能与作用明显丧失，不能够达到设计的技术指标要求。因此，专业化、制度化和法制化的维修、保养体系建设就显得尤为重要。但是，对于长期埋头钻研临床医学的医务人员来说，如何面对包含有医疗建筑学、工业机械学、空气调节学、电子工程学等复杂的医院建筑复合体，开展科学有效的工作仍然是一个新课题。

4. 医院建筑的使用要遵循科学管理的法则。现代医院的核心是遵循有效、科学、精细的管理模式，循证医学已经证实对医院建筑实施全方位的科学化管理能够有效减少医院感染的发生。再好的医院建筑也是需要人来使用，如何达到人与建筑的和谐也是科学管理的精髓。从功能的角度而言，医用建筑系统的作用也是有限度的，医疗护理行为必须受到具体的医院建筑系统的制约，例如，进入洁净手术部手术间的医护人员数量是由洁净空调系统的整体设计所限定的。如果人员超出限定的数量，洁净手术室的空气质量就不能得到有效的保障，发生手术切口感染的概率就会显著上升。

第五节　建　　议

目前我国的医院建筑法律法规建设才刚刚起步，在实际工作中仍然存在着诸多问题。因此，在法制的框架下，深层次的推动医疗建筑的规范化建设仍然是当前医院管理的重大课题，为此我们建议：

1. 从法律层面建立医院感染相关建筑设计立项的评价体系，有效克服在扩建、改建和新建医疗用房中盲目扩大功能作用的现状，有效避免以感染控制为目的的过度建筑投入和重复建设。我国医疗资源广阔，规模大小不一，采用“一刀切”的硬性规定，不适用于我国的实情。如何结合中国国情建立健全医院感染相关建筑设计立项的评价体系，是我们下一步法制化建设的工作重点之一。

2. 从法律层面建立医院感染相关建筑的竣工验收或年检体系。我国建立完善了多级工程质量保证体系，在项目管理、质量控制等方面发挥了重要作用，由于诸多原因的影响在项目建设过程中，尚存在一些问题。如政府质监部门主观性、随意性较大，缺乏实质性的现场监控手段，监督力度不足；监理单位关键环节、关键部位质量控制不到位；施工企业自查、自检漏洞多、施工水平参差不齐；部分工程缺少验收检测环节，存在工程质量隐患等。因此，第三方的质量监测是有效保障工程质量的关键环节之一。目前我国开展第三方工程质量检测尚不具有强制性，是委托方根据工程施工的具体进展情况，自愿开展的检测监督行为。为保证第三方检测的公正性、科学性和权威性，必须将第三方工程质量检测纳入制度化轨道，确立它的法律地位。在质量检测的相关条文内容中，推行第三方检测；在工程项目质量管理规定中，对重要隐蔽工程及重点部位强制推行第三方检测。改变目前“谁施工谁检测”的自查自检工程质量检测模式，尽快形成由业主、第三方检测机构、监理企业和政府职能部门组成的多级质量监管体制。根据医院工作的特点，特别是医院重点科室医疗的需要，建立重点科室的医院感染相关建筑的竣工验收或年检体系。如建立洁净手术部的年检体系，对运行中的洁净手术部的主要性能指标，由卫生行政主管部门组织实施。对主要性能指标有严重缺陷的单位，根据问题的严重程度依法实施限期整改或停业整顿。进一步完善工程质量的动态全程管理，有效保障患者安全。

3. 从法律层面建立医院感染相关建筑的手术准入制度。随着医学的快速发展，在临床医学中高科技、高风险的外科手术日益增多，然而一个手术的成功，不是由主刀医生一个人决定的，是由包括麻醉医生、手术助手、洗手护士等手术小组群体协作，手术室的环境条件及医院的综合诊疗水平和管理水平决定的。其中医院建筑是保证手术成功的基础。如何使医院建筑达到手术的要求也是保障手术安全的重要条件之一。因此，根据手术风险等级的不同配备相应的手术环境是现代化医院建筑的新要求。我国目前尚未建立完整的手术准入标准，2002 年版的《医院洁净手术部建设标准》虽然划定了不同等级的洁净手术室的适用手术范围，但是，实际的执行情况不容乐观。例如部分医院在简陋的普通手术间进行关节置换手术、器官移植手术及脑外科手术、心脏外科和眼科等无菌手术，而根据规范要求，此类手术必须在特别洁净手术室进行。随着医疗技术的飞速发展，患者对手术治疗的要求和期望越来越高，法律意识和维权意识不断提高，由手术治疗引发的医疗纠纷时有发生。根据手术室建设的标准，建立相应的手术准入制度应该从法律层面列入医院管理的重要内容之一，也是医院感染管理重点监测的指标之一。

总之，医院建筑是控制医院感染的基础。合理的建筑布局和流程是减少医院感染发生的重要因素，新建、扩建、改建的项目都必须符合医院感染管理的要求，否则，建成后的建筑再改动，不但造成浪费，更给医疗工作带来不便甚至埋下安全隐患。目前的等级医院评审过程中发现，相当多数的医院存在着布局流程方面的问题，制约着医院的发展。因此，医院感染管理工作必须贯穿于医院建筑工作的全过程，为医院感染的控制奠定良好的基础。

（曹晋桂　李　阳）

参 考 文 献

[1] 巴志强，巴芳，郭锡斌，等. 从医院安全管理和感染控制角度审视医院建筑设计规划与设计. 中国医院，2006，10（6）：69-72.

[2] 周 敏，曾垂稳. 医院建筑的发展趋势与设计. 广东科技 2010，233（3）91-92.

[3]《医院感染管理办法》中华人民共和国卫生部令，第 48 号

[4] 王蕊、赵云. 新生儿志贺氏痢疾杆菌 C 群 13 型暴发的分析［J］中华医院感染学杂志，1999；5（2）：83-84.

第九章

新生儿病房医院感染管理与相关法律

为什么新生儿医院感染暴发事件时有发生？

哪些因素可引发新生儿医院感染？

如何防范新生儿医院感染？

新生儿医院感染相关法律有哪些？

第一节 概 述

一、新生儿医院感染国内外概况

新生儿是医院感染高危人群，新生儿室的院内感染是当前医院感染管理和医疗护理质量管理的一个重要组成部分。国外很早就有新生儿医院感染暴发的报道：1938 年 Lancet 杂志报道了新生儿病房急性呼吸道感染暴发；1987 年 Sylvia 等调查以色列新生儿监护室 5 例患儿分离出同一种弯曲菌；1999 年美国对 29 所医院新生儿病房进行医院感染现患率调查，827 例高危患儿中医院感染率 11.4%。我国开展医院感染监控起步较晚，最早报道新生儿医院感染暴发和控制的文献是 1983 年。国内外因环境因素、临床条件和人员理念等不同，报道的医院感染的发病率差异较大在 7%~32%。国外报道新生儿医院感染以血液感染最为常见（45%~55%），其次是呼吸道感染（16%~30%），再次是尿路感染（8%~18%）。国内报道感染部位分布：呼吸道感染占首位 42.47%~50.7%，其次是皮肤黏膜感染 16.44%~28.1%、再次是胃肠道感染 7.7%~27.40%。国内新生儿医院感染率明显高于国外。最常见的医院感染部门是新生儿重症监护室（NICU）。常见的危险因素低体重儿、早产儿、出生窒息、机械通气、肠外营养、中心静脉置管、不合理使用抗菌药物、医疗器械消毒不严、住院时间长、自身免疫系统和功能发育不成熟等。近年来，国内随着高危分娩预防性应用抗菌药物的增加、对新生儿侵入性操作的增加，挽救了许多危重新生儿的生命，但是因此而产生越来越多的多重耐药（MDR）菌感染，以及有效的抗感染药物越来越缺乏，也使危重症新生儿感染的治疗越来越困难，新生儿病室医院感染预防控制形势越来越严峻。由于以往国内对新生儿病室的管理不规范，新生儿医院感染暴发事件时有发生。这不仅给新生儿的家庭带来了巨大痛苦，造成医疗纠纷，在社会上产生不好的影响，同时对医院和医务人员本身造成的损失也是不可挽回的。

本文通过揭示新生儿病房发生的医院感染案例，警示广大医务工作者，把对医院感染的防控工作提高到法律法规的高度来认识。纵然，医院感染不可能完全避免，但预防重大的医院感染事件是完全可以做到的。

二、新生儿病房医院感染存在的主要问题

1. 部分新生儿病房建筑、流程不合理。国内有些医院，尤其是未经改造

的中小医院，新生儿病房建筑和流程不合理。有的医院新生儿病房与普通儿科建在一起；有的新生儿室房间狭小、空气不流通，患儿床位拥挤；有的布局流程混乱，物品洁污混放，配奶间、洗澡间不分开，重症新生儿室与普通新生儿室共用一个洗澡间，甚至多个新生儿共用一个奶瓶；有的患感染性疾病的新生儿没有隔离设施或隔离措施。这些均为医院感染暴发埋下了隐患。

2. 医院感染防控组织不健全、专职管理人员不按规范配备。一些医院的医院感染管理三级组织不健全，没有独立的医院感染管理部门，没有配备医院感染管理专职人员或管理人员配备不足，监管力度不够。

3. 医务人员医院感染防控意识差。由于医院对感染防控工作重视不够，组织机构不健全，对临床医务人员的培训教育不到位，医务人员感染防控知识缺乏，在临床一线工作的医务人员自觉执行医院感染规章制度不够，消毒隔离制度不落实，工作中操作前后洗手或手消毒没有很好落实。

4. 医院感染病例报告不及时或瞒报。由于医院感染组织制度不完善，人员配备不足，宣传力度不够，临床一线的医务人员出现散发医院感染病例往往没有引起注意，或未及时向上级主管部门报告，结果贻误了最佳的医院感染控制和治疗时机，造成医疗纠纷或重大的医院感染暴发事件。

基于上述种种问题，2009 年 12 月国家卫生部针对目前我国的实际情况，制定了《新生儿病室建设与管理指南（试行）》对新生儿病室的建设和医院感染防控工作做出了具体的规定。我们应从以往所发生重大的新生儿医院感染事件中，汲取经验教训，站在法律的高度，认清做好医院感染预防控制工作的重要性，只有这样才能保障医疗安全，让患者就医放心。

第二节　新生儿病房医院感染相关法律法规

根据我国目前新生儿医院感染防控中存在的主要问题和引起医疗纠纷的特点，凡涉及新生儿救治、预防保健等医疗机构和相关部门均应掌握和认真执行国家下列相关的法律法规及其条款。

一、关于医院感染管理组织建设

2006 年 9 月 1 日起施行的由中华人民共和国卫生部制定的《医院感染管理办法》，第二章组织管理中明确规定了各级各类医疗机构医院感染管理的组织形式和具体职能：

1. 第五条规定，各级各类医疗机构应当建立医院感染管理责任制，制定并落实医院感染管理的规章制度和工作规范，严格执行有关技术操作规范和工作标准，有效预防和控制医院感染，防止传染病病原体、耐药菌、条件致病菌及其他病原微生物的传播。

2. 第六条规定，住院床位总数在100张以上的医院应当设立医院感染管理委员会和独立的医院感染管理部门；住院床位总数在100张以下的医院应当指定分管医院感染管理工作的部门；其他医疗机构应当有医院感染管理专（兼）职人员。

3. 第七条规定，医院感染管理委员会由医院感染管理部门、医务部门、护理部门、临床科室、消毒供应室、手术室、临床检验部门、药事管理部门、设备管理部门、后勤管理部门及其他有关部门的主要负责人组成，主任委员由医院院长或者主管医疗工作的副院长担任。医院感染管理委员会的具体职责详见《医院感染管理办法》。

4. 第八条规定，医院感染管理部门、分管部门及医院感染管理专（兼）职人员具体负责医院感染预防与控制方面的管理和业务工作。主要职责详见《医院感染管理办法》。

二、有关医院感染报告制度的法律法规

1.《医院感染管理办法》第十八条在关于医院感染报告制度中规定：医疗机构经调查证实发生以下情形时，应当于12小时内向所在地的县级地方人民政府卫生行政部门报告，并同时向所在地疾病预防控制机构报告。所在地的县级地方人民政府卫生行政部门确认后，应当于24小时内逐级上报至省级人民政府卫生行政部门。省级人民政府卫生行政部门审核后，应当在24小时内上报至卫生部：

（1）5例以上医院感染暴发。

（2）由于医院感染暴发直接导致患者死亡。

（3）由于医院感染暴发导致3人以上人身损害后果。

2. 第十九条　医疗机构发生以下情形时，应当按照《国家突发公共卫生事件相关信息报告管理工作规范（试行）》的要求进行报告：

（1）10例以上的医院感染暴发事件。

（2）发生特殊病原体或者新发病原体的医院感染。

（3）可能造成重大公共影响或者严重后果的医院感染。

3. 第二十条　医疗机构发生的医院感染属于法定传染病的，应当按照《中华人民共和国传染病防治法》和《国家突发公共卫生事件应急预案》的规定进行报告和处理。

4. 卫生部2011年4月1日起施行的《医疗质量安全事件报告暂行规定》，要求各级各类医疗机构应当按照《规定》报告医疗质量安全事件信息。暂行规定明确，医疗质量安全事件实行网络在线直报。卫生部建立全国统一的医疗质量安全事件信息报告系统，信息系统为各级卫生行政部门分别设立相应权限数据库。根据对患者人身造成的损害程度及损害人数，医疗质量安全事件分为三级，并分别设定相应的报告时限：

（1）一般医疗质量安全事件：造成2人以下轻度残疾、器官组织损伤导致一般功能障碍或其他人身损害后果。医疗机构应当自事件发现之日起15日内，上报有关信息。

（2）重大医疗质量安全事件：造成2人以下死亡或中度以上残疾、器官组织损伤导致严重功能障碍；造成3人以上中度以下残疾、器官组织损伤或其他人身损害后果。医疗机构应当自事件发现之时起12小时内，上报有关信息。

（3）特大医疗质量安全事件：造成3人以上死亡或重度残疾。医疗机构应当自事件发现之时起2小时内，上报有关信息。

对瞒报、漏报、谎报、缓报医疗质量安全事件信息或对医疗质量安全事件处置不力，造成严重后果的医疗机构，各级卫生行政部门应当依法处理相关责任人，并予以通报。

三、新生儿病房的医院感染管理规范

2009年卫生部关于《新生儿病室建设与管理指南（试行）》中对新生儿室的医院感染防控工作做出了具体的规定：

1. 新生儿病室的建筑布局应当符合医院感染预防与控制的有关规定，做到洁污区域分开，功能流程合理。应当设置在相对独立的区域，接近新生儿重症监护病房。新生儿病室床位数应当满足患儿医疗救治的需要，无陪护病室每床净使用面积不少于3平方米，床间距不小于1米。有陪护病室应当一患一房，净使用面积不低于12平方米。

2. 新生儿病房设施、设备的配备要求。新生儿病室应当配备负压吸引装置、新生儿监护仪、吸氧装置、氧浓度监护仪、暖箱、辐射式抢救台、蓝光治疗仪、输液泵、静脉推注泵、微量血糖仪、新生儿专用复苏囊与面罩、喉镜和气管导管等基本设备。有条件的可配备吸氧浓度监护仪和供新生儿使用的无创呼吸机。配备必要的清洁和消毒设施，每个房间内至少配置1套洗手设施、干手设施或干手物品，洗手设施应当为非手触式。保持空气清新与流通，每日通风不少于2次，每次15-30分钟。有条件者可使用空气净化设施、设备。新生儿病室工作人员进入工作区要换（室内）工作服、工作鞋。

3. 新生儿病房的人员要求。新生儿病室应当根据床位设置配备足够数量的医师和护士，人员梯队结构合理。其中医师人数与床位数之比应当为0.3：1以上，护士人数与床位数之比应当为0.6：1以上。

4. 新生儿病房的监测报告制度。新生儿病室应当通过有效的环境卫生学监测和医疗设备消毒灭菌等措施，减少发生感染的危险。建立新生儿病室医院感染监控和报告制度，开展必要的环境卫生学监测和新生儿医院感染目标性监测。针对监测结果进行分析整改。存在严重医院感染隐患时，立即停止接收新患儿，并将在院患儿转出。

5. 新生儿病房的消毒隔离制度和医疗废弃物管理。新生儿病室使用器械、器具及物品，应当遵循以下原则：

（1）手术使用的医疗器械、器具及物品必须达到灭菌标准。

（2）一次性使用的医疗器械、器具应当符合国家有关规定，不得重复使用。

（3）呼吸机湿化瓶、氧气湿化瓶、吸痰瓶应当每日更换清洗消毒，呼吸机管路消毒按《医疗机构消毒技术规范》9.1.2有关规定执行。

（4）新生儿蓝光箱和暖箱应当每日清洁并更换湿化液，一人用后一消毒。同一患儿长期连续使用暖箱和蓝光箱时，应当每周消毒一次，用后终末消毒。

（5）接触患儿皮肤、黏膜的器械、器具及物品应当一人一用一消毒。如雾化吸入器、面罩、氧气管、体温表、吸痰管、浴巾、浴垫等。

（6）患儿使用后的奶嘴用清水清洗干净，高温或微波消毒；奶瓶由配奶室统一回收清洗、高温或高压消毒；盛放奶瓶的容器每日必须清洁消毒；保存奶制品的冰箱要定期清洁与消毒。

（7）新生儿使用的被服、衣物等应当保持清洁，每日至少更换一次，污染后及时更换。患儿出院后床单元要进行终末消毒。

（8）新生儿病室应当根据相关规定建立消毒清洁制度，并按照制度对地面和物体表面进行清洁或消毒。

(9) 新生儿医务人员在诊疗过程中应当实施标准预防，并严格执行手卫生规范和无菌操作技术。医务人员在接触患儿前后均应当认真实施手卫生。诊疗和护理操作应当以先早产儿后足月儿、先非感染性患儿后感染性患儿的原则进行。接触血液、体液、分泌物、排泄物等操作时应当戴手套，操作结束后应当立即脱掉手套并洗手。新生儿病室的医疗废弃物管理应当按照《医疗废物管理条例》及有关规定进行分类、处理。

四、关于对医务人员医院感染知识培训的规定

目前大多数医院管理者、医院各级各类医务工作者，对医院感染的认识水平、知识能力不能适应控制和降低医院感染的要求。因此，加强医院感染管理知识和技术的培训，特别是医院感染专业人员的培训尤为重要，更是搞好医院感染管理的重要前提和保证。《医院感染管理办法》第四章中对医务人员的医院感染知识培训做了详细规定：

1. 第二十三条，各级卫生行政部门和医疗机构应当重视医院感染管理的学科建设，建立专业人才培养制度，充分发挥医院感染专业技术人员在预防和控制医院感染工作中的作用。

2. 第二十四条，省级人民政府卫生行政部门应当建立医院感染专业人员岗位规范化培训和考核制度，加强继续教育，提高医院感染专业人员的业务技术水平。

3. 第二十五条，医疗机构应当制定对本机构工作人员的培训计划，对全体工作人员进行医院感染相关法律法规、医院感染管理相关工作规范和标准、专业技术知识的培训。

4. 第二十六条，医院感染专业人员应当具备医院感染预防与控制工作的专业知识，并能够承担医院感染管理和业务技术工作。

5. 第二十七条，医务人员应当掌握与本职工作相关的医院感染预防与控制方面的知识，落实医院感染管理规章制度、工作规范和要求。工勤人员应当掌握有关预防和控制医院感染的基础卫生学和消毒隔离知识，并在工作中正确运用。

五、相关的责罚制度

《医院感染管理办法》中有关责罚制度共四条，界定了卫生行政部门、医疗机构及有关人员违反本办法应当承担的法律责任。其中规定：

1. 第三十二条，县级以上地方人民政府卫生行政部门未按照本办法的规定履行监督管理和对医院感染暴发事件的报告、调查处理职责，造成严重后果的，对卫生行政主管部门主要负责人、直接责任人和相关责任人予以降级或者撤职的行政处分。

2. 第三十三条，医疗机构违反本办法，有下列行为之一的，由县级以上地方人民政府卫生行政部门责令改正，逾期不改的，给予警告并通报批评；情节严重的，对主要负责人和直接责任人给予降级或者撤职的行政处分：

（1）未建立或者未落实医院感染管理的规章制度、工作规范。

（2）未设立医院感染管理部门、分管部门以及指定专（兼）职人员负责医院感染预防与控制工作。

（3）违反对医疗器械、器具的消毒工作技术规范。

（4）违反无菌操作技术规范和隔离技术规范。

（5）未对消毒药械和一次性医疗器械、器具的相关证明进行审核。

（6）未对医务人员职业暴露提供职业卫生防护。

3. 第三十四条，医疗机构违反本办法规定，未采取预防和控制措施或者发生医院感染未及时采取控制措施，造成医院感染暴发、传染病传播或者其他严重后果的，对负有责任的主管人员和直接责任人员给予降级、撤职、开除的行政处分；情节严重的，依照《传染病防治法》第六十九条规定，可以依法吊销有关责任人员的执业证书；构成犯罪的，依法追究刑事责任。

4. 第三十五条，医疗机构发生医院感染暴发事件未按本办法规定报告的，由县级以上地方人民政府卫生行政部门通报批评；造成严重后果的，对负有责任的主管人员和其他直接责任人员给予降级、撤职、开除的处分。

第三节　案例分析

案例一：某医院痢疾杆菌暴发致死10例新生儿事件

1992年某医院新生儿病房9月份共收治新生儿214例，从9月9日～16日，有23例新生儿相继发病（其中剖宫产9例，产钳2例，顺产12例），这些患儿均在该院产房或手术室出生后进入新生儿病室。23例患儿均有拒奶，体温在38℃～40℃之间，伴有不同程度的呕吐，有黄疸、腹部胀气，皮肤不同部位出现出血点、四肢厥冷。13例患儿出现肺部呼吸音粗、口唇发绀；10例后期出现肺部啰音、心律不齐、呕吐频繁，最后发展为凝血障碍、酸中毒、心力衰竭、感染性休克而导致肺出血死亡。发病率10.74%；其中10例死亡，病死率43.48%。

事件发生后，除该院自查及省、市防疫站介入调查外，国家卫生部也派出专家组进行调查与控制。调查证实所有病例有相同饮奶、饮水和洗浴史。分别对发病患儿、产妇及医护人员的咽部和肛门内提取物进行培养，从5例婴儿的咽部和肛门内提取物中培养出志贺痢疾杆菌C群13型，并在其中一例患儿母亲的肛门内提取物中培养出相同病原体。调查发现，产科新生儿病室布局不合理，无专门的配奶间，配奶、换尿布、打包等操作均在不足$2m^2$的台上进行。70 m^2房间收住40~70名新生儿，床与床相连。治疗台面、产床、医务人员手微生物检查结果有部分超过卫生部颁布的标准。其中喂新生儿的消毒奶中两次检出大肠埃希菌。最后证实该医院发生的是一起新生儿痢疾杆菌所致的医院感染暴发事件。事后有关部门责令医院扩建、改建了产科新生儿病室，设置了隔离产房、隔离新生儿室、配奶间，消毒间；换尿布台和打包台分开；改进制度和工作规范。对医院的相关人员进行了严肃处理。

以上案例提出下列问题：

1. 什么是新生儿医院感染？
2. 新生儿医院感染有哪些特点？
3. 什么是新生儿医院感染暴发？
4. 引起新生儿医院感染暴发有哪些因素？
5. 怎样发现新生儿病房医院感染暴发？
6. 如何控制新生儿医院感染暴发？
7. 本案医院都违反了哪些相关法律法规？

1. 什么是新生儿医院感染？

国家卫生部2001颁布的《医院感染诊断标准》中规定，在医疗机构内新生儿在分娩过程中和产后获得的感染属于医院感染；新生儿经胎盘获得（出生后48小时内发病）的感染，如单纯疱疹、弓形虫病、水痘等不属于医院感染。本次事件发病的新生儿均为产后获得的感染属于医院感染。

2. 新生儿医院感染有哪些特点？

新生儿医院感染主要有以下特点：

（1）易发生在高危儿，而高危儿主要以窒息、早产、小于胎龄、低体重儿多见，这部分新生儿往往并发有颅内出血、肺透明膜病、肺出血、吸入性肺炎等异常情况。由于新生儿身体各器官尚未发育成熟，免疫系统尚未完善，抵抗力低，属于易感人群，再加上侵入性操作等高危因素，就更容易发生医院感染。一旦发生医院感染暴发，很难控制且死亡率高，本案发病率10.74%，病死率43.48%。

（2）我国新生儿医院感染部位中，以下呼吸道感染和皮肤与软组织最为常见。

（3）住院时间越延长，病情越重，越容易发生医院感染。新生儿宫内感染症状出现较早，可在出生时、数小时或数天内出现，而新生儿医院感染多于一周左右才出现症状。

3. 什么是新生儿医院感染暴发?

依据卫生部2009年颁布《医院感染暴发报告及处理管理规定》，在医疗机构或其科室的新生儿中，短时间内发生3例以上同种同源感染病例的现象，就称为新生儿医院感染暴发；在短时间内出现3例以上临床症候群相似、怀疑有共同感染源的病例或者3例以上怀疑有共同感染源或感染途径的感染病例现象称为疑似新生儿医院感染暴发。该事件在短时间内聚集性发病，涉及的患儿多，发病率和病死率都很高，是一起严重的医院感染暴发事件。

4. 引起新生儿医院感染暴发有哪些因素?

引起新生儿医院感染暴发的因素包括：

内源性因素：新生儿自身免疫系统功能发育不成熟，对感染的防御机制尚未建立完善，皮肤、黏膜、胃肠道抵抗力低。

外源性因素：对新生儿进行机械通气、肠外营养、中心静脉置管、不合理使用抗菌药物、住院时间长、环境及医疗器械消毒不严、新生儿室建筑面积过小布局流程不合理、医务人员不足和患儿过多、病室过度拥挤、手卫生执行力差等因素，均可造成患儿间的病原菌传播，从而引致新生儿医院感染暴发。

5. 怎样发现新生儿室医院感染暴发?

在某医疗机构同一新生儿室中，短时间内出现多例新生儿医院感染病例，其临床症状、患儿体征、感染部位均相似，采集标本培养所感染的病原微生物相同、药物敏感试验结果相同。一旦出现这些情况就应引起医务人员的高度警惕，经仔细调查大多可发现患儿有共同的感染途径，如环境或医疗器械、新生儿所用物品等被污染，从而进一步确定该新生儿室医院感染暴发。

在本案例中卫生部专家组根据患儿上述的临床表现，对发病患儿、产妇及医护人员进行相关的细菌培养，培养出志贺痢疾杆菌C群13型，最终明确了疾病的诊断。经调查发现该院的产科婴儿室的条件极差，流程及工作环节中存在许多问题。首先是布局不合理，缺少专门的配奶间和消毒间；床位拥挤，空气不流通。其次是换尿布、打包、配奶均在一个小台上操作，造成了交叉传染。第三是环境消毒不合格和医务人员手细菌严重超标。第四是消毒后的牛奶中检测出大肠埃希菌，说明存在喂奶器具或配制环节污染。专家组的调查分析为了解该事件的发生经过以及后续的治疗和事件的控制均起到了重要作用。

6. 如何控制新生儿医院感染暴发?

控制新生儿医院感染暴发需要做好平时防控和暴发时及时有效控制两方面工作：

（1）平时做好新生儿室常规医院感染防控工作

1）按卫生部《新生儿病室建设与管理指南》第六条要求，医疗卫生机构的新生儿病室应当具备与其功能和任务相适应的场所、设施、设备和技术力量。第七条要求新生儿病室的建筑布局应当符合医院感染预防与控制的有关规定，做到洁污区域分开，功能流程合理。这是医疗机构在新生儿病房的硬件建设中应认真执行的规范。

2）新生儿重症监护室（NICU）和新生儿病房的医务人员诊疗、护理应规范，严格遵守无菌操作和手卫生制度，包括严格要求医务人员和探视人员洗手，配备并按要求使用快速手消毒剂；新生儿平时的使用器具和医疗器械尽可能采用压力蒸汽灭菌，爽身粉和滴眼液等物品一人一份；特别是新生儿温箱、洗澡间、喂奶用具等的清洁消毒与灭菌是医院感染防控重点部位。出现医院感染暴发往往反映了日常工作程序或制度中的缺陷，应依据持续质量改进原则，不断修改和弥补这些缺陷，杜绝类似事件发生。

3）应加强对NICU和新生儿病房的医院感染目标监测。2009年卫生部颁布《医院感染监测规范》中专门规定了新生儿病房医院感染监测细则。实践证明，良好的监测能及时发现工作流程中存在的问题。开展监测能减少新生儿病房的医院感染发生，早期发现感染暴发趋势并在萌芽状态加以控制。

4）加强对新生儿病房医务人员医院感染防控知识和诊疗技术的培训，使之在患儿感染早期能引起足够的重视，采取积极有效的控制措施。

（2）发生医院感染暴发的控制措施

新生儿室一旦发生医院感染暴发，应立即做好如下工作：

1）要确定暴发的范围、时间、事件经过、涉及的所有患儿及相关人员。

2）寻找主要致病微生物并查出病原体的来源，尽早作出诊断。要重视现场，仔细观察，认真调查；采样和鉴定要严格按操作规程，防止污染的发生。采集患儿的相关标本不要轻易丢弃，保留菌种以便进一步分析；只有及时明确诊断，才能积极有效的治疗，尽快控制已发生的医院感染暴发病例。

3）确定感染的传播方式及造成传播的主要因素。完善的环境微生物学调查往往能发现传播途径，发现危险因素。

4）认真检查诊治过程中的每个环节，调查可能使新生儿感染增加的医源性因素；仔细查找常规防护措施中存在的缺陷，在真实原因未明确以前，采取积极治疗、分组护理、广泛消毒等措施（采样完毕后再消毒）。在明确原因后，可进一步采取针对性强、控制效果好的措施。

另外出现问题苗头一定要做到三早：即早发现、早报告、早解决。临床的医院感染防控小组，是做好“三早”的关键环节。防控小组成员始终在一线直接接触病人，对早期发现医院感染问题可起到至关重要的作用。一经发现医院感染的病例高出平时一般水平，即早期报告相关管理部门。医院感染管理部门应立即组织专家尽早解决诊断、治疗、控制等问题。只有这样，医院才能在院感防控工作中处于主动地位，避免重大的医院感染暴发事件发生。

案例一分析：

该医院新生儿病室布局不合理，无专门的配奶间。配奶、换尿布、打包等操作均在不足 $2m^2$ 的台上进行。70 m^2 房间收住 40~70 名新生儿，床与床相连。治疗台面、产床、医务人员手微生物超标。从 5 例婴儿的咽部和肛门内提取物中培养出志贺氏痢疾杆菌，并在其中一例患儿母亲的肛门内提取物中培养出相同病原体。造成了痢疾杆菌暴发致死 10 例新生儿事件。这些调查结果证明，该院在新生儿病房建筑、消毒隔离制度、无菌技术操作、传染病的管理等方面，违反了《医院感染管理办法》《消毒技术规范》《新生儿病室建设与管理指南》《医院感染暴发报告及处理管理规定》等法律法规。

案例二：某医院院内感染事故致死 8 名新生儿事件

2008 年 8 月 28 日~9 月 16 日某医院新生儿科共收治 94 名新生儿，出院 79 人次。9 月 3 日起该科 9 名新生儿相继出现发热、心率加快、肝脾肿大等临床症状，9 月 5 日，有两位患儿经抢救无效死亡，9 月 6 日，一位患儿在住院三天后死亡。9月7日、8日、9日、15日，分别又有5位新生儿经抢救无效死亡。入院时间最短的1例是一天死亡，最长的时间是入院13天后死亡。这8名新生儿均因发生弥散性血管内凝血相继死亡，1名新生儿经医院治疗好转。当时新生儿科曾对整个治疗过程及患儿情况进行调查研究，但都没有找到孩子的死亡原因。8名死亡的新生儿，7例是在该医院出生后因病情比较严重，住进新生儿科，1例是从外院转入。8名都是早产儿，身体弱小，病情严重。

接到报告后，国家卫生部立即组织专家调查组开展实地调查。经专家组调查发现，该医院对部分新生儿使用的物品和器具采用了错误的消毒方法；医务人员没有规范地进行手卫生；用于新生儿的肝素封管液无使用时间标识等；对部分医务人员的手、病房物体表面、新生儿使用的奶瓶和奶嘴、新生儿暖箱注水口等进行检测，均发现细菌污染超标严重。认为该事件为医院感染所致，是一起严重医院感染事件。根据调查结果认为医院应对事件负责，对医院有关责任人作出严肃处理：撤销该医院院长和主管副院长的职务，免去医院新生儿科主任、护士长的职务，免去医院医务部、护理部等有关职能部门负责人的职务。并对患儿家属给予了经济赔偿。

以上案例提出下列问题：

1. 为什么新生儿病房医院感染暴发事件时有发生？
2. 新生儿病房发生医院感染暴发应该如何报告？
3. 为什么要对新生儿病房的医务人员进行定期培训？
4. 本案医疗机构违反了哪些法律法规？

1. 为什么新生儿病房医院感染暴发事件时有发生？

在医疗机构中，由于新生儿抵抗力低，属易感人群，故新生儿重症监护室（NICU）和新生儿病房应是医院感染防控的重点部位。但目前有的医院对感染防控工作的重要性认识不到位。医院没有建立有效的医院感染防控三级组织（医院感染管理委员会、医院感染控制科和临床医院感染防控小组），一旦出现聚集性发病，形成感染暴发时也无法采取有效地控制措施。

国家卫生部2006年《医院感染管理办法》中早有明确规定。《办法》中第二章组织管理，第六条指出住院床位总数在100张以上的医院应当设立医院感染管理委员会和独立的医院感染管理部门，并明确规定了各级组织的职责。只有真正认识到医院感染管理重要作用，才能真正抓好医院感染防控三级组织建设，才能使新生儿重症监护室（NICU）和新生儿病房等医院感染重点部位的组织建设、人员配备、建筑流程和设施设备等重要问题的解决落到实处；只有医院的管理层真正重视了医院感染管理工作，才能充分发挥感染管理部门的职能，杜绝医院感染暴发事件的发生。

2. 新生儿病房发生医院感染暴发应该如何报告?

2009年卫生部发布的《医院感染暴发报告及处置管理规范》中对发生医院感染暴发如何报告进行了详细的规定。《规范》第三条规定了医院感染暴发报告范围，包括疑似医院感染暴发和医院感染暴发。第四条规定了医院感染暴发报告管理遵循属地管理、分级报告的原则。第六条规定医院应当建立医院感染暴发报告管理责任制，明确法定代表人为第一责任人，制订并落实医院感染暴发报告的规章制度、工作程序和处置工作预案，有效控制医院感染暴发。第七条医院应当明确医院感染管理委员会、医院感染管理部门、医院感染管理专（兼）职人员及相关部门医务人员在医院感染暴发报告及处置工作中的职责，做到分工明确，反应快速，管理规范。

有关报告程序，在第十条规定，5例以上疑似医院感染暴发；3例以上医院感染暴发，应当于12小时内向所在地县级卫生行政部门报告，并同时向所在地疾病预防控制机构报告。县级卫生行政部门接到报告后，应当于24小时内逐级上报至省级卫生行政部门。第十二条5例以上医院感染暴发、由于医院感染暴发直接导致患者死亡、由于医院感染暴发导致3人以上人身损害后果的，省级卫生行政部门接到报告后组织专家进行调查，确认发生的，应当于24小时内上报至卫生部。医疗机构发现发生重大医院感染事件，一旦得到证实，及时上报二个部门，一是县级地方人民政府卫生行政部门，二是所在地疾病预防控制机构；报告时限为12小时，从重大事件得到证实时开始。县级地方人民政府卫生行政部门接到报告并进一步确认后，应当于24小时内逐级上报至省级人民政府卫生行政部门。第十三条规定，医院发生以下情形时，在2小时内向所在地县级卫生行政部门报告，并同时向所在地疾病预防控制机构报告。所在地的县级卫生行政部门确认后，应当在2小时内逐级上报至省级卫生行政部门。省级卫生行政部门进行调查，确认发生以下情形的，应当在2小时内上报至卫生部。

（1）10例以上的医院感染暴发。

（2）发生特殊病原体或者新发病原体的医院感染。

（3）可能造成重大公共影响或者严重后果的医院感染。

中医医院（含中西医结合医院、民族医医院）发生上述情形时，省级中医药管理部门应当向国家中医药管理局报告。

本案所涉的医院10天之内有8例新生儿死亡，属重大暴发事件。但该院管理层缺乏报告意识，直到有人举报，相关部门介入调查。《医院感染管理办法》第三十四条对医疗机构违反本办法报告规定，未采取预防和控制措施或者发生医院感染未及时采取控制措施，造成医院感染暴发、传染病传播或者其他严重后果的，对负有责任的主管人员和直接责任人员给予降级、撤职、开除的行政处分；情节严重的，依照《传染病防治法》第六十九条规定：可以依法吊销有关责任人员的执业证书；构成犯罪的，依法追究刑事责任。有关部门对该医院的相关责任人作出了相应的严肃处理。

3. 为什么要对新生儿病房的医务人员进行定期培训？

经调查发现，在新生儿医院感染暴发事件中，绝大部分事发医院对新生儿科的医务人员都没有进行医院感染专业知识的培训。这些医务人员医院感染防控知识匮乏，缺乏无菌观念，未能严格地执行消毒隔离制度。卫生部《医院感染管理办法》第二十七条规定 医务人员应当掌握与本职工作相关的医院感染预防与控制方面的知识，落实医院感染管理规章制度、工作规范和要求。工勤人员应当掌握有关预防和控制医院感染的基础卫生学和清毒隔离知识，并在工作中正确运用。2009年卫生部在《新生儿病室建设与管理指南》规定：第十三条新生儿病室医师应当有1年以上儿科工作经验，并经过新生儿专业培训6个月以上，熟练掌握新生儿室息复苏等基本技能和新生儿病室医院感染控制技术，具备独立处置新生儿常见疾病的基本能力。第十五条新生儿病室护士要相对固定，经过新生儿专业培训并考核合格，掌握新生儿常见疾病的护理技能、新生儿急救操作技术和新生儿病室医院感染控制技术。

预防和控制医院感染知识是一个合格的临床医师、护士所必须掌握的基础知识，是一个高素质的临床医护人员必须具备的基本要素。

（1）医师预防和控制医院感染知识的教育培训

医院应当组织进行对医师（本院医师、进修医师、实习生等）预防和控制医院感染知识的培训，合格后方能上岗，培训考核记录可作为职称晋升参考。通过培训，医师能够重点掌握无菌技术操作规程、医院感染诊断标准、抗菌药物合理应用、消毒药械正确使用、医院感染的流行病学、医院感染的预防与控制方法、职业卫生安全防护等知识。能够在工作中落实医院感染管理规章制度、工作规范和技术要求，并能在预防和控制医院感染中发挥积极作用。

（2）护士预防和控制医院感染知识的教育培训

对护士定期进行预防和控制医院感染知识的教育培训极为重要，尤其是对新上岗的护士应将预防和控制医院感染知识教育作为岗前教育的一项重要内容。护士培训的主要内容有医院感染诊断标准、医院感染的流行病学、医院感染与护理管理、职业卫生安全防护、医务人员手卫生、医院感染的隔离技术、消毒与灭菌技术，各种消毒、灭菌剂的正确应用，医院环境微生物学监测标准、空气、物体表面、手的采样方法，标本的采集（留取、运送）等。

（3）对工勤人员进行基础卫生学和消毒隔离基础知识培训

工勤人员工作范围广、流动性大，并缺乏基本医学常识，因其直接为病人服务，接触病员污染的器具、衣物、排泄物、医疗废物等机会较多，是医院内交叉感染的媒介，易造成医院感染。所以，有必要对他们进行卫生知识基础教育，加强无菌观念，让他们了解传染病的预防知识，清洁与污染的区别，简单消毒、隔离方法，洗手的意义和方法，以及医疗废物的分类管理等。

（4）对病人、陪护、探视家属进行消毒隔离基础知识培训

采用宣传栏、科普书和入院须知等形式对他们进行预防和控制医院感染的宣传教育，增强清洁、卫生观念，配合落实医院消毒隔离制度、探视及陪住制度，规范他们在医院的行为。

对于新生儿重症监护室（NICU）和新生儿病房等医院感染重点部位，经过医院全员培训提高所有人员的素质，全方位的预防和控制医院感染暴发事件的发生。

案例二分析：

（1）本案医疗机构未按照《医院感染管理办法》的规定建立医院感染管理责任制，未建立独立的医院感染管理部门并履行相应的职责。加之医院感染管理人员配置不足，难以保证对医院感染重点部门和环节实施监督检查和指导。

（2）经卫生部专家组调查，该医院新生儿科工作流程不合理，人流与物流相互交叉；部分新生儿使用的物品和器具采用了错误的消毒方法；医务人员没有规范地进行手卫生；对部分医务人员的手、病房物体表面、新生儿使

用的奶瓶和奶嘴、新生儿暖箱注水口等进行检测，均发现细菌污染超标严重。该医院严重违反了卫生部《消毒技术规范》《新生儿病室建设与管理指南》等法规。

(3) 本案所涉及的医院10天之内有8例新生儿死亡，属重大暴发事件。但该院管理层缺乏报告意识，直到有人举报，相关部门介入调查。违反了卫生部《医院感染暴发报告及处置管理规范》和《医院感染管理办法》。

案例三：某县妇幼保健院医院感染致死5名新生儿事件

2009年3月18日、19日，某县妇幼保健院有6例重症患儿转到北京某医院治疗，其中，3例患儿诊断为新生儿败血症，血培养结果均为“阴沟肠杆菌”阳性。截止22日，6名新生儿中5名相继死亡。在转院之前，这6名新生儿均曾在该妇幼保健院新生儿科的暖箱内治疗。北京某医院经检查认定该事件属于医院感染事故，并立即上报了国家卫生部。接到报告后，3月20日下午，卫生部专家组抵达该妇幼保健院展开调查。3月25日，根据专家组调查及北京市某医院对患儿血培养结果显示，这一新生儿医院感染事件的发生是由于该妇幼保健院新生儿室管理混乱并存在重大医疗缺陷而造成。卫生部专家组调查发现，该妇幼保健院的新生儿暖箱污染严重，清洁、消毒不彻底；新生儿吸氧所用的湿化瓶没有更换，消毒药液浓度不合格。此外还发现，该妇幼保健院对医疗安全及医院感染防控工作重视不够，措施不到位，医务人员严重缺乏医院感染防控相关知识。专家组调查后认为，该妇幼保健院新生儿病区布局及工作流程完全不符合环境卫生学和医院感染控制的要求，新生儿科未设新生儿专用的洗澡和配奶区域，奶瓶和奶嘴随便放在病房的抽屉里，护士用开水烫后直接给孩子配奶，喂完奶后再烫一下就收起来。奶瓶里剩下的奶或水形成了一个湿润的环境，容易造成细菌孳生。新生儿室和新生儿重症监护室一共有31张床位，但只有9名护士，而且新生儿重症监护室和大病房用的是同一套医护人员，人手严重不足。这直接导致为孩子换尿布、喂奶、量体温等工作有时要依赖家长来完成，手卫生难以保障，大大增加了感染发生的概率。该院新生儿科的部分病室收治儿童和成人脑瘫康复患者，部分病室空床租给家属留宿，患儿家属自由出入病区，人员混杂，也是造成交叉感染机会。

卫生部调查结果公布后，该县县委、县政府根据调查结果对有关责任人作出严肃处理，免去其卫生局局长、党委书记职务；撤销该妇幼保健院院长和副院长职务；免去该院医务科主任、新生儿科主任、新生儿科护士长的职务。并给予相应的经济赔偿。

以上案例提出下列问题：

1. 在医院感染暴发事件中地方人民政府卫生行政部门应当负什么责任？
2. 地方妇幼保健部门应当在医院感染暴发事件中汲取哪些教训？

1. 在医院感染暴发事件中地方人民政府卫生行政部门应当负什么责任？

有关地方人民政府卫生行政部门的职责《医院感染管理办法》第五章监督管理第二十八条规定：县级以上地方人民政府卫生行政部门应当按照有关法律法规和本办法的规定，对所辖区域的医疗机构进行监督检查；第二十九条对医疗机构监督检查主要内容有5条：①医院感染管理的规章制度及落实情况；②针对医院感染危险因素的各项工作和控制措施；③消毒灭菌与隔离、医疗废物管理及医务人员职业卫生防护工作状况；④医院感染病例和医院感染暴发的监测工作情况；⑤现场检查；第三十条卫生行政部门在检查中发现医疗机构存在医院感染隐患时，应当责令限期整改或者暂时关闭相关科室或者暂停相关诊疗科目。

本案该县卫生行政部门对所辖医疗机构的医疗安全隐患排查不力，对其妇幼保健院存在的问题监管不到位。该县县委、县政府根据卫生部调查结果对有关责任人作出严肃处理，并免去其卫生局局长、党委书记职务。并进行了通报批评。

各地方卫生行政部门应当规范行政审批，建立责任制度。要严格按照《医疗机构管理条例》、《医院感染管理办法》及有关要求履行管理职责，切实加强辖区内各级各类医疗机构的管理，严格审批医疗机构诊疗科目，对建筑布局不合理、基本条件不完善、设施设备不合格的不予批准。建立医疗安全管理责任制和责任追究制度。

2. 妇幼保健部门应当在医院感染暴发事件中汲取哪些教训？

本案县妇幼保健院发生的严重新生儿医院感染事件，反映出当地卫生行政部门对其监管不力，医院感染管理知识缺乏。医务人员欠缺医疗安全意识，忽视工作要求，规章制度和工作规范执行不严，措施不实，在医院感染防控、保障医疗安全方面存在严重缺陷。主要问题为建筑布局不合理，不能严格划分清洁区和污染区，工艺流程有交叉或逆行，缺乏必要的设备、设施如常水无滤过系统，无蒸馏水等，甚至无合格的高压灭菌器，“消毒”物品仅靠电炉上蒸煮。有的肌肉注射做不到一人一管，仍采用不同病人仅更换针头的方法。一部分保健院手术用刀、剪、缝合针线不经高压灭菌，仅靠中高效消毒液浸泡即使用。这些都是发生医院感染暴发的危险因素。

案例三分析：

(1) 妇幼保健院的领导层应增强责任意识，提高工作执行力。卫生部《医院感染管理办法》第三条规定：各级各类医疗机构应当严格按照本办法的规定实施医院感染管理工作；第十一条医疗机构应当按照有关医院感染管理的规章制度和技术规范，加强医院感染的预防与控制工作；卫生部《新生儿病室建设与管理指南（试行）》第四条规定医疗机构应当建立完善新生儿病室的管理制度，加强新生儿病室管理，提高医疗质量，保障患儿安全。

(2) 加强医院内在管理，确保医疗安全。地方妇幼保健院、妇产医院、妇儿医院以及设有新生儿科及新生儿重症监护室的基层医疗单位，应加强医院内在建设和管理。确保医院的新生儿科室设置符合其功能和任务需要，切实加强医院感染防控措施，应做到六个严格：严格控制新生儿室进出人员；严格用流动水认真洗手，必要时用速干消毒剂手消毒；严格执行无菌技术操作；严格室内清洁卫生及空气消毒；严格医疗器械的灭菌；严格患儿的分室、分组隔离制度。完善医院感染暴发事件报告和应对机制。系统培训和强化医务人员医院感染防控责任意识和工作能力，能够及早发现问题，及时报告，并采取有效措施，最大限度降低医院感染重大事件的发生。

(3) 加大督查力度，建立长效监管机制。严格按照《医院感染管理办法》等相关法律法规的规定，加大对妇幼保健机构的管理力度，在卫生行政部门和基层医疗单位都建立长效监管机制，定期对院内感染管理工作进行专项或综合性的监督、检查，总结经验教训，查找薄弱环节，完善各项制度措施，促进院内感染管理工作科学、规范、有序开展，使医院感染防控各项制度的落到实处。

第四节 风险防范

新生儿重症监护室（NICU）和新生儿病房出现医疗纠纷的特点是：频率较高，形式多样，突然出现，难以接受，热点事件，关注度高。我们认为作为 NICU 和新生儿病房医务人员，通过以下措施可以预防或减少其医疗纠纷和事故的发生：

一、按章办事、提高责任心

回顾以往发生的新生儿医院感染暴发事件，无论事发的医院大小、情况异同都是没有按章办事，忽视法律、法规，违反操作规程而造成的。上述几例重大医院感染暴发事件都是典型的事例。其医务人员没有遵守《医院感染管理办法》、《消毒技术规范》等行业规范，平时管理混乱，经查包括医务人员的手、病房物体表面、新生儿暖箱、沐浴间、配奶间等多处关键部位细菌均严重超标，管理流程均不符合国家标准。为发生医院感染和产生医疗纠纷埋下了隐患。

作为医务工作者平时应养成严谨的工作作风，“按法规办事、按医疗规范行医”应该是每个医护人员的行为准则。最大限度杜绝医院感染的发生。

二、加强培训，掌握特点，提高管理水平

从事新生儿医疗护理工作的医务人员比其他专业科室具有更大的风险性，这是新生儿的社会属性和生理特点所决定的。新生儿的自身免疫系统和功能发育不成熟，自我防御功能很差。特别是早产儿、低体重儿和难产儿，在医疗护理过程中，稍有疏忽很容易发生各种医院感染。如未及时发现或发现后治疗不及时，就容易发生医院感染暴发。这就要求从事新生儿医疗护理工作的医务人员掌握新生儿特点，并具有很系统的医院感染管理知识，熟练的医院感染防控操作技能、很敏锐的观察力和很强责任心。医院的管理部门定期对新生儿病房的医务人员进行医院感染相关知识的培训和考核，是非常必要的。卫生部《医院感染管理办法》第二十五条指出：医疗机构应当制定对本机构工作人员的培训计划，对全体工作人员进行医院感染相关法律法规、医院感染管理相关工作规范和标准、专业技术知识的培训。《新生儿病室建设与管理指南》中也对培训工作做出了规定：第十三条新生儿病室医师应当有1年以上儿科工作经验，并经过新生儿专业培训6个月以上，熟练掌握新生儿窒息复苏等基本技能和新生儿病室医院感染控制技术，具备独立处置新生儿常见疾病的基本能力。第十五条新生儿病室护士要相对固定，经过新生儿专业培训并考核合格，掌握新生儿常见疾病的护理技能、新生儿急救操作技术和新生儿病室医院感染控制技术。定期地培训和考核可使新生儿病房的医务人员不断提高专业知识水平和医院感染管理能力，减少或阻止医院感染

发生。

三、注意保存证据，规范医疗文书

自从有了医院，就有了医院感染。医院感染虽然与医院有关，但许多散发的医院感染病例属于自身感染，与医疗护理行为关系不大。作为医院要想证明某感染与医疗护理行为无关，必须要有充分的“证据”。这种医患关系新证据规则普遍认为对医院不利，因此医院应加强“证据”观念，认真记录并保留各种医疗护理文件、知情同意书、患者和家属的签字，认真书写病历，完整、及时地记载病程记录等，只有这样才能在繁忙的医疗护理工作中规避医疗纠纷的风险。

四、要明确责任，不能回避矛盾

新生儿病房是发生医院感染最常见的地方，除病房环境、医疗操作等因素外，新生儿各器官和免疫功能发育未完善、抵抗力低下等内源性因素也是重要的原因。因此，在新生儿住院初期对其家属充分“告知”是非常必要的。让家属了解患儿病情的严重程度及疾病治疗的难度、并发症、合并症、药物毒副作用、疗效及转归等，了解新生儿在医疗护理中可能发生的问题和双方的责任，签署知情同意书。履行告知义务尽力征得患方理解。由于新生儿病室的特殊性，一般不允许外来人进入，故在治疗期间家属不能随时见到患儿。医务人员应主动经常与家属沟通，对治疗中出现的难点、疑点问题，医务人员不能回避矛盾，应及时通俗地告知，使其互相理解、互相信任。有些临床一线的医务人员，平时只顾忙于医疗护理工作，不善于与患儿家属沟通，遇到问题多回避、重要处置不告知，有了纠纷绕道走。多年的经验证明，这往往是造成医患矛盾的隐患。所以新生儿病房的医务人员应做好以下事情，在遇到法律纠纷时才能有可能免责：

1. 在诊治合理、合法的基础上，与患儿家属有效的沟通和真实通俗的告知，使其充分理解和知情。

2. 正确实施特殊的检查和治疗，采取正确的应对医疗风险的措施。

3. 医护人员按照法规、规范进行医疗护理操作和医疗护理文书书写。

4. 患儿家属理解和最后决定的签字。

2010 年 7 月 1 日起施行的《中华人民共和国侵权责任法》第五十五条规定：医务人员在诊疗活动中应当向患者说明病情和医疗措施。需要实施手术、特殊检查、特殊治疗的，医务人员应当及时向患者说明医疗风险、替代医疗方案等情况，并取得其书面同意；不宜向患者说明的，应当向患者的近亲属说明，并取得其书面同意。医务人员未尽到前款义务，造成患者损害的，医疗机构应当承担赔偿责任。

第五节　建　　议

我们在多年的医院感染管理工作实践中发现，现有的相关法律法规中还有一些不完善、不合理的地方，建议有关部门能将其修改和补充。

一、建立临床感控质量小组及工作制度，应写进新生儿病室管理规范中

在《新生儿病室建设与管理指南（试行）》文件中，应将建立临床医院感染质量控制小组及其工作制度，写进新生儿病室医院感染预防控制规范中。临床科室的医院感染防控小组成员应由科主任、护士长和主治医师、主管护师以上的科室骨干组成。他们是在临床第一线工作，最容易发现问题，负责督导和具体执行医院感染防控的各项规章制度。规定临床医院感染防控小组每月至少例会一次，讨论本科医院感染防控中存在的问题，危险因素等，研究解决办法，不断改进防控措施，并有会议记录。医院感染管理部门或专职人员至少每季度检查一次，也要有记录。这样做，既可以在本科室及时发现和纠正新生儿病室出现的问题，医院感染管理部门也可定期监督指导法律法规的执行。

二、医院感染的原由应在相关的法律法规中解释说明

医院感染可分为外源性感染和内源性感染，后者多由于患者免疫功能低下、自身组织器官功能异常、抵抗力差等诸多内源性因素所造成，有时是不可避免的。尤其是婴幼儿的免疫功能、组织器官发育均未完善、抵抗力更加低下，更容易发生内源性感染。这种感染多与医疗护理工作无关。但是一旦发生，患者及家属多不理解，常常造成医疗纠纷。而目前有关医院感染的法律法规中均无相关的解释与说明，医护人员也没有申辩的法律依据。医生为了保护自己，避免医疗纠纷而过度诊查、过度用药的现象时有发生，这也是造成目前过度医疗、滥用抗菌药物的原因之一。建议有关部门将其内容写进相关的法律法规中，使医务人员的权利能得到合理的保障。

三、医院感染管理部门应是消毒药械的主管部门

消毒药械的合理使用是医院感染预防与控制的重要环节。目前我国医院中对消毒药械的管理很不规范，有的医院是药剂科管理，有的医院是器械管理科在管，有的医院是医院感染控制科管理。国家相关的法律法规也不完善。《医院感染管理办法》第八条“医院感染管理部门、分管部门及医院感染管理专（兼）职人员具体负责医院感染预防与控制方面的管理和业务工作。其主要职责中第 10 项指出：对消毒药械和一次性使用医疗器械、器具的相关证明进行审核”。目前的现状仅仅认为医院感染管理部门只是“审核相关证明”，并没有真正起到把关、监督的作用。如果医院感染管理部门成为消毒药械的主管部门可能更合理、更有利于工作。希望在针对消毒药械管理的相关法规中，应明确规定医院感染管理部门负责消毒药械的管理、审核、储存、发放等工作，这样才能使他们真正掌握医院各科室消毒药械的实际使用情况，起到监督、监测、指导临床合理应用的作用。

（李静玫　李海峰　侯　丹　白晓忠）

参 考 文 献

[1] 新生儿病室建设与管理指南（试行）. 中华人民共和国卫生部，2009.

[2] 消毒技术规范. 中华人民共和国卫生部，2002.

[3] 医院感染管理技术规范. 中国人民解放军总后勤部卫生部部标准，WSB 46-2001

[4] 军队医院感染管理规定. 中国人民解放军总后勤部卫生部，2003

[5] 医院感染管理办法. 中华人民共和国卫生部，2006

[6] 苏萍珍. 常见新生儿医院感染及预防. 中国当代医药，2011，18（13）：148.

[7] 刘艳芬，谢彩霞. 基层医院产科病房新生儿医院感染预防. 中外医疗，2008，30（1）：48.

[8] 李全梅. 母婴同室新生儿医院感染分析及对策. 现代临床，2009，8（4）：4-6.

[9] 蔡爱玲，高良俊，余琼. 新生儿医院感染的病因学调查. 医学新知杂志，2004，14（3）：200.

[10] 苏丽东，苏永平. 新生儿医院感染的危险因素分析及干预进展. 护理学报，2009，16（12B）：10-12.

[11] 陈爱锋，刘春来，严文康，周仕丹. 新生儿医院感染的危险因素分析与对策. 现代临床护理，2011，10（4）：15-16.

[12] 万苏闽，陈叶香. 新生儿医院感染临床特点与防治. 现代护理，2006，12（29）：2821-2822.

[13] 梁丽. 新生儿医院感染原因分析及预防. 临床合理用药，2011，4（3B）：45.

[14] 王蕊、赵云. 新生儿志贺氏痢疾杆菌C群13型暴发的分析［J］中华医院感染学杂志，1995；5（2）：83-84.

[15] 文细毛，徐秀华，易霞云，等. 我院母婴同室表皮葡萄球菌携带调查与质粒分析［J］中国微生态学杂志，1999；11（2）：96-89.

[16] 李清杰、刘运喜. 医院感染防控指南. 北京：人民军医出版社，2010.

[17] 郝少君，刘德熙，王灵. 现代医院感染管理与控制. 北京：人民军医出版社，2010.

[18] 医务人员手卫生规范. 中华人民共和国卫生行业标准，WS/T313-2009

[19] 关于民事诉讼证据的若干规定. 最高人民法院，法释〔2001〕33号

[20] A. Borghesi, M. Stronati, Strategies for the prevention of hospital-acquired infections in the neonatal intensive care unit. Journal of Hospital Infection. 2008, 68（3）：293-300

[21] 张朝勇 新生儿室医院感染的调查分析及对策，吉林医学，2009，30（6）：1002

[22] 徐焱，李文华，王丹华. 新生儿重症监护病房早产儿医院感染分析〔J〕中华医院感染学杂志，2007，17（10）：1226-1228

[23] 黄越芳 新生儿重症监护室医院感染分析与预防对策，广东医学，2004，25（3）：260.

[24] Rojas MA, Efird MM, Lozano JM, *et al.* Risk factors for nosocomial infections in selected neonatal intensive care units in Colombia, South America［J］. J Perinatol, 2005, 25（8）：537-541

[25] Philip L. Graham Ⅲ, Simple Strategies to Reduce Healthcare Associated Infections in the Neonatal Intensive Care Unit：Line, Tube, and Hand Hygiene. Clinical Perinatology 2010, 37, 645-653

[26] 要慧，李六亿. 新生儿医院感染暴发的特点及防控进展〔J〕中国护理管理，2011，11（8）：66-68

[27] 中华人民共和国主席令. 中华人民共和国侵权责任法. 北京：中华人民共和国主席令（第21号）2009

[28] 医疗质量安全事件报告暂行规定. 中华人民共和国卫生部，卫医管发：（第4号）2011

第十章

妇产科医院感染防控与相关法律法规

为什么妇产科是医院感染防控的重点部门？

为什么妇产科是医疗风险较高的部门？

为什么剖宫产术后容易发生手术切口感染？

法律法规中对实施剖宫产手术有何规定？

妇产科医院感染防控的关键点及应注意的法律问题是什么？

如何做好妇产科感染相关风险的防范？

第一节 概　　述

妇产科学是专门研究女性特有的生理和病理以及生育调控的专门学科，包括产科学、妇科学和计划生育[1]。近年来妇产科学体系不断完善，衍生出围生医学、生殖医学、妇科肿瘤学、女性内分泌学、妇女保健学等多项跨学科领域，同时产前诊断及辅助生殖技术的不断创新、内镜诊疗及介入治疗技术的临床应用，也加快了妇产科诊疗水平的提高速度。

随着社会经济的发展和法律制度的不断完善，人们对生命健康权越来越重视，依法维权意识逐步提高。据中华医院管理学会调查统计，自《医疗事故处理条例》实施以来，我国医疗纠纷事件发生率平均上升了 22.9%，其中妇产科医疗事故与过失纠纷居首位[2]。究其原因，相对于其他医学领域而言，妇女生育的必然性、医疗对象的复杂性、生育过程的风险性以及涉及两条生命安危的特殊性，加之地域、经济、医疗资源和医疗水平的差异性，都决定了妇产科医疗风险存在的普遍性[3]。虽然在大量的妇产科医疗纠纷案例中，由于医院感染引起的医疗纠纷事件相对较少，但基层医疗机构，如某乡镇卫生院 18 名产妇剖宫产术后切口感染暴发等不良事件时有发生，也引起了社会的广泛关注。

妇产科患者作为医院的一个特殊群体，有着不同于其他住院患者的自身特点。例如孕产妇，大多是健康者，但又是医院感染的高危人群。妊娠虽然是一个生理过程，但整个过程隐含着很多环节的不确定性和高风险性。产妇经历由妊娠期、分娩期向产褥期的过渡，其机体生理及内分泌系统会产生一系列变化，且分娩后防御功能下降，在此期间容易受到多种易感因素的侵袭；各种妇科疾病、良恶性肿瘤及产科合并妊娠并发症患者，除常规治疗外，需要通过手术彻底清除病灶，恶性肿瘤患者除手术外，还需要进行化疗及放射治疗，这些均是医院感染的危险因素。同时，妇产科门诊是女性患者集中诊治的场所，近几年随着性病患者人数的急剧增加，医务人员在工作中接触梅毒、艾滋病、尖锐湿疣等病毒感染者的概率也增加。随着社会的发展，婚前性行为增多和性行为小龄化趋势，使得人流数剧增。不安全人流严重危害女性健康，调查显示，很多女性因不安全人流引起感染、妇科炎症及其他人流并发症，甚至导致不孕。此外由于检查治疗的需要，一些侵袭性诊疗操作技术（如宫腔镜、腹腔镜、阴道镜等）的应用也增加了感染的危险性，如果医务人员无菌观念不强，器械消毒、管理不严，用后医疗废物处置不当等，均可导致病原体的传播及医院感染的发生，甚至造成医院感染暴发等不良事件及法律纠纷的产生。

防范医疗风险、确保患者安全是提高医院服务质量、构建和谐社会的一项重要内容。针对妇产科医疗纠纷高发的现状，在提高医疗技术、规范诊疗操作的同时，了解医疗相关法律法规、强化医院感染防控观念至关重要。

第二节 妇产科医院感染防控的相关法律法规

目前，医患矛盾已成为一个突出的社会问题。卫生部统计数据显示，全国每年发生的医疗纠纷逾百万起，平均每年每家医疗机构医疗纠纷的数量在40起左右。尤其近年来，医疗纠纷发生率明显上升，增长幅度超过100%。妇产科由于工作对象和工作性质的特殊性，是医疗纠纷的高发科室，与其他科室相比，妇产科医疗纠纷具有涉及环节多、判决赔偿高、处理难度大、法律适用复杂等特点。

目前，我国解决医疗纠纷主要有当事人直接和解、行政调解和司法诉讼三种方式。通过行政调解的途径处理医疗纠纷的常用法律依据主要有《医疗事故处理条例》、《医疗事故技术鉴定暂行办法》、《医疗事故分级标准》、《病历书写基本规范》、《医疗机构病历管理规定》和《医疗事故技术鉴定专家库学科专业组名录》等配套的文件。通过司法诉讼的途径处理医疗纠纷的常用法律依据主要有《中华人民共和国民法通则》、《最高人民法院关于民事诉讼证据的若干规定》、《最高人民法院关于参照（医疗事故处理条例）审理医疗纠纷民事案件的通知》、《最高人民法院关于审理人身损害赔偿案件适用法律若干问题的解释》、《中华人民共和国执业医师法》、《中华人民共和国护士管理办法》和《医疗机构管理条例》等。

此外，自2010年7月1日起《中华人民共和国侵权责任法》正式施行，该法共12章92条，对公民民事权益进行了全方面、多层次、立体化保护，涉及生命权、健康权、隐私权等人身、财产权益的诸多方面，其中设立了第七章“医疗损害责任”，对于医护人员工作行为，处理医疗纠纷起到了规范、指导作用。

同时，涉及医院感染相关问题可参考的法律及行政法规包括《中华人民共和国职业病防治法》、《中华人民共和国传染病防治法》、《 中华人民共和国传染病防治法实施办法》、《突发公共卫生事件应急条例》、《艾滋病防治条例》、《医疗废物管理条例》等；部门规章包括《医院感染管理办法》、《消毒管理办法》、《医疗卫生机构医疗废物管理办法》、《医疗废物管理行政处罚办法》、《医疗机构传染病预检分诊管理办法》、《预防艾滋病、梅毒和乙肝母婴传播工作实施方案》等；规范性文件包括《医院感染诊断标准（试行）》、《医疗废物分类目录》、《内镜清洗消毒技术操作规范》、《群体性不明原因疾病应急处置方案（试行）》、《医院感染暴发报告及处置管理规范》、《医务人员手卫生规范》、《医院隔离技术规范》、《医院感染监测规范》、《医疗机构消毒技术规范》等。

针对母婴保健和妇产科感染控制方面，相关的法律法规有：1994 年 10 月 27 日，第八届全国人大常委会第 10 次会议通过的《中华人民共和国母婴保健法》，这是我国第一部保护妇女儿童健康的法律，是宪法对人民健康和对妇女、儿童保护原则规定的具体化。其他还包括《产前诊断技术管理办法》（2002 年）、《孕产期保健工作管理办法》（2011 年）、《孕产期保健工作规范》（2011 年）、《妇科内镜诊疗技术管理规范》（2009 年）等。

第三节　案例分析

案例一

2009 年 10 月 9 日至 12 月 27 日，某卫生院的 38 名剖宫产患者中，有 18 名发生手术切口感染。经调查，该次手术切口感染事件是由手术器械灭菌不合格导致，病原菌为快速生长型分枝杆菌。调查发现，该院在院内感染防控方面存在严重问题，包括手术器械灭菌不合格，存在严重医疗安全隐患；忽视院内感染管理，规章制度不健全且未落实；医务人员院内感染防控意识淡薄、防控知识欠缺等。事件发生后，省卫生厅责成该卫生院暂停相关诊疗活动，限期整改，完善并落实院内感染管理有关制度和防控措施，加强人员培训和院内感染重点部门及环节的监测。同时，责成该市、区卫生局对卫生院有关责任人做出处理，给予院长行政记过、主管副院长行政记大过处分，撤销护理部主任及妇产科主任、护士长的职务。

案例二

据媒体报道，2010 年 9 月中下旬，某县人民医院陆续出现 14 名孕妇剖腹产后伤口经久不愈现象。10 月 21 日，由卫生部和当地卫生行政部门组成的专家组进行实地治疗指导并展开调查，初步原因已确定为手术切口感染非结核分枝杆菌，专家高度怀疑感染与缝合伤口所用缝线和剪刀有关。

以上案例提出下列问题：

1. 为什么剖宫产术后容易发生手术切口感染？
2. 法律法规中对实施剖宫产手术有何规定？
3. 医疗机构应如何加强非结核分枝杆菌医院感染防控？

1. 为什么剖宫产术后容易发生手术切口感染？

2010 年 1 月 12 日，《柳叶刀》杂志公布了 WHO 产妇和围产儿健康研究组织 2008~2009 年的一项调查报告，该报道调研了中国、印度、日本等亚洲 9 国 122 家医院的 10.8 万例产妇，结果显示中国的剖宫产率位居第一，达 46.2%，远高于 WHO 建议的 15%警戒线。中国俨然已成为一个“剖宫产大国”。随着剖宫产率的逐年攀升，剖宫产中麻醉意外、大出血和感染等手术并发症也不断增加，在诸多手术并发症中，切口感染居首位，由此导致的医疗纠纷事件也呈上升趋势。

造成剖宫产手术切口感染的决定因素是细菌污染切口的程度和患者的机体抵抗力[4]。细菌污染程度又与污染的细菌数量及其致病力密切相关。剖宫产术后宫腔内有组织创伤、渗血和渗液，这些组织液有利于细菌生成，且容易造成细菌向宫腔蔓延；同时手术改变了生殖道的正常菌群，厌氧菌和需氧菌的比例失调且术后外来菌增多；若术前有基础疾病（如贫血、低蛋白血症、肝脏病及糖尿病等）、术前长期使用皮质激素或有感染存在，使机体抵抗力下降，对细菌的易感性增加，可使少于感染剂量的细菌污染或非致病性细菌污染造成切口感染。尤其是生殖道感染是导致术后切口感染的重要因素。此外胎膜早破也是导致宫内感染及产褥感染的重要因素。一方面，破膜后，阴道和宫颈处细菌易进入宫腔，增加了切口感染机会；另一方面，胎膜早破本身有一部分原因是由感染引起的，更是增加了切口感染的几率。

2. 法律法规中对实施剖宫产手术有何规定？

关于剖腹产的实施，卫生部 2011 年下发的《孕产期保健工作管理办法》第十二条规定，医疗保健机构应当提供的服务包括“鼓励阴道分娩，在具备医学指征的情况下实施剖宫产”；《孕产期保健工作规范》中第三项分娩期保健规定，“鼓励阴道分娩，减少不必要的人为干预”；“正确掌握剖宫产医学指征，严格限制非医学指征的剖宫产术”。因此如无医学指征滥用剖宫产术，出现医疗纠纷医方将承担相应法律责任。

根据《妇产科学》第七版，剖宫产术的绝对医学指征包括：骨盆狭窄、头盆不称、横位、软产道异常、中央性前置胎盘、脐带脱垂等；相对医学指证包括胎儿窘迫、臀位、部分性前置胎盘或低置胎盘、过期妊娠、早产、胎儿生长迟缓、妊娠高血压综合征、心脏病、其他妊娠综合征、巨大儿等。

3. 医疗机构应如何加强非结核分枝杆菌医院感染防控？

非结核分枝杆菌是自然界中广泛存在的一种条件致病菌，存在于水、土壤和气溶胶中，可致免疫力低下的患者发生感染[5]。研究表明，患者在医院内感染非结核分枝杆菌的主要途径为接触被污染的医疗用品和器械。与大多数细菌相比，非结核分枝杆菌对常规消毒剂有更强的抵抗力，同时对大部分抗结核药物均有不同程度的耐药性。因此，非结核分枝杆菌感染具有长期性，反复发作性和不易治疗性等特点。

针对近年来部分基层医疗机构发生因手术器械、注射器具及医疗用水等灭菌不合格、使用不规范造成的患者手术切口、注射部位非结核分枝杆菌感染暴发事件，卫生部于2010年6月下发了《关于加强非结核分枝杆菌医院感染的预防与控制工作的通知》，要求医疗机构高度重视非结核分枝杆菌医院感染的预防与控制工作，加强组织领导，强化安全意识，严格执行《医院感染管理办法》及有关医院感染控制的技术规范和标准，明确并落实各部门预防和控制医院感染的职责，建立医院感染管理责任制。针对非结核分枝杆菌流行病学特点及医院感染预防与控制的各个环节，制定并完善相应的规章制度和工作规范，切实从管理及技术等方面采取有效措施，加强管理。具体措施包括：

（1）加强重点部门的医院感染控制工作。医疗机构应当加强对手术室、新生儿室、内镜诊疗中心（室）、治疗室等医院感染重点部门的管理，健全规章制度、细化工作规范、落实各项措施、保证医疗安全。

（2）加强手术器械等医疗用品的消毒灭菌工作。消毒灭菌是预防和控制非结核分枝杆菌医院感染的重要措施。医疗机构要按照《医院感染管理办法》、《消毒管理办法》等有关规定，切实做好手术器械、注射器具及其他侵入性医疗用品的消毒灭菌工作。对耐高温、耐高湿的医疗器械、器具和用品应当首选压力蒸汽灭菌，尽量避免使用化学液体消毒剂进行浸泡灭菌。使用的消毒药械、一次性医疗器械、器具和用品应当符合国家有关规定。一次性使用的医疗器械、器具和用品不得重复使用。进入人体组织和无菌器官的相关医疗器械、器具及用品必须达到灭菌水平，接触皮肤、黏膜的相关医疗器械、器具及用品必须达到消毒水平。

（3）规范使用医疗用水、无菌液体和液体化学消毒剂。医疗机构应当遵循无菌技术操作规程，规范使用医疗用水、无菌液体和液体化学消毒剂，防止二次污染。氧气湿化瓶、雾化器、呼吸机、婴儿暖箱的湿化装置应当使用无菌水。各种抽吸的输注药液或溶媒等开启后应当注明时间，规范使用，并避免患者共用。无菌液体开启后超过24小时不得使用。使用液体化学消毒剂时，要保证其使用方法、浓度、消毒时间等符合有关规定。同时加强对使用中的液体化学消毒剂的浓度监测。

（4）严格执行无菌技术操作规程。医疗机构医务人员实施手术、注射、插管及其他侵入性诊疗操作时，应当严格遵守无菌技术操作规程和手卫生规范，避免因医务人员行为不规范导致患者发生感染，降低因医疗用水、医疗器械和器具使用及环境和物体表面污染导致的医院感染。

（5）加强医院感染监测工作。医疗机构应加强对产婴房、手术室等重点部门的医院感染监测工作，及时发现、早期诊断感染病例。特别是当医疗机构发生聚集性、难治性手术部位或注射部位感染时，应及时进行非结核分枝杆菌的病原学检测及抗菌药物敏感性、耐药模式的监测，根据监测结果指导临床及时应用抗菌药物，有效控制非结核分枝杆菌所致医院感染。

医疗机构发生非结核分枝杆菌感染暴发时，应当按照《医院感染管理办法》、《医院感染暴发报告及处置管理规范》等有关规定进行报告。

案例分析：

案例一、案例二均反映，医院在术后使用器械消毒不符合规定标准，使用缝线及剪刀未达到无菌要求，以致出现切口感染现象。案例提示妇产科医师，尤其是基层医院，设备设施不如城市三级甲医院条件好情况下的，就应当更加注意手术中使用的器械、用具等的消毒灭菌工作。严格按照卫生行业规定的标准及诊疗常规，强化控制院内感染意识，避免减少院内感染的发生，确保医疗安全。

案例三

患者，女，2009年4月8日以“停经41+2周，不规律腹痛2小时”收入某县医院妇产科。入院诊断：1. 孕 1 产 0，孕 41+2 周，LOA 临产；2. 妊高症；3. 妊娠合并贫血（轻）。接诊医生告知家属及患者情况后，患者要求阴道试产并签字。后因宫缩乏力、子痫先兆，向家属交代情况后行胎吸助产失败，经家属签字同意后改行剖宫产。手术切开子宫肌层时患者突然抽搐，随即停手术约 2 分钟。胎儿娩出时脐绕颈三周，重度窒息，全身胎粪污染，复苏抢救 10 小时后死亡。患者术后给予抗感染、缩宫、支持对症治疗，体温波动于 37-39.6℃之间，切口无拆线，给予扩创引流。因持续发热，疗效不佳，术后 8 天（4 月 18 日）转入某市级医院救治，诊断为产褥感染、感染性休克、中度贫血、腹部伤口裂开，通知病危。治疗 3 天后仍然高热遂转入某省级医院救治，诊断为剖宫产术后、产褥感染。给予抗炎、支持补液治疗，于 4 月 29 日行腹部伤口二次缝合术，术后 14 天伤口拆线愈合佳，于 5 月 15 日痊愈出院。后患方认为胎儿的死亡是由于某县医院未尽职责，麻痹大意，未及时检查及采取果断措施而造成的责任事故，并认为患者产/术后严重感染，持续高热，伤口裂开，导致病情加重，无月经，影响生育能力，遂起诉至法院，要求该医疗机构赔偿胎儿死亡补偿费以及患者医疗费、精神损害抚慰金等。

审理中，法院委托该市医学会进行医疗事故技术鉴定，鉴定意见为：医方对产妇入院时病情诊断成立，但对该例病情认识不足，重视不够，诊疗过程中存在责任不落实，未认真执行医师交接班制度，以致观察把握病情不细、不全面，治疗措施延迟不力，造成产妇病情发展加重，产妇宫口开大 8cm 至宫口开全的 3 个小时内，未采取及时、有力处理措施延误了病情；宫口开全后，针对该产妇病情，由于医方错误的判断了头盆关系，故而错误的施行了胎吸助产方法，进一步延误，加重了病情；医方对病情及诊疗记录不及时、不规范，如无产科专有的产程记录，产程图，分娩记录等。剖宫产术后，医方的处理基本及时、到位，无原则性过错。胎儿由于宫内窘迫，导致分娩后窒息、死亡。医方诊疗过程中的过错与此后果间存在一定的因果关系，因此鉴定本病例属三级医疗事故（对应六级伤残），医方承担主要责任。

案例四

患者，女，36 岁，2010 年 8 月 2 日因月经不规律到某妇幼保健院就诊。该院以“经期延长三月”收治入院，入院诊断为“子宫肌瘤、慢性宫颈炎”，于 8 月 4 日为患者实施了“经腹子宫肌瘤挖除术”。在未术前告知的情况下，该妇幼保健院在患者腹腔放置引流管引流，在引流量未减反增的情况下拔出了引流管。术后第七天，该院以切口甲级愈合给患者办理出院，并未明确告知患者在何种情况下到院随访。出院后第四天，患者出现阴道流血，以为是术后月经来临，并未就诊。8 月 29 日，患者突然右下腹疼痛伴阴道大量出血，于是急诊送入某市医院治疗，该院以“阴道流血待查、失血性休克”收入院治疗。入院后，某市医院立即为原告实施了宫腔诊刮术，术后 B 超见子宫右侧后方的回声包块逐日增大。9 月 1 日，患者再次突然出现阴道大量流血伴右下腹疼痛加剧的现象，某市医院紧急实施急症剖腹探查术，发现“原子宫壁切口缝线部分脱落、切口裂开、组织水肿”，考虑原手术部位感染，陈旧性血肿，并实施了子宫次全切除术。患者认为，由于上述两家医疗机构在诊疗过程中违反手术操作规范和诊疗常规，导致术后出现切口血肿、缝线断裂、切口感染以及发生大出血，造成子宫次全切这一严重后果，因此起诉至法院，诉求法院判令两家医疗机构赔偿费用。

审理中，法院委托市级司法鉴定所进行医疗过错鉴定，其鉴定意见为：①某妇幼保健院存在对手术并发症发生监察的缺陷。②某市医院存在对患者子宫切口愈合不良针对性治疗力度欠积极的不足。③以上两家医疗机构的缺陷或不足与患方未能遵医嘱就诊为原告子宫次全切后果发生的共同原因。④原告伤残程度相当于道路交通事故九级伤残。

最终法院判决，本案之医疗损害侵权责任成立，某妇幼保健院及某市医院对患者的损害后果各承担33%赔偿责任。

案例五

患者，女，27 岁，2010 年 7 月因“停经 47 天、自测尿 HCG（+），要求人流”前往某医院妇产科门诊就诊。经医生检查后，于 8 月 4 日在静脉麻醉下行负压吸宫术，因术后一直伴有流血、不适，于 8 月 16 日至该院复查，B 超示宫腔内见回声 27×19×18mm，8 月 18 日因“人流后子宫复旧欠佳”在 B 超引导下再次行负压吸宫术。2010 年 10 月 9 日因“人流后月经未转、右下腹痛”在其他医院就诊。B 超检查内膜单层 1mm，宫腔分离 3mm，提示宫腔积液伴宫腔内实质性结构，诊断为慢性盆腔炎、宫内残留。随后又在该院数次门诊。2011 年 3 月 22 日因停经 7 月余行宫腔镜检查，诊断为宫腔粘连，重度宫颈管粘连。5 月 4 日行宫颈扩张术，检查子宫前位，孕 50 天大小，压痛（+），宫颈粘连，探针达 3cm 不能进入，术中 B 超监测仍不能进入。5 月 12

日患者赴某医院VIP疑难门诊就诊，诊断为盆腔炎、继发性痛经、宫腔粘连梗阻，建议子宫切除。患者认为由于某医院的过失，造成患者身体严重受损，带来极大的精神伤害且导致失业，故起诉至法院，要求该医院赔偿医疗费、误工费、精神损害抚慰金、后续治疗费等。

该案在诉前调解过程中，经原告申请，法院委托某医学会对本次医疗争议进行鉴定，鉴定意见为：①本例属于对患者人身的医疗损害。②某医院在医疗活动中存在手术损伤的医疗过错，与患者盆腔炎症、宫腔及宫颈粘连的人身损害结果存在一定因果关系。③参照《医疗事故分级标准》，该患者的医疗损害等级为四级。④本例医疗过错责任程度为轻微责任。

以上案例提出下列问题：

1. 妇产科为什么是医疗纠纷的高发科室？
2. 国家对从事母婴保健工作的医疗机构及人员有哪些要求？
3. 未取得母婴保健技术许可擅自从事相关工作的医疗机构及人员应承担哪些法律责任？
4. 什么叫产褥感染？法律法规中对预防产褥感染有何规定？
5. 上述案例中患者发生的感染属于医院感染吗？

1. 妇产科为什么是医疗纠纷的高发科室？

2000年中华医院管理学会（现中国医院协会）通过对全国326家医院的调查发现，妇产科的医疗纠纷与过失事故高居各临床科室之首。产科的工作特点是工作繁杂，瞬息万变，战线冗长，疲劳作战，而孕妇及其家属期望值高，缺乏承受医疗风险的思想准备。妊娠分娩对多数人来说是一个生理过程，但在许多情况下又是一个病理过程，或者由生理急剧转变到病理的过程。由于妊娠分娩的特殊性、复杂性和现代医学的局限性，妊娠分娩和剖宫产的确存在许多风险，有可能出现母婴的不良结局，甚者危及母婴生命安全。妇科纠纷主要由妇科手术引发，多见于计划生育手术和子宫诊刮手术，其次是妇科肿瘤切除手术。如果医院诊断错误或操作不当，切除了女性的生殖器官或者将邻近组织、器官损伤、误切，医疗纠纷将不可避免[6]。

虽然造成妇产科医患纠纷的原因是多方面的，但由于医院感染造成患者健康损害或死亡是其中重要原因之一。因此妇产科各种医院感染危险因素的预防与控制显得尤为重要。

2. 国家对从事母婴保健工作的医疗机构及人员有哪些要求?

从事母婴保健工作的医疗机构及人员除应符合《中华人民共和国执业医师法》、《中华人民共和国护士管理办法》、《医疗机构管理条例》相关规定外，还应符合以下法律法规要求：

(1)《中华人民共和国母婴保健法》

第三十二条，医疗保健机构依照本法规定开展婚前医学检查、遗传病诊断、产前诊断以及施行结扎手术和终止妊娠手术的，必须符合国务院卫生行政部门规定的条件和技术标准，并经县级以上地方人民政府卫生行政部门许可。

严禁采用技术手段对胎儿进行性别鉴定，但医学上确有需要的除外。

第三十三条，从事本法规定的遗传病诊断、产前诊断的人员，必须经过省、自治区、直辖市人民政府卫生行政部门的考核，并取得相应的合格证书。

从事本法规定的婚前医学检查、施行结扎手术和终止妊娠手术的人员以及从事家庭接生的人员，必须经过县级以上地方人民政府卫生行政部门的考核，并取得相应的合格证书。

(2)《中华人民共和国母婴保健法实施办法》

第三十五条，从事遗传病诊断、产前诊断的医疗、保健机构和人员，须经省、自治区、直辖市人民政府卫生行政部门许可。

从事婚前医学检查的医疗、保健机构和人员，须经该区的市级人民政府卫生行政部门许可。

从事助产技术服务、结扎手术和终止妊娠手术的医疗、保健机构和人员以及从事家庭接生的人员，须经县级人民政府卫生行政部门许可，并取得相应的合格证书。

第三十七条，医疗、保健机构应当根据其从事的业务，配备相应的人员和医疗设备，对从事母婴保健工作的人员加强岗位业务培训和职业道德教育，并定期对其进行检查、考核。

医师和助产人员（包括家庭接生人员）应当严格遵守有关技术操作规范，认真填写各项记录，提高助产技术和服务质量。

助产人员的管理，按照国务院卫生行政部门的规定执行。

从事母婴保健工作的执业医师应当依照母婴保健法的规定取得相应的资格。

(3)《计划生育技术服务管理条例》

第十九条至第二十四条规定：从事计划生育技术服务的医疗、保健机构，由县级以上地方人民政府卫生行政部门审查批准；从事产前诊断的，应当经省、自治区、直辖市人民政府计划生育行政部门同意后，由同级卫生行政部门审查批准，并报国务院计划生育行政部门和国务院卫生行政部门备案；从事计划生育技术服务的机构使用辅助生育技术治疗不育症的，由省级以上人民政府卫生行政部门审查批准，并向同级计划生育行政部门通报。

第二十九条，从事与计划生育有关的临床服务人员，应当依照执业医师法和国家有关护士管理的规定，分别取得执业医师、执业助理医师、乡村医生或者护士的资格，并在依照本条例设立的机构中执业。在计划生育技术服务机构执业的执业医师和执业助理医师应当依照执业医师法的规定向所在地县级以上地方人民政府卫生行政部门申请注册。个体医疗机构不得从事计划生育手术。

第三十条，计划生育技术服务人员必须按照批准的服务范围、服务项目、手术术种从事计划生育技术服务，遵守与执业有关的法律、法规、规章、技术常规、职业道德规范和管理制度。

(4)《人类辅助生殖技术管理办法》

第六条，申请开展人类辅助生殖技术的医疗机构应当符合下列条件：具有与开展技术相适应的卫生专业技术人员和其他专业技术人员；具有与开展技术相适应的技术和设备；设有医学伦理委员会；符合卫生部制定的《人类辅助生殖技术规范》的要求。

第八条，申请开展丈夫精液人工授精技术的医疗机构，由省、自治区、直辖市人民政府卫生行政部门审查批准。

对申请开展供精人工授精和体外受精-胚胎移植技术及其衍生技术的医疗机构，由省、自治区、直辖市人民政府卫生行政部门提出初审意见，卫生部审批。

第十条，批准开展人类辅助生殖技术的医疗机构应当按照《医疗机构管理条例》的有关规定，持省、自治区、直辖市人民政府卫生行政部门或者卫生部的批准证书到核发其医疗机构执业许可证的卫生行政部门办理变更登记手续。

第十一条，人类辅助生殖技术批准证书每2年校验一次，校验由原审批机关办理。校验合格的，可以继续开展人类辅助生殖技术；校验不合格的，收回其批准证书。

3. 未取得母婴保健技术许可擅自从事相关工作的医疗机构及人员应承担哪些法律责任?

加强母婴保健和实行计划生育是保障公民身体健康和实施我国人口政策的重要工作。对未取得相应资质，擅自从事母婴保健及计划生育工作的医疗机构及人员应承担如下法律责任：

(1)《中华人民共和国母婴保健法》

第三十五条，未取得国家颁发的有关合格证书的，有下列行为之一，县级以上地方人民政府卫生行政部门应当予以制止，并可以根据情节给予警告或者处以罚款：

(一) 从事婚前医学检查、遗传病诊断、产前诊断或者医学技术鉴定的；

(二) 施行终止妊娠手术的；

(三) 出具本法规定的有关医学证明的。

第三十六条，未取得国家颁发的有关合格证书，施行终止妊娠手术或者采取其他方法终止妊娠，致人死亡、残疾、丧失或者基本丧失劳动能力的，依照刑法有关规定追究刑事责任。

(2)《中华人民共和国母婴保健法实施办法》

第四十条，医疗、保健机构或者人员未取得母婴保健技术许可，擅自从事婚前医学检查、遗传病诊断、产前诊断、终止妊娠手术和医学技术鉴定或者出具有关医学证明的，由卫生行政部门给予警告，责令停止违法行为，没收违法所得；违法所得5000元以上的，并处违法所得3倍以上5倍以下的罚款；没有违法所得或者违法所得不足5000元的，并处5000元以上2万元以下的罚款。

(3)《计划生育技术服务管理条例》

第三十一条，计划生育技术服务机构或者医疗、保健机构以外的机构或者人员违反本条例的规定，擅自从事计划生育技术服务的，由县级以上地方人民政府计划生育行政部门依据职权，责令改正，给予警告，没收违法所得和有关药品、医疗器械；违法所得5000元以上的，并处违法所得2倍以上5倍以下的罚款；没有违法所得或者违法所得不足5000元的，并处5000元以上2万元以下的罚款；造成严重后果，构成犯罪的，依法追究刑事责任。

第三十二条，计划生育技术服务机构违反本条例的规定，未经批准擅自从事产前诊断和使用辅助生育技术治疗不育症的，由县级以上地方人民政府卫生行政部门会同计划生育行政部门依据职权，责令改正，给予警告，没收违法所得和有关药品、医疗器械；违法所得5000元以上的，并处违法所得2倍以上5倍以下的罚款；没有违法所得或者违法所得不足5000元的，并处5000元以上2万元以下的罚款；情节严重的，并由原发证部门吊销计划生育技术服务的执业资格。

第三十三条，违反本条例的规定，逾期不校验计划生育技术服务执业许可证明文件，继续从事计划生育技术服务的，由原发证部门责令限期补办校验手续；拒不校验的，由原发证部门吊销计划生育技术服务的执业资格。

第三十四条，违反本条例的规定，买卖、出借、出租或者涂改、伪造计划生育技术服务执业许可证明文件的，由原发证部门责令改正，没收违法所得；违法所得3000元以上的，并处违法所得2倍以上5倍以下的罚款；没有违法所得或者违法所得不足3000元的，并处3000元以上5000元以下的罚款；情节严重的，并由原发证部门吊销相关的执业资格。

第三十六条，从事计划生育技术服务的机构违反本条例的规定，未经批准擅自扩大计划生育技术服务项目的，由原发证部门责令改正，给予警告，没收违法所得；违法所得5000元以上的，并处违法所得2倍以上5倍以下的罚款；没有违法所得或者违法所得不足5000元的，并处5000元以上2万元以下的罚款；情节严重的，并由原发证部门吊销计划生育技术服务的执业资格。

第三十七条，从事计划生育技术服务的机构违反本条例的规定，使用没有依法取得相应的医师资格的人员从事与计划生育技术服务有关的临床医疗服务的，由县级以上人民政府卫生行政部门依据职权，责令改正，没收违法所得；违法所得3000元以上的，并处违法所得1倍以上3倍以下的罚款；没有违法所得或者违法所得不足3000元的，并处3000元以上5000元以下的罚款；情节严重的，并由原发证部门吊销计划生育技术服务的执业资格。

第三十九条，计划生育行政部门、卫生行政部门违反规定，批准不具备规定条件的计划生育技术服务机构或者医疗、保健机构开展与计划生育有关的临床医疗服务项目，或者不履行监督职责，或者发现违法行为不予查处，导致计划生育技术服务重大事故发生的，对该部门的正职负责人、直接负责的主管人员和其他直接责任人员给予降级或者撤职的行政处分；构成犯罪的，依法追究刑事责任。

(4)《人类辅助生殖技术管理办法》

第二十一条，违反本办法规定，未经批准擅自开展人类辅助生殖技术的非医疗机构，按照《医疗机构管理条例》第四十四条规定处罚；对有上述违法行为的医疗机构，按照《医疗机构管理条例》第四十七条和《医疗机构管理条例实施细则》第八十条的规定处罚。

4. 什么叫产褥感染？法律法规中对预防产褥感染有何规定？

产褥感染是指产妇分娩时或在产褥期内，由于致病菌侵入生殖道，从而引起局部或全身出现的炎症病变。发病率约为1%~7.2%，病情严重时可危及产妇生命，是产妇死亡的四大原因之一[7]。

产妇分娩时，由于胎盘的剥离，可使子宫腔内遗留下一个很大的创面，同时子宫颈、阴道和外阴等部位，也都会受到不同程度的撕裂损伤，从而为致病菌的侵入提供了机会。这些致病菌可能是在妊娠期就已经存在于产妇生殖道内的，如孕期患有阴道炎、宫颈炎等；也可能是在临产前、分娩时或产后从外界侵入的，如临产前房事或洗盆浴、产科手术操作不洁、衣服被褥的污染等。前者称为自身感染，后者称为外来感染。此外，妊娠期贫血、营养不良者，或分娩时产程过长，或产后出血过多者，均会使产妇机体抵抗力降低，以致细菌侵入后得以生长繁殖，引发产褥感染。

卫生部《孕产期保健工作管理办法》第十二条规定，医疗保健机构为妇女提供分娩期保健，包括对产妇和胎儿进行全产程监护、安全助产及对新生儿进行评估及处理。其中要求医疗保健机构应当提供的服务包括：对产妇的健康情况及产科情况进行全面了解和动态评估；严密观察产程进展，正确绘制产程图，尽早发现产程异常，及时诊治或转诊；规范应用助产技术，正确使用缩宫素；加强分娩室的规范管理，严格无菌操作，预防和控制医源性感染等。第十四条规定医疗保健机构应当对产妇及新生儿提供产褥期保健。行正常分娩的产妇至少住院观察24小时，产后3-7天及28天进行家庭访视，产后42天进行母婴健康检查等。

卫生部《孕产期保健工作规范》中规定，医疗机构应积极预防产褥感染，包括在助产过程中须严格无菌操作；进行产包、产妇外阴、接生者手和手臂、新生儿脐带的消毒；对有可能发生产褥感染的产妇要合理应用抗生素，做好产褥期卫生指导等。

5. 案例三、四、五中患者发生的感染属于医院感染吗？

据2003年全国159所医院现患率调查显示[8]，妇科和产科的医院感染现患率分别为1.70%与1.45%；2008年荷兰一项国家患病率研究表明[9]，妇产科医院感染患病率为1.70%；2003年挪威国家监控系统数据显示[10]，妇科和产科的医院感染现患率分别为 2.20%与 0.70%；文献表明因生殖道炎症、放置节育环、人工流产、中期引产、分娩等引起的急性子宫内膜炎、急性盆腔炎、盆腔脓肿，特别是由于滞产、手术产所致的产褥感染是产科感染的重要部分；妇科手术后泌尿系感染居妇科感染的首位；此外在分娩过程中一些病毒所致的母婴垂直传播也不容忽视[11-13]。

卫生部2001年颁布的《医院感染诊断标准（试行）》中医院感染的定义为：医院感染是指住院病人在医院内获得的感染，包括在住院期间发生的感染和在医院内获得出院后发生的感染，但不包括入院前已开始或者入院时已处于潜伏期的感染[14]。同时该标准规定下列情况属于医院感染：

（1）无明确潜伏期的感染，规定入院48小时后发生的感染为医院感染；有明确潜伏期的感染，自入院时起超过平均潜伏期后发生的感染为医院感染。

（2）本次感染直接与上次住院有关。

（3）在原有感染基础上出现其它部位新的感染（除外脓毒血症迁徙灶），或在原感染已知病原体基础上又分离出新的病原体（排除污染和原来的混合感染）的感染。

（4）新生儿在分娩过程中和产后获得的感染。

（5）由于诊疗措施激活的潜在性感染，如疱疹病毒、结核杆菌等的感染。

（6）医务人员在医院工作期间获得的感染。

根据上述定义，结合医院感染“按临床诊断报告、力求做出病原学诊断”的原则，案例三中医生已明确诊断为“剖宫产术后、产褥感染”，案例四中经剖腹探查术，发现“原子宫壁切口缝线部分脱落、切口裂开、组织水肿”，考虑“原手术部位感染”，应可判断为医院感染。案例四、案例五中患者分别被诊断为“盆腔炎”、“宫颈炎”等，虽然可能与医疗机构侵入性操作有关，但无必然因果关系，且不符合《医院感染诊断标准（试行）》中关于盆腔炎“仅限于入院48小时后，或有宫腔侵袭性操作、自然分娩24小时后出院一周内发生者”的说明，因此不能明确判定为医院感染。

案例六

2010年1月~2011年2月某二级医院妇产科腹腔镜术后8例出现发热，除1例考虑为术后吸收热外，其余7例均诊断为医院感染。共有症状为较长时间的持续发热，体温在37.4~39.4℃，且热型呈弛张热；1例出现高热惊厥、抽搐、急腹症。术后发热病例同时出现血象升高，1例盆腹腔引流液均检出奇异变形菌，6例未做细菌培养。出现术后发热者均接受腹腔镜手术治疗，手术类型为腹腔镜次全子宫切除术、畸胎瘤切除术及附件切除术。

以上案例提出下列问题：

1. 国家对医疗机构及其医师开展妇科内镜诊疗技术有何要求？
2. 如何加强妇产科内镜诊疗规范操作，防范医院感染？

1. 国家对医疗机构及其医师开展妇科内镜诊疗技术有何要求？

为加强妇产科内镜诊疗技术临床应用与管理，规范妇产科内镜临床诊疗行为，保证医疗质量安全，卫生部于2009年颁布了《妇科内镜诊疗技术管理规范》，对医疗机构及其医师开展妇科内镜诊疗技术提出以下基本要求：

对医疗机构基本要求

（1）医疗机构开展妇科内镜诊疗技术应当与其功能、任务相适应。

（2）具有卫生行政部门核准登记的妇产科诊疗科目，有与开展妇科内镜诊疗技术相关的辅助科室和设备。

（3）开展妇科内镜手术的医疗机构设备、设施基本要求：

1）能够满足妇科内镜手术临床工作要求，内镜工作室应包括内镜检查室、手术室以及门诊手术室等。内镜工作室要有各种相应的手术以及应急救治设备。

2）具备经国家食品药品监督管理部门认定的内镜设备和手术器械。

3）有内镜消毒灭菌设施和医院感染管理系统。

（4）有至少2名具备妇科内镜诊疗技术临床应用能力的执业医师，有经过妇科内镜诊疗相关知识和技能培训的、与开展妇科内镜手术相适应的其他专业技术人员。

（5）拟开展风险高、过程复杂、难度大的四级妇科内镜手术，如：腹腔镜根治性子宫切除术、腹膜后淋巴结切除术、深部子宫内膜异位病灶切除术、盆底重建术、先天性生殖道畸形矫治术、子宫内膜癌及卵巢癌分期手术等；宫腔镜重度宫腔粘连分离术、Ⅱ型黏膜下肌瘤切除术、子宫畸形矫治术等的医疗机构，在满足以上基本条件的情况下，还应当满足以下要求：

1）三级医院，开展妇科临床诊疗工作10年以上，妇科病房实际开放床位数不少于40张，5年内累计完成妇科内镜手术病例3000例以上，开展四级妇科内镜手术累计300例以上，技术水平在本地区处于领先地位。

2）具备满足危重病人救治要求的重症监护室。

3）开展妇科恶性肿瘤相关的四级妇科内镜手术的医疗机构，还应当具备卫生行政部门核准登记的肿瘤化学与放射诊疗科目。

4）具备满足实施四级妇科内镜手术需求的临床辅助科室设备和技术能力。

对人员基本要求

（1）妇科内镜诊疗医师。

1）取得《医师执业证书》，执业范围为妇产科专业。

2）有5年以上妇科诊疗工作经验，具有主治医师以上专业技术职务任职资格。

3）经过省级以上卫生行政部门认定的妇科内镜诊疗技术培训基地系统培训并考核合格。

4）拟开展四级妇科内镜手术的妇科内镜诊疗医师还应当满足以下要求：

具有副主任医师以上专业技术职务任职资格。

经卫生部妇科内镜诊疗技术培训基地系统培训并考核合格。

（2）其他相关卫生专业技术人员。

应当经过妇科内镜诊疗技术相关专业系统培训并考核合格。

2. 应如何加强妇产科内镜诊疗规范操作，防范医院感染？

由于女性生殖系统解剖结构的特殊性，在妇产科诊疗过程中需要进行大量的侵入性操作，如使用窥阴器进行妇科检查、实施侵入性诊断穿刺、人工助产、宫颈治疗，进行人工流产、剖宫产、妇科手术等，特别是近年来宫腔镜、腹腔镜等内镜诊疗技术的广泛应用，在提高患者诊疗效果的同时，也加大了医院感染的风险，从而成为造成医疗纠纷新隐患[15]。

为防范妇产科内镜诊疗相关医院感染，卫生部颁布的《妇科内镜诊疗技术管理规范》提出如下要求：

（1）严格遵守妇科疾病的诊疗规范、妇科内镜诊疗技术操作规范和诊疗指南，严格掌握手术适应证和禁忌证。

（2）实施内镜手术必须使用经国家食品药品监督管理部门注册的内镜专业设备、耗材及药品，严格执行《内镜清洗消毒技术操作规范》。

（3）妇科内镜诊疗技术由具有妇科内镜诊疗技术临床应用能力的、具有主治医师以上专业技术职务任职资格的本院在职医师决定，术者由具有妇科内镜诊疗技术临床应用能力的本院医师担任；四级妇科内镜手术由具有四级妇科内镜手术临床应用能力的、具有副主任医师以上专业技术职务任职资格的本院在职医师决定，术者由具有四级妇科内镜手术临床应用能力的本院医师担任。术前应当确定手术方案和预防并发症的措施，术后制订合理的治疗与管理方案。

（4）实施内镜手术前，应当向患者或其法定监护人、代理人告知手术目的、手术风险、术后注意事项、可能发生的并发症及预防措施等，并签署知情同意书。

（5）加强妇科内镜诊疗质量管理，建立健全妇科内镜诊疗后随访制度，并按规定进行随访、记录。

（6）医疗机构和医师应当按照规定接受县级以上卫生行政部门对妇科内镜诊疗情况进行的技术检查，包括病例选择、手术成功率、严重并发症、医疗事故发生情况、术后病人管理、随访情况和病历质量等。

（7）医师实施妇科内镜诊疗，必须亲自诊查患者，并按规定及时填写、签署医学文书，不得隐匿、伪造、销毁医学文书及有关资料。

（8）医师不得出具与自己执业范围无关或者与执业类别不相符的医学证明文件。

（9）其他管理要求：

①建立妇科内镜诊疗器材登记制度，保证器材来源可追溯。②不得违规重复使用一次性妇科内镜诊疗器材。③严格执行国家物价、财务政策，按规定收费。

此外规范还要求拟从事妇产科内镜诊疗工作的医师应当接受不少于6个月的系统培训，旨在通过严格的准入、规范的管理，防范妇产科内镜相关不良事件的发生。

案例分析

分析案例六中7例患者发生院内感染的原因，可能与以下因素有关：

（1）主刀医师业务不够熟练，腹腔镜下缝合打结技术欠佳，未对残宫颈端或盆底腹膜进行缝合关闭；术后亦未对阴道做消毒处理，客观上形成盆腔与阴道在术后近期直接相通，进而使致病菌自阴道上行穿过宫颈内口进入盆腔、腹腔引起逆行感染；

（2）在畸胎瘤切除及附件切除手术中，医师在未进行有效保护和即时吸引的情况下（因畸胎瘤巨大，术前已蒂扭转3d、缺血坏死感染、术前血象高），行穿刺减压或手术中分破肿瘤，致囊液溢入腹腔、肠间和盆腔，手术结束时清理不彻底；取出标本时，未装入标本袋中而直接撑开穿刺孔强行拉出，导致畸胎瘤内容物洒落腹腔，这些囊液和囊内容物可作为致病源，成为盆腔、腹腔感染的隐患[16]。

通过上述案例分析，妇产科医师在进行腹腔镜手术时，一定要遵守国家法律法规及诊疗规范，加强防控医院感染意识，减少院内感染发生。

第四节　风险防范

妇产科由于其学科的特殊性，一方面影响女性的生殖功能；另一方面，涉及母子的健康和生命安全，因而在诊疗过程中如果发生医院感染等并发症或者医疗事故，易对患者生命健康造成巨大影响，必然容易引发争议和诉讼。研究表明，尽管医疗风险不可能消失，但大多数医疗不安全事件都可事先预防。因此，在工作中从哪些方面做好风险防范，是每个妇产科医务工作者都必须关注的重要问题。

一、加强法制教育，增强医务人员依法执业观念

近几年随着法律知识的普及，公民维权意识逐步提高，与其他一级学科相比，妇产科的纠纷通过法律诉讼解决的比例更高。而医务人员的法律观念却相对淡薄，表现在医务人员懂医不懂法，缺乏依法行医观念，各项操作仅凭临床经验而不依照操作规程进行，从而导致各种差错事故的发生。此外妇产科还存在三生（实习医生、进修医生、研究生）独立行医、未取得节育手术和终止妊娠手术合格证的医生从事计划生育手术、医院间人员流动及人才引进未及时变更注册等无证行医问题，一旦发生纠纷，将在纠纷处理及诉讼中处于不利境地。因此妇产科医务人员要加强卫生管理法律法规的学习，增强自我保护意识，严格遵守依法执业，认真落实核心制度，加强对实习生、进修生及研究生的管理。

二、加强业务培训，提高医务人员诊疗技术水平

医疗活动是科学性、实践性极强的工作，其根本目的是医治疾病、保障健康，这需要从业者具有扎实的基础理论知识、丰富的临床实践经验、精湛

的诊疗操作技术，以及在紧急情况下良好的心理素质和应变能力。在高新技术迅猛发展的今天，先进、高效的诊疗技术应用于临床，在给患者提供更好治疗的同时，也给医院带来了风险。这就要求医务人员学习和掌握新理论、新技术，避免因在操作规范和技术熟练程度及仪器性能等方面的不慎而产生的不良后果。在目前剖宫产率剧增的现状下，提高年轻医生和助产士阴道助产技术；熟练掌握异位妊娠、产后大出血、DIC 等妇产科急危重症的诊断处理技术，提高医务人员的业务水平，做到诊断疾病时冷静而迅速，治疗抢救中果断而沉着，以保障医疗工作的准确、有效，减少纠纷和事故的发生。

三、倡导人文关怀，加强医务人员职业道德建设

医疗行为服务的对象是人，这就要求医务人员加强自身人文素质修养，为患者提供人性化服务。治疗时应以患者为中心，耐心倾听患者的诉说和愿望，恰当的引导，把医疗科学观点灌输给患者，求得患者及家属对治疗的认同，避免误解。妇产科病人均为女性，特别重视隐私权，医生应注意在检查病人隐秘部位时请周围人回避，尽量做到“一患一医”，有实习学生也应征得病人同意。应认真对待患者及其家属对诊治疾病的疑虑，心平气和地做出解释；尤其当他们有不理智的言行举止时，应以良好的语言、文明的行为，耐心说服，取得他们的谅解和对工作的支持。在技术精湛的医学服务中强调充满同情心和爱心，无疑在加强医患之间的理解、减少妇产科医疗纠纷中起重要作用。

四、加强规范管理，狠抓医务人员诊疗常规落实

要使各级医师认识到诊疗操作常规是在总结以往科学和技术成果的基础上，对医疗过程的定义和所应用技术的规范和指南。这些规范经卫生行政部门和全国性行业协会制订和颁布后，具有技术性、规定性和可操作性。医务人员在执业活动中必须严格遵守，认真执行，否则医疗事故将不可避免。坚持按规章制度和技术规范进行医疗活动，明确各级医师的职责，是防范医疗纠纷的重要保障。加强科室管理，严格执行完善病历书写制度、三级查房制度、会诊制度、告知制度，建立辅助检查签收制度、出院病人病理报告追踪等制度，对新开展的手术严格执行审批制度及新技术准入制度，应用手术分级管理制度，落实医院感染防控制度，对减少手术风险，防范医疗纠纷起到重要作用。

五、重视感染管理，提高医务人员感控能力水平

随着医学发展和技术进步，医院感染的控制、预防和管理工作亦越来越引起重视。对于妇产科这一特殊科室，做好医院感染管理及预防工作尤为重要。目前部分医疗机构存在重医疗技术轻医院感染的倾向，很多医护人员对医院感染控制工作不了解，认为与己无关，缺乏理解配合，这种感控意识的欠缺，严重影响医疗质量安全，成为很多纠纷隐患。因此，医疗机构应想方设法提高全员防控意识，利用简报、讲座、会议等方法加强培训，搞好医院感染继续教育，贯彻落实消毒隔离、职业安全、手卫生等一系列规范，使医护人员在思想上深刻认识到医院感染防控的重要性，以减少或避免医疗不良事件的发生。

总之，在妇产科工作中，为维护医患双方的权益和安全，广大妇产科医务工作者应学法、懂法，运用法律法规规范行为，崇尚高尚的职业道德，强化服务意识，体现人文关怀，重视病历书写，提高业务素质，加强感染防控。只有这样，才能把医患纠纷消灭在萌芽状态，最大限度地降低医疗风险。

第五节　建　　议

《中华人民共和国母婴保健法》、《中华人民共和国人口与计划生育法》及其配套的一系列法律法规的出台，体现了我国对妇女儿童基本人权的尊重和保护，也体现了对妇产科医疗风险防范的重视。从上述案例中可以看出，医院感染已成为妇产科医疗纠纷的重要促发因素，需要引起进一步的重视，建议在以下几方面予以关注。

一、关注依法执业的管理

母婴保健是一项政策性很强的工作，特别是在产前诊断、计划生育、辅助生殖等方面，针对医疗机构及人员资质、硬件建设、技术准入等都有着严格的标准及要求。但是受经济利益的驱使，部分基层卫生机构或个体诊所，在不具备条件的情况下违规开展相应业务，导致医疗事故的发生。据资料显示，在医疗事故发生的医疗机构中，县及县以下医院占90%，因此卫生行政部门应切实加强对基层医疗机构，特别是乡镇卫生院及个体诊所母婴保健工作的管理，不符合要求的应依法取缔，杜绝非法行医现象的发生。

二、关注规章制度的落实

经过多年的发展和完善，有关医院感染的各项规章制度已比较健全，但落实不到位一直是制约感染防控工作发展的瓶颈。国外有关事故学的研究证实，每一起事故的背后都有 7 个事故隐患存在，医院感染的发生也符合这一规律。生命和健康的代价警示我们：技术规范绝不能只是领导念念，员工听听，而要落实到行动上。每一个节点都执行到位了，防控措施才能织就一张大网，不漏过一个隐患和差错。

三、关注重点环节的管控

研究显示，妇产科医院感染中以泌尿系统感染居首位，其次是上呼吸道、下呼吸道、手术部位、生殖道感染。其中恶性肿瘤手术、剖宫产、插入尿管等是导致医院感染的重要危险因素。因此在工作中，应特别关注这些重点部位及重点环节的感染控制，在循证医学的指导下，采取针对性的感控措施，落实标准预防、消毒隔离、手卫生等规范要求，加强无菌操作技术及环境洁净度的控制，严格一次性医疗用品及医疗废弃物的管理，为孕产妇提供安全、优质的医疗服务。

四、关注门诊诊疗的规范

妇产科门诊是女性患者集中诊治的场所，近年来，随着性传播疾病人群的增加，门诊妇产科医务人员在工作中经常会接触到梅毒、艾滋、尖锐湿疣等病毒感染者。由于检查治疗的需要，诊疗过程中必须采用一些侵入性操作，如果医务人员无菌观念不强；器械消毒、管理不严；用后医疗垃圾处置不当等，都可导致病原体的传播甚至造成医院感染的暴发。因门诊患者流动性大，医院感染症状不易被发现，可采取填写问卷、定期回访等方式，以利于及时发现存在问题，改进妇产科门诊医院感染工作。

总之，预防和控制医院感染是每一位医务工作者应履行的社会责任，是影响医院医疗安全及医院生存发展的重要因素。加强医院感染的管理就是保护社会人群的健康。虽然医院感染不可能完全避免，但预防重大医院感染事件的发生是完全可以做到的。我们需要做的工作是从我国医院所发生的重大医院感染事件中汲取经验教训，更好地做好医院感染的预防控制工作，更好的服务患者，造福人民。

（范珊红）

参 考 文 献

[1] 乐杰. 妇产科学第七版. 北京：人民卫生出版社，2008.

[2] 孙纽云. 某市 52 例妇产科医疗事故原因分析与对策研究. 中国医院，2011，15（5）：10-12.

[3] 彭飞. 产科医疗风险管理问题及建议. 解放军医院管理杂志，2011，18（2）：175-176.

[4] 王英姿. 导致剖宫产切口感染相关因素的临床分析及预防探讨. 中国现代医生，2010，（36）：178.

[5] 王睿. 非结核分枝杆菌感染特点与药物选择研究进展. 国际呼吸杂志，2006，26（4）：280-282.

[6] 杨建华，张锦奇，陈奕霖，等. 妇产科医疗纠纷成因及防范［J］. 解放军医院管理杂志，2011，l8（12）：1169-1171.

[7] 中华医学会. 临床诊疗指南妇产科学分册［M］. 北京：人民卫生出版社，2007：272.

[8] 吴安华，任南，文细毛，等. 159 所医院医院感染现患率调查结果与分析［J］. 中国医院感染控制杂志，2005，4（1）：12-16.

[9] T. I. I. van der Kooi，J. Mannie，J. C. Wille，et al. A Prevalence of nosocomial infections in The Netherlands，2007-2008：results of the first four national studies［J］. J Hosp Infect，2010，75：168-172.

[10] H. M. Eriksen，B. G. Iversen，P. Aavitsland. Prevalence of nosocomial infections in hospitals in Norway，2002 and 2003［J］. J Hosp Infect，2005，60：40-45.

[11] 包甘芬. 妇产科住院患者合并医院感染的特征分析及预防对策［J］. 中华医院感染学杂志，2011，21（1）：59-60.

[12] 马代珍，王辉艳，宋秀俊，等. 妇产科综合病房院内感染危险因素分析与护理对策［J］. 中国现代医生，2010，48（27）：52-53.

[13] 陈龙，张淑珍，耿丽殊，等. 妇科住院患者医院感染病原菌特点及耐药性分析［J］. 中华医院感染学杂志，2O10，20（16）：2494-2495.

[14] 李清杰. 医院感染防控指南［M］. 北京：人民军医出版社，2010：9.

[15] 张永会，罗福兰，詹兴秀. 妇科腹腔镜术后感染分析与对策［J］. 中华医院感染学杂志，2012，22（24）：5556-5557.

[16] 索瑶，高校奇. 一起因手术操作不当引起术后感染的调查分析［J］. 中华医院感染学杂志，2011，21（12）：2466-2468.

第十一章

口腔科感染与相关法律

口腔科是感染控制的重点部门，您知道治牙病会导致哪些感染吗？

您了解口腔内存在哪些可能的感染致病菌吗？

您知道预防口腔科医疗相关感染的措施吗？

口腔诊疗前是否应该进行血源性病原体感染性疾病的筛查？

对于血源性病原体感染患者是否应采取额外预防措施？

第一节 概　　述

口腔科主要诊治口腔疾病，其诊疗范围涵盖龋病、牙周病、口腔黏膜病、牙齿缺失修复、口腔正畸、拔牙、种植等。口腔诊疗具有其特殊性，如：治疗在口腔有菌环境中进行、患者的血源性病原体感染状况不明、诊疗过程中由于高速涡轮手机、超声洁牙机等的使用可产生喷溅、气雾、气溶胶等，如不采取严格的感染控制措施，患者和口腔医务人员（dental health care personnel，DHCP）均可能暴露于乙型肝炎病毒（HBV）、丙型肝炎病毒（HCV）、人类免疫缺陷病毒（HIV）等血源性病原体和其他感染性病原体如巨细胞病毒、Ⅰ型和Ⅱ型单纯疱疹病毒、结核分枝杆菌、葡萄球菌、链球菌以及其他定植于口腔或者导致口腔和呼吸道感染的细菌和病毒等，从而导致感染发生。因此口腔科历来被认为是医院感染管理的重点科室、口腔科的感染控制（infection control）一直是医院感染管理的重点。

口腔科的感染主要通过以下途径：①直接接触损伤部位、血液、唾液或患者的物品；②间接接触污染的物品（如污染的牙科治疗器械、设备和环境表面）；③吸入含有感染性病原体的气溶胶颗粒；④结膜、鼻腔及口腔黏膜接触到已感染患者因咳嗽、打喷嚏或谈话而喷出的含有病原体的飞沫。如何切断感染链、预防口腔科感染的发生，是口腔诊疗工作中需重视的重要问题。

第二节 口腔科感染的相关法律法规

一、国外口腔科感染防控相关法律法规

在口腔科感染控制的发展过程中，最初仅仅是对所谓的“高危患者”—即具有潜在感染或已有感染的患者比较关注并采取额外的感染控制措施。但是由于患者在进行口腔诊疗时并不清楚自身的感染性疾病的罹患状况、或有些患者虽然清楚自己患有感染性疾病但出于各种原因不愿告知医师，因此在诊疗实践中难以判定“高危患者”。故而 1985 年美国疾病控制与预防中心提出了“普遍预防”（universal precautions）的概念，即“认定所有患者具有潜在感染性，在接触患者的血液以及被血液污染的体液如粪便、痰液、尿液等时”应采取预防措施，其重点在于预防和控制血源性病原体在患者与患者之

间、患者与 DHCP 之间的传播。1996 年，CDC 又将普遍预防概念扩展为“标准预防”（standard precaution），标准预防是为保护医务人员以及患者免受经由血液、体液、排泄物以及分泌物传播的病原体危害而采取的一系列防护措施。当接触患者的①血液；②无论是否含有血液的所有体液、分泌物、排泄物（汗液除外）；③破损皮肤；④黏膜时必须采取标准预防措施。

世界上最早颁布的有关牙科感染控制的措施是美国 CDC 于 1986 年在《疾病与死亡周报》（Morbidity and Mortality Weekly Report）上发布的“牙科感染控制的建议措施”[1]。继美国职业安全与健康管理协会（U.S. Occupational Safety and Health Administration，OSHA）发布牙科防止血源性病原体传播的强制措施后，CDC 于 1993 年发布了《牙科感染控制实践建议措施》（Recommended Infection Control Practices for Dentistry，1993）[2] 并于 2003 年更新出版了《牙科感染控制指南-2003》（Guidelines for infection control in dental health care settings-2003）[3]。随后，香港的《牙科医疗机构感染控制操作规范：基本规则》（The basic protocol：infection control guidelines for the dental service）（1999 年第一版，2004 年修订版）[4]、英国牙科协会的《牙科感染控制的建议书》（Advice sheet：infection control in dentistry）（2003 年）[5]、德国的《牙科感染防控规范》（2006 年）[6] 以及澳大利亚牙科协会的《澳大利亚牙科协会感染控制指南》（ADA Guidelines for infection control）（2008 年）[7] 相继颁布。第二版《澳大利亚牙科协会感染控制指南》（2012 年）是目前国际上最新的口腔科感染控制指南。

美国 CDC《牙科感染控制指南》的主要内容包括牙科医务工作者感染控制知识培训，职业防护、血源性病原体传播的预防、手卫生、个人保护装置、接触性皮炎和乳胶过敏、牙科诊疗器具的消毒与灭菌、环境感染控制、牙科水路处理与水质控制、特殊部位或设施（如牙科手机、吸唾器、牙科拍片室、牙科技工室）的感染控制措施等。国际上最新的牙科感染控制指南《澳大利亚牙科协会感染控制指南》涵盖了感染控制的定义以及口腔医务工作者在感染控制中的责任与义务、感染控制的标准预防措施、口腔诊疗区内感染控制策略、口腔诊疗器械的清洗与消毒处理、感染控制措施的记录与归档、口腔特殊区域以及口腔特殊器材的感染控制要求、感染性疾病、过敏以及基于传播的感染控制措施等 7 大方面，为口腔科的感染预防控制提供了全面、可靠的循证科学证据。

二、国内口腔科感染防控相关法律法规

为有效预防和控制口腔科医源性感染以及交叉感染的发生，我国卫生部于2005年颁布了《医疗机构口腔诊疗器械消毒技术操作规范》[8]，该规范对口腔诊疗器械的消毒灭菌原则及方法、医务人员手卫生、口腔诊疗区的布局及环境管理、医疗废物处理等作了相应规定。但是该规范的主要内容为口腔诊疗器械的消毒灭菌，对于其他内容没有或较少涉及，因此我国亟待制定综合性的口腔科感染控制规范。目前我国口腔科的感染控制主要依据《消毒管理办法》、《医院感染管理办法》以及《医疗机构口腔诊疗器械消毒技术操作规范》而进行。

第三节　案 例 分 析

由于口腔诊疗的门诊特点，目前国内尚未见口腔诊疗导致医院感染发生的相关报道；国际上报道的案例也比较少，现将世界上报道的在口腔诊疗中发生的感染案例报告如下：

案例一：人类免疫缺陷病毒（HIV）感染的牙科医生导致6名患者感染HIV

20世纪九十年代初期美国报道了一例患艾滋病的牙科医生导致其治疗的6位患者感染HIV的事件[9,10]。此外，1991年至2005年，全世界共有3例HIV感染的医务人员（分别为骨科医师、护士和产科医师）导致患者感染HIV的报道[11]。

美国佛罗里达州牙医David J. Acer（1949.11.11~1990.9.3）于1986年被发现HIV阳性，1987年9月被诊断为艾滋病。Acer在被诊断为艾滋病3个月后的1987年12月为19岁的女性患者Kimberly Ann Bergalis（1968.1.9~1991.12.8）拔除了两颗磨牙。1989年3月Bergalis出现艾滋病症状，1990年1月被确诊为艾滋病。美国CDC的流行病学调查初步结果认为Bergalis的患病可能与Acer有关，因此促使Acer发表了一封公开信，要求Acer治疗过的所有患者进行HIV检查。在Acer感染HIV后治疗过的一千余名患者中，发现有10名为HIV阳性。美国CDC进行的流行病学调查与分子生物学研究结果表明，其中4名曾有导致HIV感染的高危行为，如静脉注射毒品、同性性行为等；但另外6名患者既无高危行为且其HIV病毒DNA序列与Acer的

DNA 序列同源性极高，因此认定很有可能是 Acer 导致了这 6 名患者感染 HIV。

以上案例提出下列问题：

1. 口腔医生被血源性病原体感染后是否还可进行诊疗工作？是否有必要限制其诊疗操作范围？

上述案例的发生促使美国 OSHA 发布了牙科防止血源性病原体传播的强制措施，而且美国 CDC 也于 1993 年发布了“牙科感染控制实践建议措施”[2]，强调了牙科诊疗中防止血源性病原体传播的感染控制措施。正是由于标准预防措施的实施，所以自 1992 年以来，再没有 DHCP 导致患者感染 HIV 的报道。一般认为由 DHCP 向患者传播 HIV 的概率极低[12,13]。在牙科诊疗中，由于 DHCP 经常暴露于患者的血液和被血液污染的唾液中，DHCP 被患者传播 HIV 的概率远远大于 DHCP 向患者传播 HIV 的概率，因此在口腔诊疗工作中必须严格进行诊疗器械消毒灭菌、采取标准预防措施，以防止患者、尤其是防止 DHCP 感染血源性病原体。

对于口腔医生被血源性病原体感染后是否还可进行诊疗工作，是否有必要限制其诊疗操作范围，《澳大利亚牙科协会感染控制指南》有如下规定[7]：感染或携带血源性病原体的牙医应该寻求感染性疾病专家的建议，以确定是否可以继续从事牙科诊疗工作，或者是否需要对其诊疗范围进行限定。根据澳大利亚牙科协会现行规定：HIV 抗体阳性的牙科医生绝对不可以进行暴露性操作（exposure prone procedures，EPPs）。所谓暴露性操作即有导致医生的组织损伤危险性的操作，其结果可能会导致患者的组织暴露于医生的血液。对于乙肝病毒 DNA 阳性和丙肝病毒 RNA 阳性的牙科医生，根据其病毒负荷和抗体水平，限制其进行暴露性操作。但 HBV 与 HCV 阳性的牙科医生经过治疗抗体转阴后可继续从事牙科诊疗。同时，在其随后的职业生涯中，需每 3 个月或每年检查 HBV 及 HCV 抗体水平。

该指南同时也指出，尽管我们必须将公众健康置于首位，同时也必须考虑并保障口腔医务工作者的合法权益，不可因感染血源性疾病而遭受执业歧视等。

我国目前对于口腔科医生被血源性病原体感染后是否还可继续从事医疗工作、是否需要限定其诊疗范围尚无明确的规定，因此亟待就此制定相关规定和规范。每一位口腔医务工作者均有义务和责任实施切实有效的感染控制措施、为患者提供清洁卫生的诊疗环境、预防及控制感染性疾病发生及传播，进而为患者提供有效的治疗。

案例二：口腔科患者间乙型肝炎病毒（HBV）的传播

美国的牙科自1985年开始采取普遍预防措施，1987年开始DHCP常规注射乙肝疫苗，因此自1987年以来，美国已经没有DHCP导致患者感染乙型肝炎病毒的报道。但世界范围内有12位HBV感染的医务工作者（health care workers，HCWs）导致91位患者感染HBV、11位HCV感染的HCWs导致38位患者感染HCV的报道[11]。

2007年美国报道了第一例口腔患者间HBV传播的案例[14]。一位60岁白人女性患者，于2002年2月11日出现多个大、小关节及趾端肿胀、倦怠等乙型肝炎症状。通过回顾病史发现，该患者在肝炎症状出现前无血源性病原体暴露史、无静脉注射毒品史、无输血及血液制品史、无血透史、家族中无其他成员罹患肝炎。但该患者于2001年10月10日曾进行拔牙术，共拔除7个牙齿，其诊疗时间为该日上午10：50至11：16。核查该日的诊疗记录发现，在该女性进行拔牙之前，一位患慢性乙型肝炎的36岁黑人女性在静脉全身麻醉、吸氧（使用的橡皮面罩为重复使用）条件下也在该手术间拔牙，其手术时间为上午8：09至8：51。在该36岁女性乙肝患者和60岁女性之间还有3人接受拔牙治疗。

经调查发现，该外科手术室为独立的单层楼建筑，有两个完全分离的手术间，分居走廊两侧。设有恢复间，清洁区（用于储存药物）、齐腰高的工作台（水池）。医生所用手机为高压灭菌、不能卸除的部分用一次性塑料薄膜覆盖且薄膜在每个患者治疗结束后均进行更换。麻醉机和心电监护仪用塑料薄膜覆盖、用于吸入一氧化氮和氧气的复用性橡皮面罩用消毒肥皂和水溶液清洗后，根据制造商的说明采用Birex喷雾消毒剂消毒。外科手术器械使用后用肥皂和含氯溶液（soap-and-bleach solution）进行手工刷洗、水冲洗、干燥后包装、用Midmark牌高压灭菌器灭菌。所有灭菌器械打开包装后铺到外科治疗盘上、覆盖、在清洁储存区短暂放置后用于手术。在整个治疗过程中医护人员均遵循了预防血源性疾病传播的标准预防措施，包括外科刷手、患者之间更换手套、手术衣和口罩。常接触的表面（包括患者椅位）均覆盖了塑料薄膜屏障，每一个患者治疗结束后用中等水平消毒剂对所有覆盖的（包括许多未覆盖的）表面进行喷雾消毒。

调查还发现，在该诊所工作的 15 名工作人员中有 14 名注射了乙肝疫苗，HBV 检查未发现工作人员中有 HBV 阳性者。而 60 岁女性的 HBsAg 基因型与源患者（36 岁女性）的基因型完全相同，因此断定，是该源患者将乙肝病毒传播给了这名 60 岁妇女。该案例是第一例也是唯一的一例利用分子生物学技术鉴定出的口腔科患者间乙肝传播的案例。在对于上述案例的调查中，由于未发现牙科医师及护士不遵从感染控制措施的现象和行为，因此推测污染的环境表面可能是造成 60 岁白人女性患者感染乙肝的原因。

以上案例提出下列问题：

1. 口腔诊疗前是否应该进行血源性病原体感染性疾病的筛查？对于血源性病原体感染患者是否应采取额外预防措施？

2. 应该如何进行口腔诊疗环境表面的清洁消毒？

1. 口腔诊疗前是否应该进行血源性病原体感染性疾病的筛查？对于血源性病原体感染患者是否应采取额外预防措施？

口腔科诊疗中采取标准预防措施、口腔医务人员注射乙肝疫苗可使乙肝传播的危险性大大降低。但是乙型肝炎病毒表面有一层非常坚硬的外壳，在空气中能存活相当长时间，如果存在于干燥的血液中时可存活一周甚至更长。而且，传染性乙肝病毒甚至可在没有可见血渍的情况下，存活于物体的表面[10,11]。由于口腔科诊疗具有出血、环境易被血液污染等特点，因此口腔科诊疗中标准预防措施的实施并不能够完全杜绝乙肝等血源性病原体的传播。诊治乙肝等血源性病原体感染患者时，除实施标准预防措施外，应加强环境表面的清洁和消毒并采取额外的防护措施。

对于口腔诊疗前是否应该进行血源性病原体感染性疾病的筛查目前还没有明确的法律规定。但该案例提示我们在诊疗过程中，应注意询问病史、了解患者的血源性病原体感染状况，对于乙肝病毒等血源性病原体感染的患者应采取特别感染控制措施。

2. 应该如何进行口腔诊疗环境表面的清洁消毒？

我国《医疗机构口腔诊疗器械消毒技术操作规范》第十七条规定：“口腔诊疗区域内应当保证环境整洁，每日对口腔诊疗、清洗、消毒区域进行清洁、消毒；每日定时通风或者进行空气净化；对可能造成污染的诊疗环境表面及时进行清洁、消毒处理。每周对环境进行一次彻底的清洁、消毒。”但是，本规范并没有明确规定应该如何清洁和消毒环境表面，也没有明确规定口腔诊疗区域内不同的环境表面是否应该采取不同的清洁和消毒措施。美国CDC的《牙科感染控制指南》指出，“对于诊疗区域内的临床接触表面，应使用屏障保护，屏障应一患者一更换；对于不易进行屏障保护的表面，应在每一个患者诊疗结束后使用低水平或中水平消毒剂消毒[3,7]”。在对于上述案例的调查中，由于未发现有不遵从感染控制措施的现象和行为，因此推测污染的环境表面可能是造成60岁白人女性患者感染乙肝的原因。因此，我国应修订规范，明确环境表面清洁和消毒的方法以及应达到何种消毒水平。

案例三：操作不当导致患者眼部阿米巴感染

加拿大一位女性患者为去除下颌的固定桥而到牙科医生处就诊。治疗当日（第1天）患者戴眼镜就诊，为治疗方便取下了眼镜，治疗过程中未戴防护眼镜。治疗开始45分钟后，牙科助手无意中启动了高速手机开关，当时手机头距患者面部距离约8cm，一股水流射进了患者的右眼。当时患者擦干了面部、医生未作处理继续工作。患者回到家里以后，感到右眼轻微不适，几小时后，疼痛加重、右眼变红。当晚，疼痛加重，因此第2天上午去看了眼科医生，进行眼底镜检查后，被诊断为急性结膜炎。医生开了庆大霉素和可的松眼药水，使症状暂时得以缓解。但两天后（第4天），疼痛再度发生且程度剧烈。通过眼底镜检查和荧光染色，发现右眼角膜上有3处擦伤，被诊断为角膜创伤性溃疡。随后的检查发现擦伤处有不规则愈合。第8天时检查发现患者视力下降、有擦伤后角膜炎体征。第13天，角膜状况恶化。第14天，发现右虹膜有炎症表现。由于疼痛持续增强，因此在第32天取眼睛分泌物进行了培养，第57天在培养物中鉴定出了棘阿米巴属原虫。该患者为治疗眼部感染耗费了漫长时日且治疗效果不佳。感染发生4年后患者仍有眼部疼痛、畏光、视物模糊等症状，校正后视力仅有0.2。眼科医生认为需手术去除角膜上的白内障、插入硬式角膜镜，甚至可能需要角膜移植才能完全恢复视力。因此，该患者向法院提出了诉讼，状告牙科医生处置不当导致其遭受了巨大痛苦[15]。

法院调查发现，该患者佩戴有隐形眼镜，平时使用自来水清洗眼镜、而且没有按要求定期消毒隐形眼镜。文献表明，阿米巴性角膜炎的重要危险因素之一是佩戴隐形眼镜；此外，自来水清洁眼镜、没有定期对眼镜进行消毒均为危险性行为。在诉讼过程中，由于未能够发现患者进行牙科治疗时所发生的事件和眼部感染间有明显的因果关系，最终法院没有判定该患者胜诉。

案例四：牙科水路污染导致嗜肺军团菌感染

2012 年 2 月 18 日出版的《柳叶刀》杂志上报道了一位 82 岁女性患者牙科治疗后由于牙科水路污染导致嗜肺军团菌（Legionella pneumophila）感染，从而罹患军团菌肺炎、最终因感染性休克而死亡的案例。嗜肺军团菌是革兰阴性细菌，广泛存在于自然界水系统中、也存在于人工水路中。可通过吸入或气溶胶化的水雾的吸入而导致发生军团菌肺炎或症状类似流感的 Pontiac 热。主要影响高龄，以及免疫功能低下患者群[16]。

上述案例提出下列问题：

1. 在口腔诊疗中是否应对患者，尤其是高龄以及免疫功能低下患者采取防护措施？

2. 如何对牙科水路进行处理？是否需要对牙科水路的水质进行控制？

1. 在口腔诊疗中是否应对患者，尤其是高龄以及免疫功能低下患者采取防护措施？

我国《医疗机构口腔诊疗器械消毒技术操作规范》第八条规定：医务人员进行口腔诊疗操作时，应当戴口罩、帽子，可能出现患者血液、体液喷溅时，应当戴护目镜。

该规范对于医务人员的个人防护做出了明确规定，但并没有规定在诊疗过程中是否也应对患者采取必要的防护措施。上述案例提示我们，在诊疗过程中一定要遵从法律法规和感染防控操作规范，以免操作不当导致感染发生。此外，医务人员不但要注意自我防护，更要注意对患者采取防护措施。

2. 如何对牙科水路进行处理？是否需要对牙科水路的水质进行控制？

根据《医疗机构口腔诊疗器械消毒技术操作规范》第十六条：“每次治疗开始前和结束后及时踩脚闸冲洗管腔 30 秒，减少回吸污染；有条件可配备管腔防回吸装置或使用防回吸牙科手机。”但是对于牙科水路是否需要定期清洗和消毒、牙科水路的水质是否需要进行监测目前尚没有相应的规定。上述案例提示在常规牙科治疗中可因牙科水路的污染而导致军团菌肺炎发生，因此牙科水路的污染是值得重视的问题。而平时的诊疗工作中容易忽视牙科水路的清洁与消毒，应注意牙科水路的管腔冲洗和牙科用水的清洁消毒，以避免患者在治疗过程中发生感染和引起医疗诉讼。

第四节 风险防范

尽管目前我国尚没有由于口腔诊疗导致医疗诉讼的报道，但随着患者维权意识提高、医疗知识及感染知识的增加，如口腔医务人员在诊疗中不注意感染的预防与控制，今后可能会发生由于口腔诊疗导致医院感染所引起的医疗纠纷、甚至医疗诉讼。根据《医疗事故处理条例》和我国最高人民法院《关于民事诉讼证据的若干规定》，在涉及医疗纠纷的民事诉讼案件中，医疗机构承担的法定举证责任是：①医疗行为与损害者本身之间不存在因果关系。②医院不存在医疗过错。如医院能够证明上述两项，那么法院就不会判定医院承担任何赔偿责任。如前所述的发生在加拿大的口腔诊疗导致的感染事件，就是因为未能够证实医疗行为与患者发生感染间的直接因果关系而没有判定医生承担责任。

因此，在口腔诊疗中，一方面要遵循《医疗机构口腔诊疗器械消毒技术操作规范》、《医院感染管理办法》等法律法规，严格诊疗器械的消毒灭菌；另一方面也希望国家相关部门尽快制定口腔科感染预防控制指南，为口腔科感染的预防控制提供更全面、更详尽的法规条例，使临床医务人员在口腔科感染控制工作中有法可依、有据可循。

第五节 建 议

鉴于现行《医疗机构口腔诊疗器械消毒技术操作规范》仅对口腔诊疗器械的消毒灭菌进行了规范，笔者建议国家相关部门尽快制定“口腔科感染控制操作规范”，新规范中应强调以下内容，以预防口腔感染发生，规避相关风险。

一、强调职业防护

口腔科医务人员应定期查体，预防接种乙肝疫苗。诊疗过程中做到“四戴”：即戴手套、戴口罩、戴帽子、戴护目镜。进行安全操作、预防锐器伤，因为锐器伤是导致口腔科血源性疾病传播的重要途径[17]。Shah 等对美国华盛顿州 1995 年~2011 年 7 年间医务人员锐器伤的调查发现，口腔科医务人员发生锐器伤的比率较高，在报告的 4,695 例锐器伤中，924 例（20%）为口腔科医务人员[18]。笔者对所在医院医务人员锐器伤发生情况的调查表明，口腔科医务人员发生锐器伤的比例为 23%。且与其他科室不同的是，医生中锐器伤的发生比例也比较高。因此工作中应尽量减少职业暴露，预防锐器伤的发生，进而预防血源性病原体的感染。

在口腔诊疗操作中，不仅要注意医护人员的防护，同时要加强对患者的防护。进行治疗时，应为患者提供并佩戴护目镜。

二、加强医务人员感染控制知识培训

做到感染控制知识培训的常规化、常态化。必须对所有新入职人员进行上岗前的感染控制知识培训，对在职医务人员也必须每年至少进行一次培训。培训内容包括：感染疾病的传播途径、预防措施、标准预防概念及其措施、职业防护、医疗废物处理等知识。通过培训应使每一位医务人员懂得：感染的传播途径、感染的防控措施、必要的个人防护措施，发生意外伤害时应该如何处理。

三、注重表面消毒

口腔科不同的设备、不同的表面需要采取不同的消毒方法。口腔科表面分为临床接触表面和一般家居表面。

1. 临床接触表面（clinical contact surface）：对于不易清洁的表面如手机柄、吸唾器柄、三用枪座、照明灯手柄及开关、观片灯开关、牙椅操作台拉手及牙椅升降开关、头托等容易被污染处使用不渗透的屏障材料覆盖，每位患者诊疗结束后戴手套将覆盖薄膜去除。对于没有覆盖、易清洁的表面如治疗台面应在每治疗一个患者后用低水平消毒剂（可杀灭 HBV 和 HIV）或中水平消毒剂（可杀灭结核杆菌）进行清洁和消毒，如表面有可见血液污染，则应使用中等水平消毒剂进行消毒。

2. 一般家居表面（housekeeping surface）：如墙壁、地板以及水池等进行一般清洁处理，每日清洗。在有明显污染时随时进行清洁并进行消毒处理。

四、控制气溶胶（aerosol）和喷溅（spatter）的产生

牙科诊疗中，由于大量使用高速涡轮手机、超声洁牙机等，因此可产生喷溅、气雾以及气溶胶。喷溅为含有水珠、唾液、血液、微生物以及其他碎

屑的较大飞沫。在空气中可短距离漂浮，并很快沉积到地板、操作环境表面、患者或 DHCP 身上。而气溶胶为直径小于 10 微米的颗粒，在空气中可存留较长时间而且可被吸入呼吸道。

1. 强力吸引可减少 90% 的气溶胶产生[19]，因此使用高速手机或超声洁牙时，应使用强力吸唾器进行吸引。

2. 治疗前漱口或刷牙可显著降低气溶胶内细菌的数量，可用清水或含有消毒剂如含 0.12%~2% 葡萄糖洗必泰的漱口液漱口。

3. 橡皮障的使用可隔离操作区，显著降低气溶胶内细菌数量。

五、重视牙科综合治疗台水路的消毒及牙科用水质量

牙科综合治疗台水路（Dental unit waterline，DUWL）指向手机、三用枪和超声洁牙机头输送水的管路系统。研究表明，由于 DUWL 管腔狭窄，利于细菌生长。在 DUWL 中寄生的微生物有细菌、真菌和原虫，这些微生物被多糖黏液层包裹，在 DUWL 的内壁定植并繁殖，形成生物膜[3]。DUWL 中发现有呼吸道条件致病菌如军团菌、铜绿假单胞菌和非结核分枝杆菌，但主要是革兰阴性需氧菌[20]。尽管有些椅位上配备了管腔防回吸装置，但是由于生物膜沉积所致堵塞作用以及回吸阀的老化，患者口腔的污物仍可被回吸进入 DUWL[21]。应采取如下措施，以最大限度地降低感染危险性[22]。

1. 现行规范第十六条规定“每次治疗开始前和结束后及时踩脚闸冲洗管腔 30 秒，减少回吸污染；有条件可配备管腔防回吸装置或使用防回吸牙科手机”。但还应该加上如下内容“在每日工作开始前，在未连接手机头、三用枪头和超声洁牙机头的情况下，冲洗管路至少 2 分钟。每诊治一名患者后，在手机头、三用枪头或超声洁牙机头尚未去除的情况下，冲洗管路 30 秒”。采取以上措施，可分别减少 DUWL 中 96% 的细菌、66% 的阿米巴[23,24]。此外，对于有独立供水系统的牙科治疗台应严格遵循制造商关于消毒程序的说明进行水路清洁处理。

2. 每个患者治疗结束后冲洗吸唾器管路，避免管腔堵塞。每日治疗结束后（或定期）用消毒剂（如 0.1% 次氯酸钠溶液）冲洗管腔。

3. 水的质量：美国 CDC《牙科感染控制指南-2003》以及《澳大利亚牙科协会感染控制指南》均规定：“备洞时或超声洁牙时水质应至少达到饮用水标准（500cfu/ml），为免疫缺陷或免疫功能低下患者进行治疗时，水中菌落数应小于 200cfu/ml。进行牙槽外科手术、牙科种植术以及拔牙时，应使用

无菌水或无菌生理盐水进行冲洗或作为冷却用水[3,7]”。我国饮用水的水质标准为水中菌落数应小于100cfu/ml，建议牙科治疗用水至少应达到饮用水水质标准。

六、细化物品分类，采取不同水平的消毒、灭菌措施

目前的规范未对口腔所用器械和物品进行详细分类，因此在临床工作中既存在消毒灭菌不严现象，也存在过度消毒灭菌、过度包装现象。应根据Spaulding分类法对口腔科器械等进行分类消毒灭菌处理（表1）。

表1 口腔器械Spaulding分类与消毒、灭菌、储存要求

危险级别	口腔器械分类	消毒、灭菌水平	储存要求
高度危险器械	拔牙器械：拔牙钳、牙挺、牙龈分离器、牙根分离器、牙齿分离器、凿等。	灭菌	无菌保存
	牙周器械：牙洁治器、刮治器、牙周探针、超声工作尖等。		
	根管器具：根管扩大器、各类根管锉、各类根管扩孔钻、根管充填器等。		
	手术器械：包括种植牙、牙周手术、牙槽外科手术用器械、种植牙用和拔牙用牙科手机等。		
	其他器械：牙科手机、牙科车针、排龈器、刮匙、挖匙、电刀头、卡局式注射器等。		
中度危险器械	检查器械：口镜、镊子、器械盘等。	灭菌或高水平消毒	清洁保存
	正畸用器械：正畸钳、带环推子、取带环钳子、金冠剪等。		
	修复用器械：去冠器、拆冠钳、印模托盘、垂直距离测量尺等。		
	各类充填器；银汞合金输送器。		
	其他器械：研光器、吸唾器、用于舌、唇、颊的牵引器、三用枪头、成形器、开口器、金属反光板、拉钩、挂钩、橡皮障夹、橡皮障夹钳等。		

续 表

危险级别	口腔器械分类	消毒、灭菌水平	储存要求
低度危险器械	调刀：模型雕刻刀、钢调刀、蜡刀等。 其他用具：橡皮调拌碗、橡皮障架、打孔器、牙锤、聚醚枪、卡尺、抛光布轮、技工钳等。	中水平消毒	清洁保存

七、加强口腔科感染监测和技术研究

目前，国际上有数例口腔诊疗导致感染发生的案例报道，虽然国内尚未见口腔诊疗导致医院感染发生的相关报道，但这并不说明国内没有口腔诊疗导致感染的案例，可能由于监测方法、监测水平以及监测技术所限，而未发现。因此，需要国内口腔科或感染管理人员在此方面多做工作，提高我国在此方面的研究水平。

（关素敏　贺建军）

参考文献

[1] Centers for Disease Control and Prevention. Recommended infection-control practices for dentistry. MMWR Morb Mortal Wkly Rep，1986. 35（15）：p. 237-42.

[2] Centers for Disease Control and Prevention. Recommended infection control practices for dentistry. MMWR Morb Mortal Wkly Rep 1993；41（No. RR-8）：1-12. 1993.

[3] Centers for Disease Control and Prevention. Guidelines for infection control in dental health care settings-2003. MMWR Morb Mortal Wkly Rep 2003；52（No. RR-17）：1-66. 2003.

[4] The basic protocol：infection control guidelines for the dental service. Department of Health Infection Control Committee，Hong Kong. October，2004. 2004.

[5] Advice sheet：infection control in dentistry. British Dental Association，English Department of Health. Feb，2003. 2003.

[6] Infektionsprävention in der Zahnheilkunde——Anforderungen an die Hygiene. Bundesgesundheitsbl-Gesundheitsforsch-Gesundheitsschutz 2006. 49：375-394. 2006.

[7] ADA Guidelines for Infection Control. Australian Dental Association. August，2008. 2008.

[8] 医疗机构口腔诊疗器械消毒技术操作规范. 卫医发［2005］73 号., 2005.

[9] Ciesielski, C., et al., Transmission of human immunodeficiency virus in a dental practice. Ann Intern Med, 1992. 116 (10): p. 798-805.

[10] Sixth AIDS case traced to Florida dentist. Science, 1993. 260 (5110): p. 897.

[11] Perry, J. L., R. D. Pearson and J. Jagger, Infected health care workers and patient safety: a double standard. Am J Infect Control, 2006. 34 (5): p. 313-9.

[12] Dickinson, G. M., et al., Absence of HIV transmission from an infected dentist to his patients. An epidemiologic and DNA sequence analysis. JAMA, 1993. 269 (14): p. 1802-6.

[13] Epstein, J. B., C. Scully and S. R. Porter, The risk of transmission of human immunodeficiency virus in dental practice. Oral Health, 1992. 82 (5): p. 33-4, 37-8.

[14] Redd, J. T., et al., Patient-to-patient transmission of hepatitis B virus associated with oral surgery. J Infect Dis, 2007. 195 (9): p. 1311-4.

[15] Barbeau, J., Lawsuit against a dentist related to serious ocular infection possibly linked to water from a dental handpiece. J Can Dent Assoc, 2007. 73 (7): p. 618-22.

[16] Petti, S. and A. Polimeni, The rationale of guidelines for infection control in dentistry: precautionary principle or acceptable risk? Infect Control Hosp Epidemiol, 2010. 31 (12): p. 1308-10.

[17] Shah, S. M., A. T. Merchant and J. A. Dosman, Percutaneous injuries among dental professionals in Washington State. BMC Public Health, 2006. 6: p. 269.

[18] Jacks, M. E., A laboratory comparison of evacuation devices on aerosol reduction. J Dent Hyg, 2002. 76 (3): p. 202-6.

[19] Tall, B. D., et al., Bacterial succession within a biofilm in water supply lines of dental air-water syringes. Can J Microbiol, 1995. 41 (7): p. 647-54.

[20] Pankhurst, C. L., N. W. Johnson and R. G. Woods, Microbial contamination of dental unit waterlines: the scientific argument. Int Dent J, 1998. 48 (4): p. 359-68.

[21] Pankhurst, C. L. and W. A. Coulter, Do contaminated dental unit waterlines pose a risk of infection? J Dent, 2007. 35 (9): p. 712-20.

[22] Barbeau, J. and T. Buhler, Biofilms augment the number of free-living amoebae in dental unit waterlines. Res Microbiol, 2001. 152 (8): p. 753-60.

[23] Barbeau, J., et al., Multiparametric analysis of waterline contamination in dental units. Appl Environ Microbiol, 1996. 62 (11): p. 3954-9.

第十二章

内镜医院感染的相关法律

什么是内镜（胃镜、肠镜、支气管镜、关节镜、腹腔镜等）？

您知道做内镜检查有什么医疗风险吗？

内镜清洗消毒的内容和流程是什么？

国家关于内镜使用的法律法规有哪些？

如何预防内镜相关感染？

第一节 概 述

自 1805 年德国 Bozzini 提出应用内镜（endoseope）技术诊断疾病的设想以来，已经过了 200 余年。随着科学技术的进步，内镜技术得到迅速的发展，并在临床各个学科得到了广泛的应用[1,2]。特别是近年来各种新型内镜的研发与应用，使得内镜技术在临床实践中取得了令人瞩目的进展，它使诊断变得更为简便准确，这已是不争的事实。除了带来诊断方面的进展之外，治疗领域也随之发生了变化，应用内镜和各种配件仪器，医生还可做一些高难度的手术，而这些手术的创伤、风险、甚至费用，都远低于常规的外科手术，又能取得令人满意的效果。一方面，内镜本身的技术更新，由硬式内镜到纤维内镜，以及到目前的电子内镜，加上与染色、超声、内镜放大等技术的结合，使内镜的功能达到了前所未有的地步，另一方面，内镜不仅应用于诊断，越来越多的疾病可通过内镜进行治疗。内镜已在临床各科疾病的诊断和治疗中显示其特殊的作用[3]。内镜包括消化内镜、支气管镜、喉镜，等。临床上最多见的是消化内镜，本文以消化内镜为主进行论述。

据美国消化内镜协会（American Society for Gastrointestinal Endoscopy, ASGE）估计每年接受消化内镜检查达 1 000 万人次以上。内镜作为一种侵入人体腔内的仪器，因其材料特殊，构造精细，存在许多管腔、窦道，许多部件不耐高温、高压、腐蚀，只能采用低温消毒或消毒剂浸泡，又因其造价高，医院内镜数量少，使用频率高等原因，给内镜消毒带来许多困难，是造成医院感染和医源性传播的重要途径。此外，由于消毒剂使用不当，也会对病人与工作人员造成化学性伤害。因此防止因内镜检查导致交叉感染的措施——内镜消毒，是值得临床重视的问题。

第二节 内镜感染管理的相关法律法规

日本的消化内镜诊治技术一直处于领先地位，对消化内镜的清洗消毒工作也十分重视。1996 年 3 月制定出内镜清洗消毒指南方案，之后日本消化内镜学会等又对指南方案进行多次修改、补充、完善。主要规范包括：日本消化内镜技师委员会编写的《内窥镜的清洗、消毒的标准（第二版）（2004）》，日本消化内镜学会、日本消化内镜技师委员会、日本环境感染学会编写的《消化内镜的清洗、消毒的标准（第一版）（2008）》。美国影响最大、应用最广泛的是2003年有10个专业学会共同制定的软式消化内镜消毒处理多学会共同指南，其中34条有非常重要原则性指导意义，该规范2011年进行修订更新。此外还有英国胃肠道疾病内窥镜检查协会编写的《英国胃肠道内窥镜设备去污染BSG指南（2008版）》，欧洲消化内镜协会指南委员会编写的《欧洲ESGE-ESGENA消化道内窥镜检查中的清洁和消毒指南（2008版）》，澳大利亚胃肠协会和澳大利亚胃肠护士学院编写的《澳大利亚内窥镜检查的感染控制（2003年第2版）》，世界胃肠病学组织编写的《世界胃肠病学组织内镜消毒操作指南（2005年版）》，等等。

我国于1997年在南京第一次全国消化内镜消毒规范研讨会[4]制定了中国第一个《消化内镜清洗消毒试行方案》。2002年7月卫生部颁布了《医疗机构内镜诊疗管理暂行规定》和《内镜清洗、消毒技术规范（试行）》，使国内内镜消毒工作有了规范，但是在执行过程中还存在一些问题，有很多具体的问题没有写入规范中。如对于内镜清洗消毒室的通风问题，流程的细化等。同年香港内镜护士学会也颁布《内镜及附件的清洗消毒标准指引》。卫生部在调查研究的基础上于2004年颁布了《内镜清洗消毒技术操作规范（2004年版）》（简称《规范》）和《内镜清洗消毒机效果检验技术规范》。

尽管这些"指南"或"规范"对医疗机构都是强制性的，然而，世界各国，无论美国、德国、日本，还是印度、中国，均存在着执行指南、规范制定不够严格的情况，而且发现的问题也有共同和相似之处，如普遍存在清洗消毒设备不全、消毒时间不够、内镜孔道处理不当等问题。2010年卫生部医院感染控制标准委员开始修订2004版《规范》，目前，已上报国家卫生计生委审批，形成了《软式内镜清洗消毒技术规范（报批稿）》，简称《规范（报批稿）》。

第三节　案例分析

内镜消毒不严所致医源性感染最常见的感染途径有3个：受检者—受检者；患者—医护人员；寄居于内镜及附件上的致病菌传到患者[5]。内镜相关感染传播机制主要包括：内镜清洗消毒程序错误；暴露于化学消毒剂的时间不够；自动清洗消毒机使用不正确；水瓶和灌流液被污染；不合适的干燥和储存方法。导致内镜相关感染的常见原因：①软性内镜所用的材料-不能热灭菌；②内镜镜体复杂的设计，不易清洗消毒：内镜管道表面的凸凹不平直接导致了细菌生物膜的形成，从而对内镜的清洗消毒造成非常大的困难。活检/抽吸管道直径3mm至5mm甚至更小，注水/注气管道直径是活检/抽吸管道的1/15；③使用消毒剂不当，浓度和作用时间不足；④内镜附件未经灭菌处理；⑤预约就诊患者多，内镜数量少；⑥内镜消毒设备不盈利，医院不愿意花钱和时间在洗消设备上投入；⑦中小医院医护人员对消毒的意识比较淡漠。

文献报道较多的是内镜被细菌污染后再感染病人，尤其是那些免疫功能受到抑制的病人。最常见的感染细菌为假单胞菌属[6]，容易定植于内镜或内镜清洗消毒机中。1993年美国消化内镜学会统计，内镜相关感染的发生率是1/180万。但是这一数字也许只是冰山一角，实际的内镜相关感染率远远高于这个数字，特别是在内镜清洗消毒不严格的国家和地区。理论上各种病原微生物均有可能通过内镜诊疗操作进行传播。从1974～1987年，全球共报道84例内镜导致的沙门氏菌感染；1974～1993年全球共报道45例内镜相关铜绿假单胞菌感染。然而病毒感染潜伏期较长，明确病毒感染与内镜操作之间的关系即对病毒感染的确定非常困难。Dwyer[7]报道84例内镜检查后感染沙门氏菌者，其中6例发生败血症，1例死亡；Dean[8]报道沙门氏菌交叉感染也可引起伤寒。Langenberg[9]等于1990年首次报道内镜检查引起患者之间Hp交叉感染，经用细菌DNA限制性酶分析法证实，281例受检者中明显Hp交叉感染3例。一组报道394例接受新近接触过HBsAg阳性者的内镜检查，无一例发生临床肝炎，其中357例血清学证实没有感染HBV[10]。Birnie[11]报道检查HBeAg阳性的50岁男性患者，检查后用2%戊二醛液消毒21小时，水清洗孔道后再用70%乙烯乙醇消毒，接着检查一位78岁女性上消化道出血患者，96天后，该患者出现黄疸，血清学检查显示HBeAg和HBsAg阳性。Hanson[12]报道，污染高浓度HIV的内镜，经严格冲洗和2%戊二醛液消毒2～10分钟后，抗原分析均阴性，成功地达到消毒的目的。Morris等曾报道2个由内镜传播HBV的病例。Bronowicki等报道2例患者接受结肠镜检查后感染了HBV，而使用的肠镜此前刚为一位HBV感染的患者做过检查。Raymard[3]对294所内镜中心调查发现22例因检查引起的感染病例（7例绿脓杆菌感染，3例大肠杆菌感染，3例隐孢子菌感染，1例丙型肝炎病毒感染，8例其他感染）。Spack[13]报道377例内镜引起的感染中，绿脓杆菌感染为200例，沙门菌感染为84例，分枝杆菌感染80例，乙肝病毒感染1例。日本文献有关内镜传播感染的报道，经内镜行逆行胰胆管造影（ERCP）导致的医院感染率为0.93%；上消化道内镜检查幽门螺杆菌（HP）的感染率为1.1%；全日本内镜从业人员的感染调查发生率为0.001%，多为HCV、HBV及结膜炎等。从理论上讲，污染HIV的内镜可导致HIV的交叉感染，但目前尚无相关报道，不过由于这些病毒一旦感染可致命，应当予以重视。国内对由内镜检查后引起的感染病例报道较少。

以上案例提出下列问题：

1. 正确的内镜清洗消毒流程是什么？
2. 如何正确的使用内镜清洗剂？
3. 如何彻底清洗内镜？
4. 如何正确的消毒内镜？
5. 如何正确的清洗消毒内镜附件？
6. 如何正确使用内镜清洗消毒机？

1. 正确的内镜清洗消毒流程是什么？

根据《规范（报批稿）》，正确的内镜清洗消毒流程是：预清洗→测漏→清洗 →漂洗→消毒→终末漂洗→干燥→保存。测漏宜在每次清洗前进行；条件不允许时，应至少每天测漏一次。

2. 如何正确的使用内镜清洗剂？

根据《规范（报批稿）》规定，医用清洗剂应选择适用于软式内镜的低泡医用清洗剂，如酸性、中性、碱性、含酶医用清洗剂。也可根据需要选择特殊用途的医用清洗剂，如具有去除生物膜作用的医用清洗剂。由于浸泡过内镜的清洗液含有人体污物、血、黏液、痰及粪便和微生物；再次使用可能造成交叉污染和清洗不彻底，因此，用于内镜清洗的清洗液应每清洗一条内镜后更换。但部分医院选择“酶洗液浑浊后更换”，还有些医院选择“每天更换一次”。这种不正确的使用降低了清洗液的效果，也不符合《规范（报批稿）》要求。

3. 如何彻底清洗内镜？

根据《规范（报批稿）》规定，无论是手工消毒或使用清洗消毒机进行消毒，第一步彻底的手工清洗都是消毒成功的关键和基础。内镜有很多复杂细长的管道，在进入消毒程序前应正确地刷洗管道是内镜手工清洗过程中至关重要的一步。通过手工清洗，把残留于内镜表面和管道的血液、黏液洗净。否则，蛋白凝固会堵塞孔道，影响消毒剂消毒质量。美国胃肠病护士学会《软式胃肠内窥镜后处理感染控制规程（2007年版）》特别说明：FDA批准的一些新型的内镜清洗消毒机不需要预先人工清洗和刷洗通道。尽管是重大进步，但是现有多学会指南及其他内部标准仍强调人工清洗的重要性，目的是提高高水平消毒（HLD）的整体效能，获得更高的安全水平。在通过独立研究和临床实践确认新机器的效果前，用户应谨慎做出免除人工清洗步骤的决定。

内镜清洗首先必须用尺寸符合要求的刷子。刷子太小，毛刷不能完全接触管壁，刷洗不彻底；刷子太大，刷毛倒伏，降低清洗效果。应该从近端进去，远端出来，毛刷头从远端露出后，洗去毛刷头部的组织碎片。这个过程至少要来回3-4次。每次从管腔内拔出刷子，必须冲洗干净后再刷。对螺纹、缝隙之处一定要精细地刷洗。如果毛刷磨损、变秃应立即更换，失效的毛刷可能会严重损伤内镜管道内表面。要根据内镜的设计，刷洗时应呈一定角度，用力应适当，以免损伤内镜内壁。刷子应该为一次性使用，如果欲反复使用，每次用完后须浸入清洗液中彻底清洗干净，再高水平消毒或灭菌。还要注意不要在流水下刷洗，这会产生气溶胶和溅起水珠。

内镜清洗中存在的主要问题表现为清洗时未加清洗剂，不用专用刷子或用非流动水清洗，导致清洗不彻底，有机物残留，影响消毒效果。对于使用机器清洗消毒的单位，省去手工清洗过程，只用机器清洗，难于保证清洗的质量。不重视管道清洗，普遍存在内镜清洗刷满足不了内镜数量的问题。

4. 如何正确的消毒内镜?

根据《规范（报批稿）》规定，消毒灭菌前应进行彻底清洗。清洗后将内镜连同全管道灌流器，以及按钮、阀门移入消毒槽，并全部浸没于消毒液中。使用动力泵或注射器，将各管道内充满消毒液，消毒时间应遵循产品说明书执行，不应缩短作用时间。确诊或疑似分枝杆菌感染患者使用过的内镜及附件，其消毒时间应遵循产品的使用说明。消毒后的内镜应用过滤水/灭菌水进行终末漂洗，采用浸泡灭菌的内镜应使用灭菌水进行终末漂洗。

《规范（报批稿）》中要求“需要消毒的内镜采用2%碱性戊二醛灭菌时，浸泡时间为：胃镜、肠镜、十二指肠镜浸泡不少于10分钟；结核杆菌、其他分枝杆菌等特殊感染患者使用后的内镜浸泡不少于45分钟。”这样规定是因为这类病原菌抵抗力较强，危害较严重。但在一些医院内镜数量有限，但每天预约就诊的患者数很多，为了减少患者的等候时间，容易人为地缩短了清洗消毒的时间。根据工作量配备必要数量的内镜，才能保证内镜消毒效果[14]。

《规范（报批稿）》中要求对使用中的消毒剂监测和染菌量监测。浓度监测频率应遵循产品说明书执行。酸性氧化电位水应在每次使用前，在使用现场酸性氧化电位水出水口处，分别测定pH值和有效氯浓度。染菌量监测每季度进行一次。

5. 如何正确的清洗消毒内镜附件?

按照《规范（报批稿）》要求，所有进入人体无菌组织的附件一定要灭菌，否则需要一次性使用。进入黏膜屏障（如：活检钳）物品作为高危险度物品，使用前必须灭菌。活检钳能耐热，必须用超声清洗和压力蒸汽灭菌。超声清洗机的工作原理最适合清洗内镜附件，如活检钳，清洗效果要比人工手洗效果显著。

内镜灌洗用的瓶应用无菌水。水瓶和连接管难以清洁和消毒，常定植假单胞菌，是交叉感染的重要宿主。因此《规范（报批稿）》要求水瓶和连接管道至少应每天灭菌或高水平消毒。

6. 如何正确使用内镜清洗消毒机?

使用内镜清洗消毒机的优点包括减少人工数量、减少消毒剂暴露时间、实现清洗消毒过程标准化，存在成本高、细小孔道不易于清洗消毒、清洗消毒总体所需时间长。目前国际上内镜清洗消毒机的使用率越来越高，是一个发展趋势。《规范（报批稿）》推荐使用内镜清洗消毒机，但强调不能省去机洗前的手工清洗步骤。

第四节 风险防范

一旦发生患者因使用或接受内镜诊疗而发生医院感染，就有可能出现医疗纠纷。对患者来说，只要能证明这之前无此类感染以及该感染只能是由于内镜诊疗这一医疗行为造成的，患者就可以有证据将医院告上法院，并请求损害赔偿。而对于医院来说，一旦发生该类事情就要麻烦得多，这种麻烦首先表现在举证责任上，医院承担的举证责任要比患者大得多，而且也困难得多。根据《医疗事故处理条例》和我国最高人民法院《关于民事诉讼证据的苦干规定》，在涉及医疗纠纷的民事诉讼案件中，医疗机构承担的法定举证责任是：

（1）医疗行为与损害者本身之间不存在因果关系。

（2）医院不存在医疗过错。

只要医院方证明了这两个问题，法院就不会判医院承担任何赔偿责任。如现有一患者因为在医院接受内镜诊疗而感染上了肝炎将该医院诉至法院要求损害赔偿，这种情况下医院怎么证明自己无过错呢？根据《规范》的规定：应指定专人负责质量监测工作；应定期对清洁剂、消毒剂、清洗用水、润滑剂等进行质量检查；应遵循产品说明书对内镜清洗消毒机进行监测。要有质量控制过程的记录并满足可追溯要求：应记录每条内镜的使用及清洗消毒情况，包括：诊疗日期、患者标识与内镜编号（均应具唯一性）、清洗消毒的起止时间以及操作人员姓名等。应记录使用中消毒剂浓度及染菌量的监测结果。应记录内镜的生物学监测结果。宜留存内镜清洗消毒机运行参数打印资料。应记录手卫生和环境消毒质量监测结果。各类记录应具有可追溯性，消毒剂浓度监测记录的保存期应≥6 个月，其他监测资料的保存期应≥3 年。当发生医疗纠纷，医院欲主张无过错，就一定要向卫生行政主管机关或法院提供这些记录，尤其是清洗、消毒时间的记录。考虑到纠纷发生时，患者一方会否认医院方记录的真实性，因此建议医院最好能有清洗、消毒时间方面的自动生成记录方式，以求得证据方面的客观性和真实性，利于举证，从而便于纠纷的解决。

第五节　建　　议

针对《内镜清洗消毒技术操作规范（2004 年版）》存在的问题，提出以下建议：

1. 应突出内镜清洗消毒的几项基本原则

（1）应遵循标准预防的原则。将所有患者诊疗操作用过的内镜均视为具有感染性，每次使用后均应进行高水平消毒或灭菌。

（2）软式内镜及重复使用的附件、诊疗用品应遵循以下原则进行分类处理：

①进入人体无菌组织、器官，或接触破损皮肤、破损黏膜的软式内镜及附件，如活检钳、圈套器、切开刀、导丝、碎石器、网篮、取石球囊、扩张球囊、扩张探条、造影导管、异物钳等，应进行灭菌。②与完整黏膜相接触，

而不进入人体无菌组织、器官，也不接触破损皮肤、破损黏膜的软式内镜、注水瓶及连接管、非一次性使用的口圈、运送容器等附属物品、器具，应进行高水平消毒。③与完整皮肤接触而不与黏膜接触的用品，如听诊器、血压计、床架等物品宜低水平消毒或清洁。

（3）不应随意省略或改变清洗消毒流程。内镜清洗消毒流程见图1。

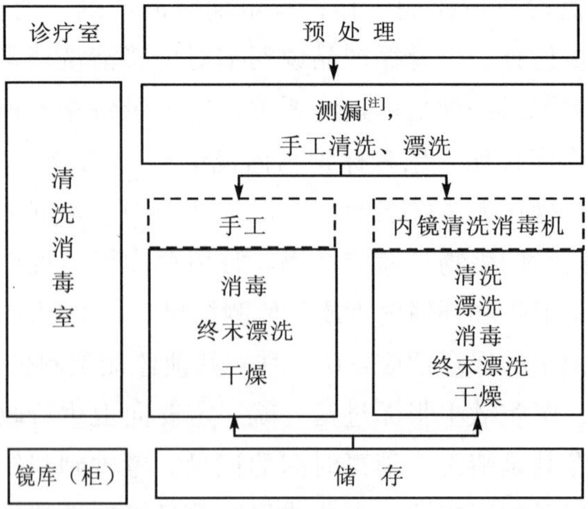

［注］宜每次清洗前测漏；条件不允许时，应至少每天测漏一次。

图1 软式内镜清洗消毒流程

（4）注意事项

①内镜消毒或灭菌前应进行彻底清洗。②清洗剂和消毒剂的作用时间应遵循产品说明书执行，不应缩短作用时间。确诊或疑似分枝杆菌感染患者使用过的内镜及附件，其消毒时间应遵循产品的使用说明。③消毒后的内镜应采用过滤水/灭菌水进行终末漂洗，采用浸泡灭菌的内镜应采用灭菌水进行终末漂洗。④内镜应储存于清洁、干燥环境中。⑤每日诊疗工作开始前，应对当日拟使用的消毒类内镜进行再次消毒、终末漂洗、干燥后，方可用于患者诊疗。

2. 强调床旁预处理

软式内镜的主要污染以蛋白质为主的黏多糖，极容易干涸造成清洗的困难，尤其以内壁更为严重。因此内镜自结束检查离开病人身体后，清洗越早，效果越好；而最快又最针对性的，就是床旁清洗。内镜从患者体内移出后，在与光源和视频处理器拆离之前，应立即用含有清洗剂的湿纸巾或湿纱布擦去外表面污物（擦洗用品应一用一弃）；反复送气与送水至少10秒钟；将内镜的前端置入装有清洗液的容器中，启动吸引功能，抽取清洗液至少200ml。将镜子从光源装置上取下时，连接着镜子的线路及吸引管应经过擦拭消毒后，拔下来。盖好防水盖，放入密闭运送装置，送至清洗消毒室。

3. 加入测漏检测步骤。在内镜进行清洗、消毒前，需要进行常规测漏检测。测漏是早期发现内镜问题的唯一办法，纵然做了测漏不一定100%可以查出问题，但不做绝对无法预防小问题衍生为大麻烦而送修，甚至报废。测漏检测将检查内镜的内部及外部，如果内镜有穿孔将会使内镜受到感染，更严重的是导致液体进入内镜直接损伤内镜。有数据显示有渗漏的内镜再经过清洗后80%都要经过大型修理，修理的费用大约在8万元左右，时间大约是一个月。如果在清洗前就监测出有渗漏的话，只需要普通渗漏维修，费用大约在300元左右，时间大约是一个星期。测漏的最佳时间应该是每一次清洗消毒前。所以新的《规范》有必要加入“测漏检测”指引，指导临床应用测漏检测程序。

4. 增加高水平消毒剂的种类和使用指南。现行的《规范》对内镜消毒剂的使用指引中详细介绍了戊二醛的使用，但是在调查中发现其他医院在使用其他内镜消毒剂时缺乏指引指导。而且对于区分合适内镜的消毒剂缺少判断。国内外研究表明适合内镜消毒的消毒剂应为高水平消毒剂，它必须能够破坏所有的微生物，除数量较多的芽胞。在有机物存在的情况下不会大大降低杀灭微生物的能力。然而，它不能破坏内镜或对医务人员有毒性。

软式内镜高水平消毒剂种类：戊二醛，邻苯二甲醛，过氧乙酸对所有微生物有效，并且在血液等有机物存在的情况下，其消毒效果不会变弱。因此这些高效消毒剂，适用于内镜消毒。

因为次氯酸钠具有金属腐蚀性，同时会受到污物（有机物）的影响，使消毒效果减弱。所以不适于内镜消毒。碘伏，酒精等也不适于内镜消毒。其原因是，碘伏具有很强的粘着性，无法使管腔内达到充分消毒；同戊二醛相比较，抗菌力弱。如被酒精长时间浸泡的话，镜头连接部分容易发生劣化。但是，酒精适用于内镜表面的擦拭，消毒后的管腔内面的清的冲洗。使用戊二醛，邻苯二甲醛及过氧乙酸时，应注意避免直接接触此类消毒剂，同时应注意避免接触到这些消毒剂的气溶胶。近年，酸性氧化电解水也被用于内镜的消毒。当内镜表面上的有机物过多时，酸性氧化电解水容易失活。用手清洗时，存在无法将有机物去除干净的可能性，因此在使用酸性氧化电解水时要格外注意。

5. 应加入内镜清洗消毒机使用指南。内镜清洗消毒机应取得卫生部卫生许可批件，应具备以下功能：洗涤、消毒、漂洗、自身消毒。同时宜具备以下功能：持续测漏、自带或使用外部水过滤系统、乙醇冲洗和送气压力干燥、数据打印。

6. 应加强清洗用水的质量监测。为了防止消毒后残留化学物的毒性效应，内镜必须进行漂洗。已报道化学性假膜性结肠炎由3%过氧化氢和戊二醛引起。一般自来水可能含微生物包括铜绿假单胞菌和分枝杆菌。为此高水平消毒后，清洗消毒人员应当更换手套将内镜从消毒槽取出，置入漂洗槽；用全管道灌流装置（或气枪、注射器）向各管道充气，排出管道内的消毒液。用无菌水或过滤水反复冲洗内镜各管道，并充分冲洗内镜的外表面、部件及附件。需要定期对自来水进行质量检测，或者加入酒精漂洗接着完全干燥的过程。

7. 强调内镜的干燥/保存。每日诊疗工作结束，将干燥后的内镜储存于专用洁净镜柜或镜库内。镜体应悬挂，弯角固定钮应置于自由位，并将所有活检入口阀门、吸引器按钮和送气送水按钮取下。每日诊疗工作开始前，应对当日拟使用的消毒类内镜进行再次消毒、冲洗、干燥后，方可用于病人诊疗。灭菌后的附件应当按无菌物品储存要求进行储存。镜柜或镜库每周清洁消毒一次，污染时随时消毒。

8. 应强调清洗消毒室通风。消毒剂具有一定的挥发性、刺激性和致敏性，长期吸入容易引起眼灼伤、头痛、皮肤黏膜过敏等症状。因此，应独立设置清洗消毒室，面积应与清洗消毒工作量相适应。应分为清洗区、消毒区、干燥区等。进行清洗消毒的房间，必须保证通风良好。如采用机械通风，宜采取“上送下排”方式，换气次数宜达到10次/h，最小新风量宜达到2次/h。

（刘运喜）

参 考 文 献

[1] 钱火红. 内镜微创技术护理学. 北京：人民军医出版社，2003，8

[2] 刘厚任. 现代内镜学. 上海：复旦大学出版社，2001：20-25

[3] 于中麟. 消化内镜的清洗消毒. 中国实用内科杂志，2005，25（3）：220-221

[4] 沈玲. 内镜的清洗消毒和感染管理. 当代护士，2004，6（3）：93-95

[5] Foutch PG. Complications of percutaneous endoscopic gastrostomy and jejunostomy. Recognition, preveniion and treatment. Gastrointest Endosc Clin N Am 1992：231-248

[6] 傅永红. 应用内镜清洗消毒技术新规范的体会. 现代医药卫生，2004，20（24）：2711

[7] Schembre DB. Infectious complications associated Wlth gastrointestinal endoscopy Gastrointest Endosc Clin N Am 2000；10：215-32

[8] BrulletE, Ramirez JA, Campo, et al. Cleaning and disinfection Practices indigestive endoscopy in Spain：results of a national survey. Endoseopy 2001：33：864-8.

[9] 李兆申，宛建新，许国铭，等. 2003 年上海市 107 家医院消化内镜质控督查结果分析. 中华消化内镜杂志，2004，21（6）：397-399.

[10] 李六亿，巩玉秀、武迎宏，等. 内镜清洗消毒方法的研究. 中华医院感染学杂志，2003，13（10）：901-903.

[11] 龚瑞娥，吴文华，王曼平，等. 内窥镜的使用与消毒现状. 中国内镜杂志，2002，8（2）：99-100，103.

[12] 于中磷，张泰昌，巩玉秀，等. 内镜手式清洗消毒研究及自动清洗消毒机消毒效果抽样调查. 中华消化内镜杂志，2002，19：261-262.

[13] 于中麟，国内外对消化内镜消毒的现状. 中华消化内镜杂志，1998，15（1）：60-62

[14] 刘俊霞，王欣森. 消化内镜医源性感染的预防. 中国实用护理杂志，2003，19（11）：58-59.

第十三章

多重耐药菌医院感染管理相关法律法规

多重耐药菌（MDROs）是如何形成的？

多重耐药菌传播途径有哪些？

哪些是MDROs感染的高危人群？

如何预防多重耐药菌感染？

出现多重耐药菌感染后可治愈吗？

生活中防范多重耐药菌感染的措施有哪些？

第一节 概　　述

2011 年卫生部颁布的《多重耐药菌医院感染预防与控制技术指南（试行）》中明确规定，多重耐药菌（Multidrug-Resistant Organism，MDRO）主要是指对临床使用的三类或三类以上抗菌药物同时呈现耐药的细菌。常见多重耐药菌包括耐甲氧西林金黄色葡萄球菌（MRSA）、耐万古霉素肠球菌（VRE）、产超广谱 β-内酰胺酶（ESBLs）细菌、耐碳青霉烯类抗菌药物肠杆菌科细菌（CRE）（如产Ⅰ型新德里金属 β-内酰胺酶［NDM-1］或产碳青霉烯酶［KPC］的肠杆菌科细菌）、耐碳青霉烯类抗菌药物鲍曼不动杆菌（CR-AB）、多重耐药/泛耐药铜绿假单胞菌（MDR/PDR-PA）和多重耐药结核分枝杆菌等。

2011 年欧洲疾病控制中心（ECDC）和美国疾病控制中心（CDC）共同对多重耐药、泛耐药和全耐药作出了更为清晰地界定。多重耐药：对 3 类或 3 类以上抗菌药物（每类中至少有 1 种）的获得性（而非天然的）不敏感（中介或耐药）。泛耐药：对除了 1~2 类抗菌药物之外所有其他抗菌药物种类（每类中至少有 1 种）不敏感。也就是只对 1~2 类抗菌药物敏感。全耐药：对所有抗菌药物种类中的所有药物均不敏感。

自 20 世纪 40 年代青霉素问世以来，细菌对抗菌药物的耐药性不断增加。世界卫生组织新闻发言人 2010 年 8 月 19 日发表谈话称：目前席卷全球并引发热议的“超级细菌”可以确定是一种“多重耐药菌株”，抗生素的滥用是其产生的罪魁祸首。8 月 11 日，英国医学杂志《柳叶刀》刊载的一项研究报告最先披露发现了一类携带“新德里金属蛋白酶-1（NDM-1）”基因的超级耐药细菌，称这些耐药菌株对几乎所有抗生素都具有极强的耐药性。

多重耐药菌的流行具有时间性和地域性，如在 20 世纪 90 年代早期，美国东部出现 VRE，直到几年后才在西部地区出现。患有基础疾病（尤其是免疫系统疾病）、近期手术、侵入性操作（如导尿管的应用或行气管插管）被认为是高危人群。ICU、长期护理设施、儿科则是院内 MDRO 的高发区，导致患者发生感染概率大大增加。

由多重耐药菌引起的感染呈现复杂性、难治性等特点，主要感染类型包括泌尿道感染、外科手术部位感染、医院获得性肺炎、导管相关血流感染等。近年来，多重耐药菌已经成为医院感染重要的病原菌。多重耐药菌感染已成为延长住院时间、增加医疗费用和导致患者死亡的重要原因，卫生部近年相继颁发了《关于加强多重耐药菌医院感染控制工作的通知》、《多重耐药菌医院感染预防与控制技术指南（试行）》、《医疗机构抗菌药物管理办法》等一系列指南、规范，提出了医疗机构控制多重耐药菌的方法。

第二节　多重耐药菌感染管理的相关法律法规

为降低感染发生率，多个国家尝试不同的防控措施。在荷兰、比利时、丹麦及斯堪的纳维亚为降低 MRSA 的感染率，在侵入性操作后及持续感染时采取有效措施，包括积极监测、采用预防接触措施，直到培养结果转阴。MRSA 的感染率在这些国家保持在相对较低水平。美国衣阿华州、内布拉斯加州和南达科他州在降低 VER 感染中采取如下措施，积极监测和隔离感染患者。感染率从 1997 年的 2.2%下降到 1999 年的 0.5%。在 ICU，进行积极监测、教育、预防接触、应用外科面罩、手消毒剂、环境清洁、隔离、暂时性的关闭，均是降低感染有效可行的方法。

2006 年，美国疾病控制预防中心（CDC）医院感染控制实践顾问委员会（Healthcare Infection Control Practices Advisory Committee，HICPAC）出台了《医疗机构多重耐药菌管理 2006》，提出了一系列新的 MDRO 的预防措施，主要包括管理人员的支持参与、抗菌药物的合理使用、主动监测培养、标准预防和接触隔离、环境清洁、教育、减少细菌定植。

2007 年，美国出台了《医疗机构隔离预防指南 2007》，该指南是美国 CDC 组织专家与医院感染控制顾问委员会（HICPAC）在 1996 年版《医院隔离预防指南》的基础上进行了修订和补充。该指南共有 4 个部分，包括医疗机构感染因子传播相关科学数据综述、防止感染因子在医疗机构内传播的基本措施、预防感染因子传播的预防措施和建议条款。

2011 年，由美国危重病医学会（SCCM）、美国感染病学会（IDSA）、美国疾病控制预防中心（CDC）医院感染控制实践顾问委员会（HICPAC）等联合制定了《IDSA2011 指南》，该指南的目的是为成人及儿科医生治疗耐甲氧西林金黄色葡萄球菌（MRSA）感染，提供以证据为基础的指导建议，讨论 MRSA 导致的不同临床感染情况的处理方案。该指南未涉及以下内容：健康护理实践中，MRSA 感染的预防策略（如主动监测、围手术期预防等），社区暴发流行的处理。MRSA 感染的治疗指南主要内容包含以下几方面：皮肤和软组织感染（SSTI）、复发性SSTI、MRSA菌血症与心内膜炎、MRSA肺炎、MRSA骨关节感染、MRSA中枢神经系统（CNS）感染、联合治疗或辅助治疗的作用、万古霉素剂量调整与监测、万古霉素药敏试验、持续菌血症及万古霉素治疗失败的处理、MRSA新生儿感染。

美国疾病控制预防中心（CDC）指南建议对于确诊病例，应采取预防措施，不建议在MDRO低流行地区进行常规监测和培养。但是，美国医疗保健流行病学会（Society for Healthcare Epidemiology of America，SHEA）建议对所有高风险人群进行监测，并在监测期间实施预防控制措施。在一些欧洲国家采用更严格的方法，如对疑似MRSA的人群进行隔离和筛查。

为了加强多重耐药菌医院感染预防与控制，指导各级各类医疗机构做好多重耐药菌医院感染预防与控制工作，降低发生医院感染的风险，保障医疗质量和医疗安全，依据《医院感染管理办法》及有关规定，国家卫生部下发了《关于加强多重耐药菌医院感染控制工作的通知》（卫办医发［2008］130号），并制定了《多重耐药菌感染预防和控制技术指南（试行）》（卫办医政发［2011］5号）。

1. 卫生部办公厅关于加强多重耐药菌医院感染控制工作的通知（卫办医发〔2008〕130号）

通知要求加强多重耐药菌医院感染控制工作，建立和完善对多重耐药菌的监测，预防和控制多重耐药菌的传播，并加强抗菌药物的合理应用。医疗机构发生多重耐药菌感染的暴发时，应当按照《医院感染管理办法》的规定进行报告。

通知指出，多重耐药菌近年来已经逐渐成为医院感染的重要病原菌。为此，医疗机构应针对多重耐药菌医院感染监测、控制的各个环节，制定并落实多重耐药菌医院感染管理的规章制度和有关技术操作规范，从医疗、护理、临床检验、感染控制等多学科的角度，采取有效措施，预防和控制多重耐药菌的传播。对耐甲氧西林金黄色葡萄球菌、耐万古霉素肠球菌、产超广谱β-内酰胺酶的细菌和多重耐药的鲍曼不动杆菌等实施目标性监测，及时发现、早期诊断多重耐药菌感染患者和定植患者，加强微生物实验室对多重耐药菌的检测及其对抗菌药物敏感性、耐药模式的监测，根据监测结果指导临床对多重耐药菌医院感染的控制工作。

通知要求医疗机构应当采取措施，有效预防和控制多重耐药菌的传播。主要包括：加强医务人员的手卫生，严格实施隔离措施，切实遵守无菌技术操作规程，加强医院环境卫生管理。同时，严格执行抗菌药物临床应用的基本原则，正确、合理地实施抗菌药物给药方案，加强抗菌药物临床合理应用的管理，减少或者延缓多重耐药菌的产生。

2. 卫生部办公厅关于印发《多重耐药菌医院感染预防与控制技术指南（试行）》（以下简称《指南》）通知

进一步明确了加强多重耐药菌医院感染预防与控制的重要性，分别从加强多重耐药菌医院感染管理、强化预防与控制措施、合理使用抗菌药物和建立对多重耐药菌的监测等四个部分进行了指导。

《指南》要求，对确定或高度疑似多重耐药菌感染患者或定植患者（携带多重耐药菌但未感染者），应当严格实施隔离措施，患者隔离期间要定期监测多重耐药菌感染情况。要尽量选择单间隔离，不宜将多重耐药菌感染或者定植患者与留置各种管道、有开放伤口或者免疫功能低下的患者安置在同一房间。与患者直接接触的相关医疗器械、器具及物品要专人专用，并及时消毒；轮椅、担架、床旁心电图机等不能专人专用的医疗器械、器具及物品，要在每次使用后擦拭消毒。医务人员对患者实施诊疗护理操作时，应当将高度疑似、确诊多重耐药菌感染患者或定植患者安排在最后进行，完成操作后及时脱去手套和隔离衣，并进行手卫生。

《指南》提出，在重症监护病房（ICU）、新生儿室、血液科病房、呼吸科病房、神经科病房、烧伤病房等重点部门，要特别加强医务人员的手卫生管理和清洁消毒工作。对长期收治在 ICU 的患者，或接受过广谱抗菌药物治疗或抗菌药物治疗效果不佳的患者，留置各种管道以及合并慢性基础疾病的患者等重点人群应加强管理重点监测。

此外，《指南》要求医务人员合理使用抗菌药物，避免因药物使用不当导致细菌耐药的发生。要求临床微生物实验室至少每半年向全院公布一次临床常见分离细菌菌株及其药敏情况，定期向临床医师提供最新的抗菌药物敏感性总结报告和趋势分析，提高临床抗菌药物处方水平。

总之，《指南》明确提出医疗机构应当高度重视多重耐药菌医院感染的诊断、监测、预防与控制等各个环节，加强对医务人员医院感染预防与控制知识的教育和培训，并结合本机构的实际工作，制定并落实多重耐药菌感染管理的规章制度和防控措施。为了有效预防与控制多重耐药菌感染，应严格加强医务人员手卫生、严格实施隔离措施、严格遵守无菌技术操作规程、严格加强清洁和消毒工作。同时各医疗机构应当认真落实抗菌药物临床合理使用的有关规定。

第三节 案 例 分 析

案例一

患者，女，65 岁，因“摔伤左髋部肿痛半天入院”，既往糖尿病史 16 年，高血压病史 8 年，白内障病史 6 年，入院前自行应用胰岛素控制血糖，X 线示：左股骨颈骨折。入院诊断：1. 左股骨颈骨折；2. 糖尿病；3. 高血压；4. 白内障。入院后患者在全麻下行左股骨颈骨折人工全髋置换术，手术顺利。术前及术后应用头孢孟多 1.5g ivdrip bid+克林霉素 1.2g ivdrip qd 抗感染治疗，患者术后血糖波动大，最高达空腹血糖 18.9mmol/l，伤口处出现渗液，体温升高，最高达 38.0℃，分泌物培养：屎肠球菌（HLAR），对氨苄西林、链霉素、青霉素、庆大霉素、左氧氟沙星、红霉素、环丙沙星、利福平耐药，对喹奴普汀-达福普汀、替考拉宁、四环素、氯霉素、万古霉素、呋喃妥因敏感，经讨论后停用头孢孟多、克林霉素，改用去甲万古霉素 0.8g ivdrip q12h，应用 12 天后，体温正常，但伤口处仍有渗液，坚持换药，同时保持伤口渗液引流通畅，1 个月后伤口敷料干燥无渗出，后拆线出院。

案例二

患者男，48 岁，由 10 米高处摔下，致头部、胸部受伤，有昏迷史。于 2012 年 9 月 25 日就诊，行头部、胸部 CT 示脑干损伤，蛛网膜下腔出血、双侧多发肋骨骨折、创伤性湿肺。患者入院时左侧胸背部大片皮肤挫伤，四肢肿胀，行气管切开呼吸机辅助呼吸，抗休克、抗感染、脱水、营养脑神经及营养支持治疗。于 2012 年 9 月 27 日行左侧胸壁固定+胸腔探查术，术后安返病房，继续抗感染及营养支持等对症治疗。于 10 月 17 日逐渐停呼吸机辅助呼吸，于 10 月 19 日开始行高压氧治疗。现患者生命体征平稳，逐渐好转。

在院期间，行鼻腔、痰液及创面分泌物细菌培养，培养结果明确为金黄色葡萄球菌、鲍曼不动杆菌、大肠埃希菌及肺炎克雷伯菌等多重耐药菌株混合感染。立即上报医院感染管理办公室、医务科等相关科室。给予高度重视，采取积极的手段，减少不恰当的经验性治疗，获得病原学资料后，立即采取降阶梯治疗，将广谱抗菌药物改为敏感性高的窄谱抗菌药物，以减少耐药的发生。同时输注丙种球蛋白提高机体免疫力，并给予金双歧、复合维生素补充体内缺乏，减少二重感染。在治疗过程中，进行严格的单间隔离，采取有针对性的预防控制措施；定期进行痰液及创面分泌物培养监测，创面换药严格无菌操作，两周后体温正常，患者病情好转。

通过以上案例，提出下列问题：

1. 多重耐药菌传播途径有哪些？
2. 哪些是 MDROs 感染的高危人群？
3. 如何预防多重耐药菌感染？
4. 出现多重耐药菌感染后可治愈吗？
5. 如何进行合理的抗菌药物治疗？
6. 如何进行多重耐药菌的监测、诊断、报告？
7. 生活中防范多重耐药菌感染的措施有哪些？

1. 多重耐药菌的传播途径有哪些？

耐药菌的主要传播途径是接触传播，包括医疗物体表面、医疗设施表面、接触易感患者、耐药菌患者的分泌物、医务人员的手。有研究指出，30%—40%的耐药菌来源于医务人员的手。通过医护人员尤其手的接触，细菌在病人间交叉寄生，造成耐药菌株在医院内的传播，以及随后通过宿主病人的转移，耐药菌在医院间甚至社区进行传播。目前我国感染控制措施还不太全面，重点在于预防传播、合理应用抗菌药物、有效地诊断和治疗、预防感染。就此，WHO 提出了抵御耐药的 6 项政策：制定并执行一套完整的、有资金支持的国家计划；加强监测与实验室能力；确保不间断获得质量有保证的基本药物；规范并促进药物的合理使用；加大感染控制力度；促进创新和新工具的研发。卫生部办公厅关于印发《多重耐药菌医院感染预防与控制技术指南（试行）》的通知中提出，一是加强多重耐药菌医院感染管理；二是强化预防与控制措施；三是合理使用抗菌药物；四是建立和完善对多重耐药菌的监测。

2. 哪些是 MDROs 感染的高危人群？

应加强对外院转入及易感患者的监测，年老体弱、婴幼儿、有严重基础疾病、免疫力低下患者、接受侵入性检查治疗的患者、住院时间较长及近期使用广谱、高档抗菌药物治疗的患者等都属于高危人群，需要严密监测。

3. 如何预防多重耐药菌感染？

预防控制耐药菌感染的主要措施如下：

（1）及早发现定植或感染患者，及时送检，及时上报结果，加强危急值管理。

（2）保护易感患者，病情危重、气管插管、气管切开、中心静脉置管、手术、免疫缺陷等患者，避免置于同病室或床位邻近；尽早去除侵入性设施。

（3）单间或床旁隔离，包括疑似病例的隔离。隔离标识规范标准，工作人员100%知晓，物品专用（听诊器、血压计、体温表等），正确使用隔离衣，正确处理感染性医疗废物。发现MDROs感染和定植患者，尽快由相关科室采取有效治疗和控制措施；直至细菌培养阴性或感染痊愈方可解除隔离。

（4）提高手卫生依从性；重视环境清洁消毒，包括医疗物品表面、病人床单位、病房公共区域等，严格终末消毒。

（5）医院感染的组合预防：包括导管相关血流感染（CR-BSI）、呼吸机相关肺炎（VAP）、导尿管相关尿路感染（CA-UTI）、手术切口相关感染（SSI）。

（6）抗菌药物的管理：优化抗感染治疗策略，如降阶梯治疗、短程治疗、消除定植；抗菌药物管理策略，包括根据指南规定使用抗菌药物、限制处方权限、抗菌药物轮换、抗菌药物替换/干预；正确理解经验性抗感染治疗，充分估计可能的病原体、掌握病原体耐药现状选择敏感抗菌药物、根据药代动力学、药效动力理论制定合理给药方案、充分考虑患者生理状况，选择药物品种和调整剂量。

（7）洗必泰洗浴　大型临床研究表明，洗必泰进行全身擦浴能够显著降低病原菌皮肤的定植（MRSA、VER、鲍曼等），减少交叉感染，降低导管相关血流感染（CRBSI）的发生率，减少抗生素的使用。

4. 出现多重耐药菌感染后可治愈吗？

在经历了“甲流”和“非典”的感染暴发之后，“超级细菌”的出现立刻触动了民众敏感的神经，引起全球恐慌。不过，中国卫生部专家解释说：“超级细菌”可以引起感染性疾病，但感染性疾病不是传染病，民众无需恐慌。感染性疾病和传染病的概念完全不同，感染性疾病不会在常人间传染。

据香港媒体报道，“超级细菌”实际上早于2009年10月就已被发现存在于香港1例男病人的尿液样本中。该病例早已治愈出院。瑞典的2例感染者经过综合治疗后也已治愈出院。“超级细菌”感染并非如一些媒体所言将无药可医。世界卫生组织新闻发言人也表示：“超级细菌”的真正危险在于“会影响对感染性疾病的治疗”，即增加治疗难度。当然，“超级细菌”的出现也再次警示人们，应规范、合理地使用而不要滥用抗菌药物。

5. 如何进行合理的抗菌药物治疗?

我国《抗菌药物临床应用指导原则》指出应根据病原菌、感染部位、感染严重程度和患者的生理、病理情况制订抗菌药物治疗方案，包括抗菌药物的选用品种、剂量、给药次数、给药途径、疗程及联合用药等。同时，指出抗菌药物的联合应用要有明确指征：单一药物可有效治疗的感染，不需联合用药，仅在下列情况时有指征联合用药。

（1）病原菌尚未查明的严重感染，包括免疫缺陷者的严重感染。

（2）单一抗菌药物不能控制的需氧菌及厌氧菌混合感染，2 种或 2 种以上病原菌感染。

（3）单一抗菌药物不能有效控制的感染性心内膜炎或败血症等重症感染。

（4）需长程治疗，但病原菌易对某些抗菌药物产生耐药性的感染，如结核病、深部真菌病。

（5）由于药物协同抗菌作用，联合用药时应将毒性大的抗菌药物剂量减少。

案例一的患者是一个有基础疾病的老年患者，伴有多年的糖尿病及高血压，术后血糖没有很好的控制，出现发热及伤口感染，药敏培养示屎肠球菌（HLAR），显示此类屎肠球菌是一种高耐氨基糖苷类肠球菌，其耐药的主要机制是细菌产生了多种氨基糖苷类修饰酶（AME），氨基糖苷类渗入细菌中的途径发生障碍，高耐药菌株即可生产，导致所检测氨基糖苷类药物与青霉素、氨苄西林或万古霉素联合用药时并不能起到协同杀菌作用，联合用药受到限制，根据药敏结果，万古霉素或去甲万古霉素是合理的选择。

在上述案例中，除了合理的应用抗菌药物控制感染外，很重要的一点就是对患者伤口的处理，对于外科伤口感染的病人，及时的换药，保持伤口液化区的引流通畅也是非常重要的，其作用不低于抗菌药物的应用。因为换药可以为创面提供一个相对无菌、利于生长愈合的环境。换药的作用主要有：观察伤口、去除坏死组织、清洁创面、引流通畅、促进组织生长等。

6. 如何进行多重耐药菌的监测、诊断、报告?

（1）多重耐药菌监测　①开展多重耐药菌目标性监测：开展对耐甲氧西林金黄色葡萄球菌（MRSA）、耐万古霉素肠球菌（VER）、产超广谱β-内酰胺酶（ESBLs）细菌、多重耐药鲍曼不动杆菌、碳氢霉烯铜绿假单胞菌等多重耐药菌的目标性监测。②早期检出带菌者、严密监测高危人群：加强微生物室对多重耐药菌的检测，早期检出多重耐药菌感染和定植患者。根据监测结果指导临床加强多重耐药菌医院感染的控制工作。加强从其他医院转入及易感患者的监测，尤其是对年老体弱、有严重基础疾病、免疫力低下等高危人群的严密监测。

（2）及时诊断与报告　①临床科室应及时送检标本，及时发现、早期诊断多重耐药菌感染和定植患者，以防扩散、流行。②微生物实验室发现多重耐药菌应及时报告医院感染管理科和临床科室。③医院感染管理科专职人员接到报告后及时深入临床指导科室采取有针对性的预防控制措施。④多重耐药菌感染患者如为医院感染，须在24小时内上报医院感染管理科。当发生暴发（短时间内，医疗机构或科室发生同种同源感染病例3例以上）时，应立即上报院感办及主管领导，在报告的同时，按照消毒隔离措施进行处理。

（3）加强多重耐药菌感染管理　当发现有多重耐药菌株可能流行时，医院感染管理科应及时组织调查，临床科室、微生物实验室须密切协作，在全院公布感染发生情况，报告医院感染管理委员会，减少使用可促使特殊病原体选择性生长的药物，同时组织人员进行流行病学调查。如出现耐亚胺培南等泛耐药菌株，建议所发生的病区应检查其他病人所用的抗菌药物方案，必要时停用所有可促进这些特殊病原体选择性生长的药物而改用替代药物。

7. 生活中防范多重耐药菌感染的措施有哪些?

（1）应该消除“抗菌药物能包治百病”的错误观点，了解过度滥用抗菌药物是耐药菌产生的必然，最终会使得感染无药可救，只能是害人害己。日常生活中，出现感冒发热等感染症状，听从医生的建议，不随意使用抗菌药物。

消费者往往以为抗菌药物能包治百病，越贵越好、越高级越好，便随意服用，结果却适得其反。这种错误的观点在中国社会普遍存在。在我国，近些年卫生部从社会与医疗机构层面均加强了抗菌药物的管理。2003年10月，国家食品药品安全监督管理局下发了《关于加强零售药店抗菌药物销售监管促进合理用药的通知》（简称“限售令”）。2010年国家卫生部、国家食品药品监督管理局、工业和信息化部及农业部四部位联合下发了《关于印发〈全国抗菌药物联合整治工作方案〉的通知》（卫医政发【2010】111号）。“限售令”要求凡未列入非处方药物目录的各种抗菌药物（包括抗菌药物和磺胺类、喹诺酮类、抗结核、抗真菌药物），在全国范围内所有零售药店必须凭执业医师处方才能销售。“限售令”作为国家专项规范性文件，强调了对零售药店抗菌药物销售的监管，使得生活中滥用抗菌药物的现象得到一定程度遏制。

（2）养成勤洗手，正确洗手的好习惯。尤其是到医院或与感染患者接触后，必须进行手卫生，正确洗手。在一定程度上，可以减少或避免自己被传染上耐药菌。

第四节　风险防范

1. 重视 MDRO 医院感染管理。医疗机构应当高度重视 MDRO 医院感染的预防和控制，针对 MDR0 医院感染的诊断、监测、预防和控制等各个环节，结合本机构实际工作，制定并落实 MDR0 感染管理的规章制度和防控措施。

2. 加强重点环节管理。医疗机构要采取有效措施，预防和控制 MDR0 的医院感染。特别要加大对重症监护病房（ICU）、新生儿室、血液科病房、呼吸科病房、神经科病房、烧伤病房等重点部门以及长期收治在 ICU 的患者，或接受过广谱抗菌药物治疗或抗菌药物治疗效果不佳的患者，留置各种管道以及合并慢性基础疾病的患者等重点人群的管理力度，落实各项防控措施。

3. 加大人员培训力度。医疗机构要加强对各类人员医院感染预防与控制知识的教育培训。提高其对 MDRO 医院感染预防控制的认识，加强 MDRO 感染危险因素、流行病学以及预防与控制措施等知识培训，确保掌握正确、有效的 MDR0 感染预防和控制措施。

4. 建立对多重耐药菌的监测、报告

（1）临床科室应及时送检相应的病原学标本（有样必采）并追踪检验结果，接到“多重耐药菌株”的报告后，立即报告科主任、护士长，采取相应的预防控制措施。如诊断为医院感染的，填写“医院感染报告卡”和“医院感染管理科会诊单”，报感染管理科。

（2）微生物实验室检测到多重耐药菌株，应立即电话通知所在科室，并及时发出书面报告，在报告单上盖有“多重耐药菌株，请隔离”的红章，同时电话通知医院感染管理科。

（3）医院感染管理科接到微生物实验室的报告后，立即到科室进行流行病学调查，指导科室做好接触隔离和预防控制措施。

（4）可疑发生医院感染暴发或严重后果的医院感染时，感染管理科应立即向分管院长报告。

（丁志平　闫中强　董　喆　杜明梅　李武平）

参　考　文　献

[1] 中华人民共和国卫生部办公厅. 关于加强多重耐药菌医院感染控制工作的通知. 卫办医发［2008］130号.

[2] 中华人民共和国卫生部办公厅. 多重耐药菌医院感染预防与控制技术指南（试行）. 卫办医政发［2011］5号.

[3] 胡必杰. 中国医院感染规范化管理. 上海：上海科学技术出版社，2009.

[4]《医院感染管理办法》起草小组. 医院感染管理办法. 北京：中国法制出版社，2006.

[5] Siegel JD，Rhinehart E，Jackson M，Chiarello L. Healthcare Infection Control Practices Advisory Committee. Management of multidrug-resistant organisms in healthcare settings，2006. Am J Infect Control［J］，2007；35（10S2）：S165-S193.

[6] LeDell K，Muto CA，Jarvis WR，Farr BM. SHEA guideline for preventing nosocomial transmission of multidrug-resistant strains of Staphylococcus aureus and Enterococcus. Infect Control Hosp Epidemiol［J］，2003；24（9）：639-641.

[7] Wertheim HF，Vos MC，Boelens HA，Voss A，Vandenbroucke-Grauls CM，Meester MH，et al. Low prevalence of methicillin-resistant Staphylococcus aureus（MRSA）at hospital admission in The Netherlands：the value of search and destroy and restrctive antibiotic use. J Hosp Infect［J］，2004；56（4）：321-325.

[8] Harbarth S，Albrich W，Goldmann DA，Huebner J. Control of multiply resistant cocci：do international comparisons help? Lancet Infect Dis［J］，2001；1（4）：251-261.

[9] Zinn CS，Westh H，Rosdahl VT. An international multicenter study of antimicrobial resistance and typing of hospital Staphylococcus aureus isolates from 21 laboratories in 19 countries or states. Microb Drug Resist［J］，2004；10（2）：160-168.

[10] Whitney CG，Farley MM，Hadler J，Harrison LH，Lexau C，Reingold A，et al. Increasing prevalence of multidrug-resistant Streptococcus pneumoniae in the United States. N Engl J Med［J］，2000；343（26）：1917-1924.

[11] Lautenbach E，Patel JB，Bilker WB，Edelstein PH，Fishman NO. Extended-spectrum beta-lactamase-producing Escherichia coli and Klebsiella pneumoniae：risk factors for infection and impact of resistance on outcomes. Clin Infect Dis［J］. 2001；32（8）：1162-1171.

[12] Goetz AM，Rihs JD，Wagener MM，Muder RR. Infection and colonization with vancomycin-resistant Enterococcus faecium in an acute care Veterans Affairs Medical Center：a 2-year survey. Am J Infect Control［J］，1998；26（6）：558-562.

[13] Verhoef J, Beaujean D, Blok H, Baars A, Meyler A, van derWerken C, et al. A Dutch approach to methicillin-resistant Staphylococcus aureus Eur J Clin Microbiol Infect Dis [J], 1999; 18 (7): 461-466.

[14] Salmenlinna S, Lyytikainen O, Kotilainen P, Scotford R, Siren E, Molecular epidemiology of methicillin-resistant Staphylococcus aureus in Finland. Vuopio-Varkila J. Eur J Clin Microbiol Infect Dis [J], 2000; 19 (2): 101-107.

[15] Struelens MJ, Ronveaux O, Jans B, Mertens R. Methicillin-resistant Staphylococcus aureus epidemiology and control in Belgian hospitals, 1991 to 1995. Groupement pour le Dépistage, l'Etude et la Prévention des Infections Hospitalières. Infect Control Hosp Epidemiol [J], 1996; 17 (8): 503-508.

[16] Voss A, Milatovic D, Wallrauch-Schwarz C, Rosdahl VT, Braveny I. Methicillin-resistant Staphylococcus aureus in Europe. Eur J Clin Microbiol Infect Dis [J], 1994; 13 (1): 50-55.

[17] Rosdahl VT, Knudsen AM. The decline of methicillin resistance among Danish Staphylococcus aureus strains. Infect Control Hosp Epidemiol [J], 1991; 12 (2): 83-88.

[18] Ostrowsky BE, Trick WE, Sohn AH, Quirk SB, Holt S, Carson LA, et al. Control of vancomycin-resistant enterococcus in health care facilities in a region. N Engl J Med [J], 2001; 344 (19): 1427-1433.

[19] Haley RW, Cushion NB, Tenover FC, Bannerman TL, Dryer D, Ross J, et al. Eradication of endemic methicillin-resistant Staphylococcus aureus infections from a neonatal intensive care unit. J Infect Dis [J], 1995; 171 (3): 614-624.

[20] Jernigan JA, Titus MG, Groschel DH, Getchell-White S, Farr BM. Effectiveness of contact isolation during a hospital outbreak of methicillin-resistant Staphylococcus aureus. Am J Epidemiol [J], 1996; 143 (5): 496-504.

[21] Falk PS, Winnike J, Woodmansee C, Desai M, Mayhall CG. Outbreak of vancomycin-resistant enterococci in a burn unit. Infect Control Hosp Epidemiol [J], 2000; 21 (9): 575-582.

[22] Sherer CR, Sprague BM, Campos JM, Nambiar S, Temple R, Short B, et al. Characterizing vancomycin-resistant enterococci in neonatal intensive care. Emerg Infect Dis [J], 2005; 11 (9): 1470-1472.

[23] 张盛敏. 临床药师在骨科开展药学服务的实践与体会 [J]. 中国医药导报, 2010, 7 (2): 114

[24] 张昊. 肠球菌感染的临床特点及耐药性分析 [J]. 中国实验诊断学, 2009, 13 (12): 1797

第十四章

实验室感染管理与相关法律

您了解实验室感染吗?

实验室感染的主要途径有哪些?

如何维护实验室生物安全?

在实验室感染管理中操作人员的义务和责任是什么?

第一节 概 述

实验室相关感染（laboratory-associated infection）是指由于从事实验活动而发生的与操作的生物因子相关的感染。根据《病原微生物实验室生物安全管理条例》的规定，实验活动是指实验室从事与病原微生物菌（毒）种、样本有关的研究、教学、检测、诊断等活动。在研究病原微生物中存在某种风险，如果在管理和操作病原体中一旦有所疏漏或错误就会发生实验室感染，造成威胁，进而可能造成病原体扩散或传染病的流行。其中，生物因子（bio-agents）是指具有一定生物活性的物质，或来源于活生物的物质，包括生物体本身。

实验室生物安全指为了避免各种有害生物因子造成的实验室生物危害而采取的防护措施（硬件）和管理措施（软件）。国家标准《实验室生物安全通用要求》对生物安全的定义是避免危险生物因子造成实验室人员暴露、向实验室外扩散并导致危害的综合措施。生物危害（bio-hazard）是由生物因子形成的伤害；生物危险（bio-risk）是生物因子将要或可能形成的危害，是伤害概率和严重性的综合。

具备生物安全防护能力的实验室称为生物安全实验室，分为4级。

微生物分类	生物危害性	实验室防护能力	实验室名称	动物实验室名称	实验室用途
四类	无、很低	无、很低	BSL-1	ABSL-1	基础教学、研究
三类	中	有	BSL-2	ABSL-2	一般健康服务、诊断、研究
二类	高	较高	BSL-3	ABSL-3	特殊的诊断、研究
一类	很高	高	BSL-4	ABSL-4	危险病原体

实验室感染是客观存在的现象。历史上著名的实验室感染事件层出不穷。1886年，科霍首次报告了霍乱病的实验室感染事件：德国柏林的一名学生在处理霍乱弧菌培养物时遭到感染，并得了霍乱病。最常见的实验室感染见于乙肝病毒。第一例肝炎的实验室感染是1931年芬德利报道的。伤寒是实验室感染中比较严重的肠道传染病，第一次报道在1893年，到1978年共报告了258例，其中20例死亡。1951年美国医学杂志发表了实验室感染的统计报

告，列出了美国实验室感染的 1342 个病例，感染涉及 69 种不同的微生物。1967 年，欧洲的三个城市为研制疫苗，从乌干达等地进口了一批黑长尾猴，这些猴子携带一种病毒，引起 13 名工作人员患病，并使这种疾病在德国马堡等地区流行，马堡病毒由此而得名。2001 年，在英国波布特莱尔实验室东北方向 50 公里的布伦特伍德地区首先发生了口蹄疫。据分析，口蹄疫病毒很可能就是从波布特莱尔实验室里泄漏出来，经过空气传播到布特伍德的地区，从而造成了大规模的口蹄疫暴发。

虽然有如此经典的案例可引为戒，但至今仍有很多人包括专业人士对实验室感染管理及由此引发的生物安全没有足够的重视和关注。传染性非典型肺炎（SARS）冠状病毒引起的实验室感染事件很好地反映了这个问题：2003 年 9 月，在新加坡某大学生物安全二级实验室，一名 27 岁的研究生在做西尼罗河病毒研究的同时，也进行具有活性的 SARS 冠状病毒的研究，受到西尼罗河病毒样本与非典冠状病毒的交叉感染。2003 年 12 月 6 日，台湾某病毒实验室的一位研究员在操作过程中，发现衔接运输舱里装有实验废弃物的塑料袋破裂，少量液体外流。他想清理运输箱里的废弃物，却没法透过生物安全箱的操作手套够到污染处。于是，他打开了运输舱门，先喷了酒精消毒，等了 10 分钟之后，认为病毒已死亡，便动手清理。结果，这位研究员于 4 天后开始发热，最初被当作流行性感冒，后来由于高热不退，并出现呼吸困难和喘憋，才意识到可能得了 SARS。12 月 17 日，台湾“卫生署疾病管制局”证实，一名 SARS 研究人员在全球安全等级最高的生物安全四级实验室，因违规操作感染了 SARS 病毒。

第二节 实验室感染管理的相关法律法规

从全球范围看，实验室感染管理及生物安全建设起步较晚。世界卫生组织（WHO）在 1983 年颁发了第 1 版《实验室生物安全手册》，1993 年颁发了第 2 版，1997 年出版了《卫生保健实验室安全》，2004 年正式发布了《实验室生物安全手册》第 3 版。在原有基础上，增加了对实验室生物安全的保障、重组 DNA 技术的控制、实验人员的健康监测和急救等内容。美国在实验室感染管理及生物安全建设方面是走在了世界的前列，NIH/CDC 现已联合出版了第 4 版《微生物学及生物医学实验室生物安全准则》。

我国自 20 世纪 80 年代起，陆续出台了几部传染病相关的法律法规，如

《中华人民共和国传染病防治法》（1989）、《中华人民共和国国境卫生检疫法》（1986）、《中华人民共和国进出境动植物检疫法》（1996）、卫生部《结核病防治管理办法》（1991）、《血站管理办法》（1998），但均未涉及实验室生物安全。卫生部《中国医学微生物菌种保藏管理办法》（1985）、中国科学技术委员会《中国微生物菌种保藏管理条例》（1986），内容也仅涉及菌种的质量安全，未提及生物安全和危害性控制。

SARS 疫情发生后，我国实验室感染管理及生物安全相关法律法规和技术规范制订进入了快速发展的新阶段。2003 年 5 月 9 日，国务院总理温家宝签署国务院令（第 376 号），公布了《突发公共卫生事件应急条例》，明确提出了严防传染病病原体的实验室感染、病原微生物的扩散和菌（毒）种保藏的要求，为今后实验室生物安全的法制建设奠定了基础。5 月 12 日颁布《传染性非典型肺炎病毒研究实验室暂行管理办法》，10 月 15 日颁布《兽医实验室生物安全管理规范》。2004 年 5 月 28 日颁布了强制性国家标准《实验室生物安全通用要求》（GB19489-2004），对实验室设施设备的配置、个人防护和实验室安全行为作出了明确的规定，不仅适用于医学实验室，而且适用于各个级别的各类实验室。同年 9 月 1 日，建设部正式实施《生物安全实验室建筑技术规范》（GB50346-2004），该规范的实施改变了长期以来我国在生物安全实验室建设、建筑技术方面缺乏统一标准的局面。2004 年 11 月 12 日，国务院又公布了《病原微生物实验室生物安全管理条例》。该条例共分七章，72 条。在附则中提到：本条例施行前设立的实验室，应当自本条例施行之日起 6 个月内，依照本条例的规定，办理有关手续；为贯彻落实《病原微生物实验室生物安全管理条例》，卫生部随后陆续下发了《可感染人类的高致病性病原微生物菌（毒）种或样本运输管理规定》（2005. 12. 28）、《人间传染的病原微生物分类名录》（2006. 1. 10）和《人间传染的高致病性病原微生物实验室和实验活动生物安全审批管理办法》。农业部《高致病性动物病原微生物实验室生物安全管理审批办法》（2005. 5. 20），国家环境保护总局《病原微生物实验室生物安全环境管理办法》（2006. 5. 1）。上述法律法规和制度要求一起成为《病原微生物实验室生物安全管理条例》的配套文件，构成了现阶段我国实验室生物安全的法律法规框架，对我国实验室生物安全管理工作产生了极大的影响。

国家认证认可监督管理委员会现已制定完成《生物安全实验室认可准则》（CNAL：AC30/2005），要求申请认可的 BSL-3 实验室必须完成发改委、科技部、建设部、环保总局要求的工作（《病原微生物实验室生物安全管理条例》实施前建造完成的实验室除外），申请材料经认可委审核后组织现场评审、整改措施的现场复核及评定委员会评定。根据需要，在现场评审前还可组织预评审。然后作出是否认可的决定，再按照规定时限进行监督评审和复评审。卫生部和其他部委再根据相关领域病原的危害性等级、实验室的硬件条件、管理和技术水平决定能否批准实验室开展相关实验室活动。政策、规则、准则基本都有了，评审员队伍也已经建立，通过对全国少数几个 BSL3 实验室的试点现场评审，合格评定体系（认可体系）基本形成。

第三节　案例分析

案例一

2004 年 4 月传染性非典型肺炎（SARS）疫情在北京、安徽发生，出现了第三代感染患者，9 人致病，1 人死亡，北京先后有 747 人，安徽有 154 人进行医学观察，两所医院呼吸内科被封锁，造成了极大的负面影响。为查找原因，卫生部成立了由军事医学科学院、北京市疾病预防控制中心和中国疾病预防控制中心传染病预防控制所 7 位专家组成的调查组，进行了专项调查。WHO 的专家参与了部分调查工作。7 月 1 日，新华社受权公布了调查结果。结果如下：

1. 本起疫情来自实验室内感染：①甲和乙两个原发病例发生在同一实验室。该实验室一直开展 SARS 冠状病毒（SARS-CoV）的科研工作。②封锁该病毒实验室后，未再出现任何 SARS 病人。③从二代病例丙（甲之母）胸水分离到 SARS-CoV，其全基因组序列与该室用于实验的毒株（HT-SCoV-2）高度同源。④没有发现甲和乙与野生动物接触感染的证据。⑤甲和乙发病潜伏期内没有任何其他 SARS 病例报告，没有实验室外接触其他 SARS 病人而被感染的可能。⑥乙与甲最后一次接触，到乙发病相距 15 天，仅在走廊碰面，乙发病不可能是甲传染。

2. 感染来源局限在腹泻病毒室：①甲和乙两个原发病例都来自腹泻病毒室。此外，还发现该室另有二人抗 SARS-CoV 的 IgG 和 IgM 抗体阳性，感染具有明显的聚集性。②对病毒所全部工作人员进行医学观察，血清流行病学调查未发现其他科室存在任何 SARS-CoV 感染者。

3. 没有三级生物安全防护实验室感染导致本次 SARS 疫情的证据：①甲

和乙2004年以来均从未进入过三级生物安全防护实验室工作。②虽然腹泻病毒室进入三级生物安全防护实验室工作的丁血清抗体阳性，但没有其传染给甲和乙而导致本次SARS疫情的证据。③腹泻病毒室指定使用的三级生物安全防护实验室基本硬件设备和总体结构符合要求。

4. 引起实验室感染的环节是病毒灭活不彻底：2004年春节过后，丁多次从三级生物安全防护实验室带出未经严格验证效果的灭活SARS病毒在普通实验室进行实验，时间上与甲、乙发病吻合。其采用的灭活方法（1%NP40+PBS+1%SDS冰浴60分钟）没有经过有效的评价，没有按规定对每一批病毒的灭活效果进行检测和质量控制。

调查认定，这次非典疫情源于实验室内感染，是一起因实验室安全管理不善，执行规章制度不严，技术人员违规操作，安全防范措施不力，导致实验室污染和工作人员感染的重大责任事故（以上内容来源：2004年07月02日 江淮晨报）。

以上案例提出下列问题：

1. 实验室生物安全的主管单位是谁？
2. 实验室感染的主要途径有哪些？
3. 生物安全防护实验室是如何分级的？
4. 三级生物安全防护实验室有什么安全防护要求？
5. 什么是高致病性病原微生物？
6. 医院的实验室可以保藏哪些菌（毒）株？
7. 发生实验室病原微生物泄露或感染后如何处置？
8. 对于本案例所造成的实验室感染，应承担什么样的法律责任？

1. 实验室生物安全的主管单位是谁？

根据《病原微生物实验室生物安全管理条例》第一章 总则的规定，国务院卫生主管部门主管与人体健康有关的实验室及其实验活动的生物安全监督工作。国务院兽医主管部门主管与动物有关的实验室及其实验活动的生物安全监督工作。国务院其他有关部门在各自职责范围内负责实验室及其实验活动的生物安全管理工作。县级以上地方人民政府及其有关部门在各自职责范围内负责实验室及其实验活动的生物安全管理工作。

国家对病原微生物实行分类管理，对实验室实行分级管理。国家实行统一的实验室生物安全标准。实验室应当符合国家标准和要求。实验室的设立单位及其主管部门负责实验室日常活动的管理，承担建立健全安全管理制度，检查、维护实验设施、设备，控制实验室感染的职责。

2. 实验室感染的主要途径有哪些?

在统计的实验室感染病例中，80%与人员暴露于感染性气溶胶有关。气溶胶导致的感染是由于实验室中的病原微生物以气溶胶的形式飘散在空气中，人呼吸了这种空气而造成感染。最典型也最严重的事件莫过于1961年莫斯科的一家研究所发生的流行性出血热病例，被认为是实验人员将从疫区捕捉到的野鼠放在了室内暴露的场所，野鼠身上带有的出血热病原体以气溶胶的形式污染了空气所致。而与已知事故有关的实验室感染不到20%。导致感染最多的4种实验室事故是：溢出和泼洒、针头和锐器刺伤、碎玻璃切割、动物或动物体外寄生虫的咬伤和抓伤。在所有实验室事故性感染中，针刺占25%，切割占16%。如1956年前苏联的24名工作人员感染委内瑞拉马脑炎病毒的事件，是因为打破了盛载病原体的9支安瓿，使病毒外溢造成的；1979年4月，前苏联乌拉尔南部的某大工业城市发生的生物武器实验室的爆炸，释放出约10公斤的炭疽芽胞粉剂毒雾，造成附近1000多人发病，数百人死亡。1984年美国报道了首例由针刺引起人类免疫缺陷病毒（HIV）感染的医务人员，此后不断有报道因经皮穿刺接触而发生的感染事件。在1998年我国西安某高校的流行性出血热事件，是由于被感染动物咬伤造成的。另外，还有一种就是人为的恶意的实验室感染，即生物武器。如日本侵华战争时期的731细菌部队在中国制造的实验室感染和细菌武器的滔天罪行。

具体到医院的临床实验室，由于主要工作是对具有潜在感染性的患者标本进行检测，集医院内几乎所有患者的血液、体液及排泄物之大全，因而是重要的潜在生物传染源。除了已知的通过空气传播的病原微生物如结核分枝杆菌外，亦有几个实验室感染的重要环节：

（1）分析前：标本采集后送至实验室途中，发生标本外溢、喷洒、容器破裂等，对标本容器外壁、检验申请单、运送工作人员、实验室接收人员都可能造成污染。标本接收后，要进行离心、开启容器塞盖、吸取和分装样品、混合和稀释样品、烧灼接种环、标本涂片等操作，常会产生气溶胶。譬如离心过程，如离心管有裂缝或破损、未使用配套并平衡等重的离心管、未将离心管盖紧密封或未加塞盖、未使用专门的安全离心杯、离心机盖未盖就开始离心及强行停机，都会产生气溶胶。气溶胶中的病原微生物的微小颗粒会悬浮于空气中，易被实验室人员吸入肺泡。

(2) 分析中：实验中一些操作可能会发生意外造成感染，如被污染的采血针刺伤、被破损试管或刀片割伤、被含病原体的液体溅洒在了皮肤或黏膜上（如溅到眼睛里）、标本溢出在操作台或地面等。另外，用口吸吸管使液体吸入口中，一次性手套易破裂使破损的皮肤黏膜接触污物而发生感染。

(3) 分析后：实验完成后，分离物以及污染物、剩余的标本、废液、废物、用过的培养基等各种物品不及时正确地处理，实验台面不及时消毒清洁或紫外线照射等，均可能造成二次污染。在实验室吃东西、饮水、抽烟、咬指甲、洗手不严格等，造成经口摄入病菌而感染。把污染区的工作服带出实验室、打印的检验报告单在分拣和发放途中被污染，都会对实验室无关人员造成潜在感染。

3. 生物安全防护实验室是如何分级的?

在《实验室生物安全通用要求》(GB 19489：2008) 中明确指出，根据对所操作生物因子采取的防护措施，将实验室生物安全防护水平分为一级、二级、三级和四级，分别以 BSL-1、BSL-2、BSL-3、BSL-4 (bio-safety level，BSL) 表示。以 ABSL-1、ABSL-2、ABSL-3、ABSL-4 (animal bio-safety level，ABSL) 表示从事动物活体操作的实验室的相应生物安全防护水平。一级防护水平最低，四级防护水平最高。一级实验室适用于操作在通常情况下不会引起人类或者动物疾病的微生物；二级实验室适用于操作能够引起人类或者动物疾病，但一般情况下对人、动物或者环境不构成严重危害，传播风险有限，实验室感染后很少引起严重疾病，并且具备有效治疗和预防措施的微生物；三级实验室适用于操作能够引起人类或者动物严重疾病，比较容易直接或者间接在人与人、动物与人、动物与动物间传播的微生物；四级实验室适用于操作能够引起人类或者动物非常严重疾病的微生物，以及我国尚未发现或者已经宣布消灭的微生物。

应依据国家相关主管部门发布的病原微生物分类名录，在风险评估的基础上，确定实验室的生物安全防护水平。

在《病原微生物实验室生物安全管理条例》第三章　实验室的设立与管理规定中也指出，国家根据实验室对病原微生物的生物安全防护水平，并依照实验室生物安全国家标准的规定，将实验室分为一级、二级、三级、四级。一级、二级实验室不得从事高致病性病原微生物实验活动。三级、四级实验室从事高致病性病原微生物实验活动，应当具备下列条件：

一是实验目的和拟从事的实验活动符合国务院卫生主管部门或者兽医主管部门的规定；二是通过实验室国家认可；三是具有与拟从事的实验活动相适应的工作人员；四是工程质量经建筑主管部门依法检测验收合格。

国务院认证认可监督管理部门确定的认可机构应当依照实验室生物安全国家标准以及《病原微生物实验室生物安全管理条例》的有关规定，对三级、四级实验室进行认可；实验室通过认可的，颁发相应级别的生物安全实验室证书，证书有效期为5年。国务院卫生主管部门或者兽医主管部门依照各自职责对三级、四级实验室是否符合上述条件进行审查；对符合条件的，发给从事高致病性病原微生物实验活动的资格证书。

4. 三级生物安全防护实验室有什么安全防护要求?

根据《实验室生物安全通用要求》（GB 19489：2008）的规定：三级生物安全防护实验室应在建筑物中自成隔离区或为独立建筑物，应有出入控制。实验室应明确区分辅助工作区和防护区。防护区至少包括缓冲间及核心工作间，核心工作间直接从事高风险操作，人员应通过缓冲间进入核心工作间。辅助工作区应至少包括监控室、清洁衣物更换间和淋浴间。

实验室防护区内围护结构的内表面应光滑、耐腐蚀、防水，易于清洁和消毒灭菌。地面应防渗漏、完整、光洁、防滑、耐腐蚀、不起尘。实验室内所有的门应可自动关闭，需要时设观察窗。实验室内所有窗户应为密闭窗，玻璃应耐撞击、防破碎。

应安装独立的实验室送排风系统，应确保在实验室运行时气流由低风险区向高风险区流动，同时确保实验室空气只能通过HEPA过滤器过滤后经专用的排风管道排出。不得循环使用实验室防护区排出的空气。可以将生物安全柜排出的空气排入实验室的排风管道系统。实验室的送风应经过HEPA过滤器过滤，宜同时安装初效和中效过滤器。

实验室的外部排风口应设置在主导风的下风向（相对于送风口），与送风口的直线距离应大于12 m，应至少高出本实验室所在建筑的顶部2 m，应有防风、防雨、防鼠、防虫设计，但不应影响气体向上空排放。

如在实验室防护区外使用高效过滤器单元，其结构应能承受2500 Pa的压力；高效过滤器单元的整体密封性应达到在关闭所有通路并维持腔室内的温度在设计范围上限的条件下，若使空气压力维持在1000 Pa时，腔室内每分钟泄漏的空气量应不超过腔室净容积的0.1%。

应在实验室及实验室防护区送风和排风管道的关键节点安装生物型密闭

阀。应有备用排风机。应尽可能减少排风机后排风管道正压段的长度，该段管道不应穿过其他房间。不应在实验室防护区内安装分体空调。

应在实验室防护区内的实验间的靠近出口处设置非手动洗手设施；如果实验室不具备供水条件，则应设非手动手消毒灭菌装置。

应在实验室的给水与市政给水系统之间设防回流装置。

应在实验室防护区内设置生物安全型高压蒸汽灭菌器。宜安装专用的双扉高压灭菌器。

传递物品的渡槽应使用强度符合要求的耐腐蚀性材料，并方便更换消毒灭菌液。

淋浴间或缓冲间的地面液体收集系统应有防液体回流的装置。

实验室防护区内的下水系统应与建筑物的下水系统完全隔离；下水应直接通向本实验室专用的消毒灭菌系统。所有下水管道的关键节点应安装防回流装置、存水弯（深度应适用于空气压差的变化）或密闭阀门等；下水系统应符合相应的耐压、耐热、耐化学腐蚀的要求，便于维护、清洁和检查。在风险评估的基础上，适当处理实验室辅助区的污水，并监测以确保排放到市政管网之前达到排放要求。

可以在实验室内安装紫外线消毒灯或其他适用的消毒灭菌装置。在实验室防护区内的关键部位配备便携的局部消毒灭菌装置（如：消毒喷雾器等），并备有足够的适用消毒灭菌剂。

生物安全柜、送风机和排风机、照明、自控系统、监视和报警系统等应配备不间断备用电源，电力供应应至少维持 30 min。

实验室宜采用吸顶式防水洁净照明灯。应设不少于 30min 的应急照明系统。

进入实验室的门应有门禁系统。需要时，应可立即解除实验室门的互锁；应在互锁门的附近设置紧急手动解除互锁开关。核心工作间的缓冲间的入口处应有指示核心工作间工作状态的装置（如：文字显示或指示灯），必要时，应同时设置限制进入核心工作间的连锁机制。

启动实验室通风系统时，应先启动实验室排风，后启动实验室送风；关停时，应先关闭生物安全柜等安全隔离装置和排风支管密闭阀，再关实验室送风及密闭阀，后关实验室排风及密闭阀。

应设装置连续监测送排风系统 HEPA 过滤器的阻力，并及时更换 HEPA 过滤器。应在有负压控制要求的房间入口的显著位置，安装显示房间负压状况的压力显示装置和控制区间提示。

中央控制系统应可以实时监控、记录和存储实验室防护区内有控制要求的参数、关键设施设备的运行状态，应可以随时查看历史记录。中央控制系统的信号采集间隔时间应不超过1min。

中央控制系统应能对所有故障和控制指标进行报警，报警分一般报警和紧急报警。紧急报警应为声光同时报警，应可以向实验室内外人员同时发出紧急警报；在实验室核心工作间内设置紧急报警按钮。在实验室的关键部位设置监视器。

实验室防护区内应设置向外部传输资料和数据的传真机或其他电子设备。监控室和实验室内应安装语音通信系统。如果安装对讲系统，宜采用向内通话受控、向外通话非受控的选择性通话方式。

实验室核心工作间的气压（负压）与室外大气压的压差值至少应不小于30Pa，与相邻区域的压差（负压）至少应不小于10Pa。

实验室防护区各房间的最小换气次数应不小于12次/h。实验室防护区的静态洁净度应不低于8级水平。

5. 什么是高致病性病原微生物？

《病原微生物实验室生物安全管理条例》第二章　病原微生物的分类和管理的规定明确：国家根据病原微生物的传染性、感染后对个体或者群体的危害程度，将病原微生物分为四类：第一类病原微生物，是指能够引起人类或者动物非常严重疾病的微生物，以及我国尚未发现或者已经宣布消灭的微生物。第二类病原微生物，是指能够引起人类或者动物严重疾病，比较容易直接或者间接在人与人、动物与人、动物与动物间传播的微生物。第三类病原微生物，是指能够引起人类或者动物疾病，但一般情况下对人、动物或者环境不构成严重危害，传播风险有限，实验室感染后很少引起严重疾病，并且具备有效治疗和预防措施的微生物。第四类病原微生物，是指在通常情况下不会引起人类或者动物疾病的微生物。第一类、第二类病原微生物统称为高致病性病原微生物。

同时，根据《人间传染的高致病性病原微生物实验室和实验活动生物安全审批管理办法》第一章第三条规定：高致病性病原微生物是指卫生部颁布的《人间传染的病原微生物名录》（以下简称《名录》）中公布的第一类、第二类病原微生物和按照第一类、第二类管理的病原微生物，以及其他未列入《名录》的与人体健康有关的高致病性病原微生物或疑似高致病性病原微生物。

6. 医院的实验室可以保藏哪些菌（毒）株或样本？

根据《人间传染的病原微生物菌（毒）种保藏机构管理办法》规定：菌（毒）种是指可培养的，人间传染的真菌、放线菌、细菌、立克次体、螺旋体、支原体、衣原体、病毒等具有保存价值的，经过保藏机构鉴定、分类并给予固定编号的微生物。病原微生物样本是指含有病原微生物的、具有保存价值的人和动物体液、组织、排泄物等物质，以及食物和环境样本等。菌（毒）种的分类按照《人间传染的病原微生物名录》的规定执行。

在确保安全的基础上，可以保管其工作中经常使用的菌（毒）种或样本，其保管的菌（毒）种或样本名单应当报当地卫生行政部门备案。我国境内未曾发现的高致病性病原微生物菌（毒）种或样本和已经消灭的病原微生物菌（毒）种或样本、《人间传染的病原微生物名录》规定的第一类病原微生物菌（毒）种或样本，以及卫生部规定的其他菌（毒）种或样本，必须由国家级保藏中心或专业实验室进行保藏。实验室从事实验活动，凡涉及上述菌（毒）种或样本，应当经卫生部批准；使用其他高致病性菌（毒）种或样本，应当经省级人民政府卫生行政部门批准；使用第三、四类菌（毒）种或样本，应当经实验室所在法人机构批准。

可导致人类传染病的寄生虫不同感染时期的虫体、虫卵或样本，以及编码产物或其衍生物对人体有直接或潜在危害的基因（或其片段）参照本《人间传染的病原微生物菌（毒）种保藏机构管理办法》进行管理。

7. 发生实验室病原微生物泄露或感染后如何处置？

《病原微生物实验室生物安全管理条例》第四章　实验室感染控制的规定：实验室工作人员出现与本实验室从事的高致病性病原微生物相关实验活动有关的感染临床症状或者体征时，实验室负责人应当向负责实验室感染控制工作的机构或者人员报告，同时派专人陪同及时就诊；实验室工作人员应当将近期所接触的病原微生物的种类和危险程度如实告知诊治医疗机构。接诊的医疗机构应当及时救治；不具备相应救治条件的，应当依照规定将感染的实验室工作人员转诊至具备相应传染病救治条件的医疗机构；具备相应传染病救治条件的医疗机构应当接诊治疗，不得拒绝救治。

实验室发生高致病性病原微生物泄漏时，实验室工作人员应当立即采取控制措施，防止高致病性病原微生物扩散，并同时向负责实验室感染控制工作的机构或者人员报告。

负责实验室感染控制工作的机构或者人员接到报告后，应当立即启动实验室感染应急处置预案，并组织人员对该实验室生物安全状况等进行调查；确认发生实验室感染或者高致病性病原微生物泄漏的，应当依照规定进行报告，并同时采取控制措施，对有关人员进行医学观察或者隔离治疗，封闭实验室，防止扩散。

卫生主管部门或者兽医主管部门接到关于实验室发生工作人员感染事故或者病原微生物泄漏事件的报告，或者发现实验室从事病原微生物相关实验活动造成实验室感染事故的，应当立即组织疾病预防控制机构、动物防疫监督机构和医疗机构以及其他有关机构依法采取下列预防、控制措施：

一是封闭被病原微生物污染的实验室或者可能造成病原微生物扩散的场所；二是开展流行病学调查；三是对病人进行隔离治疗，对相关人员进行医学检查；四是对密切接触者进行医学观察；五是进行现场消毒；六是对染疫或者疑似染疫的动物采取隔离、扑杀等措施；七是其他需要采取的预防、控制措施。

医疗机构或者兽医医疗机构及其执行职务的医务人员发现由于实验室感染而引起的与高致病性病原微生物相关的传染病病人、疑似传染病病人或者患有疫病、疑似患有疫病的动物，诊治的医疗机构或者兽医医疗机构应当在2小时内报告所在地的县级人民政府卫生主管部门或者兽医主管部门；接到报告的卫生主管部门或者兽医主管部门应当在2小时内通报实验室所在地的县级人民政府卫生主管部门或者兽医主管部门。接到通报的卫生主管部门或者兽医主管部门应当依照规定采取预防、控制措施。

发生病原微生物扩散，有可能造成传染病暴发、流行时，县级以上人民政府卫生主管部门或者兽医主管部门应当依照有关法律、行政法规以及实验室感染应急处置预案进行处理。

8. 对于本案例所造成的实验室感染，应承担什么样的法律责任?

本案例经调查认定，是一起因实验室安全管理不善，执行规章制度不严，技术人员违规操作，安全防范措施不力，导致实验室污染和工作人员感染的重大责任事故。根据《病原微生物实验室生物安全管理条例》第六章 法律责任规定：有下列行为之一的，由县级以上地方人民政府卫生主管部门、兽医主管部门责令停止有关活动，限期改正，将病原微生物销毁或者送交保藏机构，并给予警告；逾期不改正的，或造成传染病传播、流行或者其他严重后果的，由实验室的设立单位对主要负责人、直接负责的主管人员和其他直接责任人员，依法给予撤职、开除的处分；有资格证书的，吊销其资格证书；构成犯罪的，依法追究刑事责任：

（1）实验室未取得从事高致病性病原微生物实验活动的资格证书，或者已经取得相关资格证书但是未经批准从事某种高致病性病原微生物或者疑似高致病性病原微生物实验活动的。

（2）实验室未依照规定采集病原微生物样本。

（3）实验室工作人员未遵守实验室生物安全技术规范和操作规程的。

（4）实验室使用新技术、新方法从事高致病性病原微生物相关实验活动未经国家病原微生物实验室生物安全专家委员会论证的。

（5）在同一个实验室的同一个独立安全区域内同时从事两种或者两种以上高致病性病原微生物的相关实验活动的。

县级以上人民政府有关主管部门，未依照规定履行实验室及其实验活动监督检查职责的，由有关人民政府在各自职责范围内责令改正，通报批评；造成传染病传播、流行或者其他严重后果的，对直接负责的主管人员，依法给予行政处分；构成犯罪的，依法追究刑事责任。

案例二

2011 年 3 月 4 日，东北某大学动物医学专业一名硕士生出现发热、头晕、左膝关节疼痛等症状，经校医院诊治两天后效果不明显转院治疗。3 月 14 日，经医院检验该学生布鲁氏菌病血清学检测阳性。随后该校又有多名学生被检出布病血清学阳性。经学校调查表明，自 2010 年 11 月至 2011 年 3 月间，该校进行了 5 次羊的解剖实验课，共使用 4 只山羊，全部源于同一家养殖场。实验前未按规定对动物进行检疫，操作时未戴手套、实验完毕未彻底洗手清洁、未对实验室进行消毒及按规定处理实验废弃物等，致使多名学生和教师实验感染布鲁氏菌病。高危感染范围还包括 3 门实验课、5 次实验，涉及 4 名教师、2 名实验员、110 名学生，影响极大。

案例三

1998 年，我国西安的某高校在使用大白鼠进行试验时，有两名学生被大白鼠咬伤，还有一些学生给实验老鼠放血、解剖。在实验过程中，这些学生均未按照要求戴手套操作，结果在 29 名实验人员中 9 人感染了流行性出血热。

以上案例提出下列问题：

1. 个人防护包括哪些内容？
2. 关于洗手的要求有哪些？
3. 哪些人员具有发生实验室感染的风险？
4. 实验废弃物如何处理？

1. 个人防护包括哪些内容？

根据《实验室生物安全通用要求》（GB 19489：2004）中个人防护装备的规定：在危害评估的基础上，按不同级别的防护要求选择适当的个人防护装备。个人防护装备应符合国家标准的要求。实验室对个人防护装备的选择、使用、维护应有明确的书面规定、程序和使用指导。具体包括：实验室防护服、面部及身体保护、手套、鞋、呼吸防护。

防护服应具备适当的防护水平，应及时更换防护服以确保清洁，如防护服被污染应立即更换。污染的防护服应置于适当标记的防漏袋中搬运。离开实验室之前应脱去防护服。

当具潜在危险的物质有可能溅到工作人员时，应使用塑料围裙或防液体的长罩服。如必要，还应穿戴其他的个人防护装备，如手套、防护镜、面具、头部面部保护罩等。

应在生物安全柜中处理可产生气溶胶的样本。在处理危险材料时应有安全眼镜、面部防护罩或其他的眼部面部保护装置。

手套应舒服、合适、灵活、握牢、耐磨、耐扎和耐撕、无漏损。如必要，手套可覆盖实验室长罩服或外衣的袖子；应对实验室工作人员培训手套选择、配戴及摘除等的操作。

鞋应舒适、防滑。推荐使用皮制或合成材料的不渗液体的鞋类。在从事可能出现漏出的工作时可穿一次性防水鞋套。在实验室的特殊区域（例如有防静电要求的区域）或 BSL-3 和 BSL-4 实验室要求使用专用鞋（例如一次性或橡胶靴子）。

当要求使用呼吸防护装备（如面具、个人呼吸器、正压服等）时，其使用和维护的作业指导书应包括在相应活动的安全操作程序手册中。呼吸器只能按照作业指导书及培训的要求使用。

进行容易产生高危害气溶胶的操作时，要求同时使用适当的个人防护装备、生物安全柜和/或其他物理防护设备。

2. 关于洗手的要求有哪些?

《实验室生物安全通用要求》(GB 19489：2004) 中规定：实验室工作人员在实际或可能接触了血液、体液或其他污染材料后，即使戴有手套也应立即洗手。摘除手套后、使用卫生间前后、离开实验室前、进食或吸烟前、接触每一患者前后应例行洗手。实验室应为过敏或对某些消毒防腐剂中的特殊化合物有其他反应的工作人员提供洗手用的替代品。洗手池不得用于其他目的。在限制使用洗手池的地点，可以使用基于乙醇的“无水”手部清洁方式。

3. 哪些人员具有发生实验室感染的风险?

无论是从事病原微生物研究的科研实验室，还是承担患者标本检验任务的医院临床实验室，实验室工作人员和其他进入实验室的无关人员，如医生、护士、患者、患者家属、卫生清洁人员和来访者，都会因为暴露于有潜在感染性标本的环境中而发生实验室感染的可能。资料显示，大约2/3的实验室感染是因为直接在病原体存在的环境中工作造成的，而从事病原微生物研究的工作人员传染病发生率比普通人群高5~7倍。在统计的实验室感染病例中，80%与暴露于感染性气溶胶有关，而与事故有关的不到20%。事故性感染多是因为操作过程中的疏忽，使本来接触不到的微生物直接或间接感染实验人员。医生、护士、患者及亲属等实验室无关人员随意出入实验室，甚至进入操作区长时间停留、交谈，出于好奇而触摸实验室设施等，都因此而面临实验室感染的风险。

4. 实验废弃物如何处理?

根据《实验室生物安全通用要求》(GB 19489：2008) 的规定，应遵循以下原则处理和处置危险废物：

(1) 将操作、收集、运输、处理及处置废物的危险减至最小。

(2) 将其对环境的有害作用减至最小。

(3) 只可使用被承认的技术和方法处理和处置危险废物。

(4) 排放符合国家或地方规定和标准的要求。

危险废物应弃置于专门设计的、专用的和有标识的用于处置危险废物的容器内，装量不能超过建议的装载容量。锐器（包括针头、小刀、金属和玻璃等）应直接弃置于耐扎的容器内。应由经过培训的人员处理危险废物，并应穿戴适当的个体防护装备。不应积存垃圾和实验室废物。在消毒灭菌或最终处置之前，应存放在指定的安全地方。不应从实验室取走或排放不符合相关运输或排放要求的实验室废物。应在实验室内消毒灭菌含活性高致病性生物因子的废物。如果法规许可，只要包装和运输方式符合危险废物的运输要求，也可以运送未处理的危险废物到指定机构处理。

案例二分析：

根据《病原微生物实验室生物安全管理条例》第六章　法律责任规定：

（1）实验室未依照规定在明显位置标示国务院卫生主管部门和兽医主管部门规定的生物危险标识和生物安全实验室级别标志的；

（2）实验室未向原批准部门报告实验活动结果以及工作情况的；

（3）实验室未依照规定采集病原微生物样本，或者对所采集样本的来源、采集过程和方法等未作详细记录的；

（4）新建、改建或者扩建一级、二级实验室未向设区的市级人民政府卫生主管部门或者兽医主管部门备案的；

（5）实验室未依照规定定期对工作人员进行培训，或者工作人员考核不合格允许其上岗，或者批准未采取防护措施的人员进入实验室的；

（6）实验室工作人员未遵守实验室生物安全技术规范和操作规程的；

（7）实验室未依照规定建立或者保存实验档案的；

（8）实验室未依照规定制定实验室感染应急处置预案并备案的。

由县级以上地方人民政府卫生主管部门、兽医主管部门责令限期改正，给予警告；逾期不改正的，由实验室的设立单位对主要负责人、直接负责的主管人员和其他直接责任人员，依法给予撤职、开除的处分；有许可证件的，并由原发证部门吊销有关许可证件。

《病原微生物实验室生物安全管理条例》还规定：

（1）实验室在相关实验活动结束后，未及时将病原微生物菌（毒）种和样本就地销毁或者送交保藏机构保管的；

（2）未经批准擅自从事在我国尚未发现或者已经宣布消灭的病原微生物相关实验活动的；

（3）在未经指定的专业实验室从事在我国尚未发现或者已经宣布消灭的病原微生物相关实验活动的；

由市级以上地方人民政府卫生主管部门、兽医主管部门责令有关单位立即停止违法活动，监督销毁病原微生物或送交保藏机构；造成传染病传播、流行或者其他严重后果的，由其所在单位或者其上级主管部门对主要负责人、直接负责的主管人员和其他直接责任人员，依法给予撤职、开除的处分；有许可证件的，并由原发证部门吊销有关许可证件；构成犯罪的，依法追究刑事责任。

实验室工作人员出现该实验室从事的病原微生物相关实验活动有关的感染临床症状或者体征，以及实验室发生高致病性病原微生物泄漏时，实验室负责人、实验室工作人员、负责实验室感染控制的专门机构或者人员未依照规定报告，或者未采取控制措施的，由县级以上地方人民政府卫生主管部门、兽医主管部门责令限期改正，给予警告；造成传染病传播、流行或者其他严重后果的，由其设立单位对实验室主要负责人、直接负责的主管人员和其他直接责任人员，依法给予撤职、开除的处分；有许可证件的，并由原发证部门吊销有关许可证件；构成犯罪的，依法追究刑事责任。

第四节　风险防范

随着社会的发展，环境条件的变化，原先对人无致病力或低致病力的病原体，演化为高致病性或致病性较强的病原，还出现了一些新发的病原微生物，如人禽流感病毒、冠状病毒、猪链球菌、艾滋病病毒。禽流感以前只在禽类中传播，现在频繁使人类致病。猪瘟也是历史上常见的动物疾病，2005年6月发生在四川的猪链球菌疫情却发生了人类感染，分布在32个县（市、区），还扩散到广东等地，累计感染人数达200多人。手足口病是婴幼儿常见传染病，但山东某市的疫情致1260多人发病，3人死亡。还有许多报道都显示多种常见病原发生了明显的变异，产生新的致病能力。可以预见，如果没有有效的管理体系，实验室感染将不可避免。因此，加强实验室感染管理、提高实验室生物安全防护能力势在必行，首先需要各级医院领导、各部门工作人员的大力支持与协作。严格执行各项法律法规，制订生物安全管理体系文件，建设标准化的、适合工作需要的生物安全实验室。

开展系统培训，在学校教育阶段即引入实验室感染管理和生物安全的内容。确保每个生物医学检测和相关人员熟知生物安全知识，从思想上认识到实验室感染的危害及生物安全的重要性。熟练掌握操作技能，熟悉职业暴露后所执行的程序、各种紧急医学处理措施。个人行为规范，内务规范。

建立各项试验记录和制定相应的操作规程、管理文件及应急救治预案，建立健康监测机制，及时针对工作对象采取相应的免疫或防护措施。购置防护设备，控制样品流转，确保实验室工作人员不受实验对象侵染。配置生物安全柜等防护设备和器械，要求实验室就近有压力蒸汽灭菌器，有可靠的电力供应和应急照明，装备应急救治物品。实验室应配备适量的消防器材，设洗眼设施，必要时可安装应急喷淋装置。个人防护用品主要包括：工作服、隔离衣、防护服、工作帽、面罩、手套、呼吸保护装置及正压气体供应工作服等。未知病原微生物按生物安全二级防护进行操作。样本在包装时应确保包装材料的牢固性、密闭性和安全性，在运输时要注意样本的质量和防护。如果怀疑是高致病性生物材料时还要申请审批。涉及交通工具、运输人员、包装方式等要符合相关的规定。在传播、接收、保藏和处置样本时也应规范操作，特别是要建立完善的菌（毒）种管理制度，设立专门的保管人员、选择合适的场所、使用专用的保藏设备和采取适当的防护措施来保证菌（毒）种的安全。

建立特殊活动审批、实验室准入、废弃物处置等工作制度。对人体具有高危险性、通过气溶胶传播或传播途径不明、目前尚无有效疫苗或治疗方法的致病微生物或其毒素一定要在 BSL-3 级和 BSL-4 级实验室进行操作，其他单位不得随意开展。实验室人员的数量或无关人员的准入依照不同生物安全防护等级分别进行限制。与实验无关或妨碍实验的物品或设备不放置在实验室，在实验时应卸掉各种妨碍操作和带来危险的佩戴物，一切与实验无关的行为或工作予以禁止。无论是否戴手套，只要接触感染性材料或潜在的危险，应及时洗手，并使用感应等非手动的水龙头。防止有害的生物体在灭活之前移出实验室，确保周围环境不受致病微生物的污染。样本容器应采用防漏、加盖、坚固、安全的容器。接收标本应在专设的房间，而且要建立标本接收登记制度，要有完备的记录。废气、废物、废水应满足环保的要求，交由具备资质的专业机构处理。实验室的废弃物是造成医院内潜在的生物污染源，它们含有大量的细菌和病毒，具有较强的毒性及腐蚀性。因此，要严格实行密封化、标志化、无菌化的规范管理原则，盛放废弃物的容器应防漏、坚固而不易刺穿，可密封并要避免装的太满，对锐器如采血针等应放入专用的容器中。废弃物的处理须经过专项培训的专人负责，分类收集、存放，在送出实验室前尽可能先消毒处理，按照规定的时间和路线运送至指定地点，由专人进行焚烧。

工作人员一定要严格遵照操作规程，不能心存侥幸和麻痹大意。可以接种疫苗的疾病要在进行预防接种后再开展工作；接触研究动物一定要有防护，动物室及有可能遭受污染的地区要严格消毒；试验器械严格管理，专项专用，不得带出实验室。

重视实验室的防盗安全，安装必要的防盗设施，加强值班人员的管理和教育，加强实验室内部及外围环境的管控，定期或不定期地自查，确保致病性病原微生物的样品或菌（毒）种不会遗失或被偷窃。一旦发生病原微生物泄漏事件，要及时采取措施防止病源扩散，并按规定向有关部门报告。

第五节 建 议

目前从管理层面上，高等级生物安全防护实验室建设必须获得国家认可，与人体相关的高致病性病原微生物实验活动必须通过卫生部批准、与动物相关的实验活动必须经农业部批准。各地方卫生行政部门也积极研究和制订BSL-2实验室建设与管理相应的法律法规。全国范围内的高等级生物安全实验活动的上岗证培训、菌（毒）种运输的专业培训，极大地提高了实验室生物安全意识，得到了社会的关注，初步形成了对意外发生的应急能力。但在我国实验室感染及生物安全管理建设中仍存在不少严重问题：

1. 各项法规、条例、制度、技术规范不完善。例如在BSL-3实验室建设上，实验室围护结构的强度、抗震性、消防等能力的技术参数还不明确；实验室气密性的检测方式、高效过滤器泄漏检测的生物指标还未建立；设施选址的环保要求不够明确；实验室中给排水、送排风等技术观点也存在严重分歧。许多BSL-3实验室在图纸设计、建设、验收以及申报和审批上，由于没有适当的、合法的服务部门，对管理要求不甚了解，以致高额投入却没有得到相应回报。在BSL-2实验室方面，也没有关于整体布局、流程的指导性意见；生物安全相关产品（生物安全设备、实验器械、消毒剂）的生产技术、安装调试、过滤器更换、验收检测等技术标准还在探索阶段。根据《人间传染的病原微生物分类名录》的定义，目前医院和疾病预防控制中心实验室开展的实验活动几乎全部要求在BSL-2实验室中进行，而现有的BSL-2实验室标准配置和相关的管理要求文件还在讨论阶段。

2. 管理者及工作人员对实验室感染和生物安全管理的认识不够。从而思想上不重视，理解不到位，对于个人防护及环境生物污染的意识不强，导致管理力度不足，执行规章制度不够坚决、不够严格。对实验室的消毒灭活、个人防护及隔离设备等投入不足，设施、设备达不到国家相关的标准和要求。

人是实验室感染和生物安全管理方面第一要素。有了国家标准和管理条例，制定出严格的生物安全管理与操作细则并不能保证万无一失，更重要的是要严格执行。要做到“两个到位”——实验室管理到位、人员培训到位。长期以来，在实验室管理中人们通常只关注检测质量，而忽视安全、特别是生物安全的管理。这是因为人们普遍认为实验室不太可能发生感染，即使感染也没有很严重的后果。多年来实验室工作人员也大多只偏向于专业技术的提高，未系统学习生物安全方面的知识，对预防生物污染的意识不强，缺乏具体的技术操作规范。如国家规定一级、二级实验室不得从事高致病性病原微生物实验活动，而从事 SARS 科研的许多实验室物理防护标准并不能真正达到 BSL-3 等级，有些 SARS 研究从临床上取样后就在普通房间里做，这是相当危险的。国家还规定，只可使用被承认的技术和方法处理和处置危险废物，处理危险微生物前应进行必要的个人防护。但发生在中国疾病预防控制中心病毒病控制所的事故，是因为研究人员使用未经严格效果验证的灭活 SARS 病毒在普通实验室进行实验，造成人员感染。东北的布鲁氏菌病实验室感染事件，更是因为从教师至学生均不重视生物安全，漠视规定，不注重个人防护、不注重消毒和废物处理造成的，是一个惨痛的教训。因此，实验室必须警钟长鸣，只有紧绷安全这根弦，不折不扣地落实各项管理制度和技术规范，才能真正把住实验室安全这道防线。

（陈黎明　白　洁）

参考文献

[1] 李劲松. 试论生物危害与生物安全. 预防医学论坛，2006，12（1）：125-128.

[2] WHO. 实验室生物安全手册 . 3 版. 陆兵译. 北京：人民卫生出版社，2004.

[3] 赵肖兵. 关于《生物安全实验室建筑设计规范》中一些条文的探讨. 医药工程设计，2005，26（5）：12-15.

[4] 马宗虎，南国良，张小京. BSL3 实验室内生物安全柜的检测结果及其分析. 中国医院建筑与装备，2006，7（1）：28-30.

[5] 冯树根. 生物安全实验室排风高效过滤器检漏方法探究. 建筑热能通风空调，2006，25（1）：91-93.

[6] 孙秀兰，南国良，张小京，等. 生和安全实验室废水处理系统设计探究. 环境科学与技术，2005，28（6）：86-88.

[7] 许钟麟，张益昭，张彦国，等. 关于生物安全实验室送、回风口上下位置问题的探讨. 洁净与空调技术，2005，4：15-20.

[8] 宋袁. 我国实验室生物安全认可体系开始有效运行. 中国质量认证，2005，9：9-10.

[9] 陆永绥. 临床检验管理与技术规程. 杭州：浙江大学出版社，2004.

[10] Ippolito G，Pur 0，Heptonstall J，et a1. Occupational human immunodefieieneyvirus infection in health care workers：worldwidecases through September 1997. Clin Infect Dis，1999，28（2）：365. 383.

[11] 武建国. 新的一年我们关注什么. 临床检验杂志，2005，23（1）

第十五章

医院传染病防控与相关法律

您知道感染性疾病与传染病的区别吗？

您了解医疗机构（医院）在传染病防治中的责任和义务吗？

您了解您在传染病防治中的责任和义务吗？

您了解《最高人民法院、最高人民检察院关于办理妨害预防、控制突发传染病疫情等灾害的刑事案件具体应用法律若干问题的解释》吗？

第一节 概 述

传染病是由病原微生物感染机体后产生的，能够在人与人、动物与动物或动物与人之间传播的疾病。引起传染病的病原微生物有病毒、立克次体、支原体、细菌、真菌、寄生虫等。这些病原体的生物学特性不同，引起病变的机制不同，侵袭的器官也不同。病原体侵入机体的途径不同，如可经皮肤、黏膜或由血液扩散至体内。有的病原体长期潜伏，有的进入体内即生长繁殖，产生对机体有害的物质，影响机体局部或全身的功能或产生形态变化，引起疾病。传染病的发生与流行是由多方面因素构成的，其中传染源、传播途径和易感人群是三个基本条件，当这三个基本条件同时存在并相互发生联系时，就可能造成传染病的暴发或流行。

一、关于传染病的几个概念

（一）感染性疾病与传染病的区别

近年来，随着我国经济的持续稳定发展，人民生活水平的不断提高，预防、医疗、保健体制的不断完善，多种经典传染病的发病率呈明显下降趋势，有些已属罕见甚至绝迹。但艾滋病（AIDS）、传染性非典型肺炎即严重急性呼吸综合征（SARS）、人类禽流感及人类猪链球菌感染等新发感染病、耐药菌感染、机会性感染及医院内感染已成为严重的公共卫生问题，人类感染性疾病谱已发生了重大改变。1999 年中华医学会传染病与寄生虫病学分会改名为中华医学会感染病学分会，正式将传染病与感染病的内涵与国际接轨。将过去所称的“传染病”改为“感染性疾病”（简称感染病），传染科更名为感染性疾病科或感染病科，传染病学更名为感染病学，并区别传染（communication）与感染（infection）在概念上的异同。传染是指传染源通过一定途径使易感者——发生感染，根据易感者发病数量的多少可表现为散发和流行。感染是指在一定条件下，病原微生物和寄生虫侵入宿主体内寄生、繁殖，并与机体免疫系统相互作用、相互斗争的过程。感染是一种个体现象，不一定具有传染性，传染属于感染范畴。传染病（communicable disease, or contagious disease）是狭义的，是指病原微生物和寄生虫感染人体所导致的、具有一定传染性的、在一定条件下可造成流行的疾病，主要指国家规定的甲、乙、丙 3 类传染病，共计 39 个病种；而感染病是广义的，将细菌、病毒、真菌、螺旋体、支原体、衣原体和立克次体等致病菌或原虫引起的疾病全包括在内，既包括传染性感染病（communicable infectious diseases，即传染病）和非传染性感染病（noncommunicable infectious diseases），即各种院内、外的感染性疾病，涉及内、外、妇、儿等各科感染性疾病。

（二）法定传染病与烈性传染病

法定传染病指发生后应依法向当地防疫部门报告的传染病。目前《中华人民共和国传染病防治法》规定法定报告的传染病分甲、乙、丙三类，共39种。法定传染病是传染病中相对危害比较大的病种，多数传染病不属于法定传染病。烈性传染病指具有高度传播性和致病性的传染病，其传播速度快、波及范围广、死亡率高，是感染性疾病中危害最大的一部分。在法定传染病中，甲类传染病属于烈性传染病。

（三）新发感染病

根据美国疾病预防与控制中心（CDC）的定义，新发感染病（emerging infectious diseases；EID）是指在过去20年中发病率增加或在不久的将来可能增加的人类感染病。因此，EID实际包含了“回潮”的老感染病（如结核病等）和新出现的感染病（如SARS）等。

按照CDC的定义，大致可将EID分为四大类。第一类是指那些早就为人所知，发病率已降到极低水平，但现在又重新流行的感染病，如结核病、白喉、鼠疫、疟疾、血吸虫病、霍乱等。近年来，结核病在世界范围内泛滥，全球每年发病人数已超过800万；俄罗斯1990年暴发的白喉波及东欧诸多国家，发病人数逾10万；鼠疫也在某些国家重新出现。第二类指已知的感染病传入新的地区或新的人群造成的流行，如近年来由于西尼罗病毒从东半球传入西半球而导致的大流行。第三类是由此前对人并不致病的病原体的突变或进化所致，如禽流感本来并不能感染人类，但由于进化过程中与人流感病毒重组而获得感染人的能力。第四类，也是最重要的一类，是由新识别的或未知的病原体引起的感染病。由于人体对新的病原体没有免疫力，对其发病机制流行规律等所知甚少，因而造成的危害也最严重。目前广为人知的艾滋病、SARS、疯牛病、埃博拉出血热等都属于此类。

20世纪70年代以来，世界范围内新发现的感染病已40余种，几乎每年都至少有一种EID被发现，更为重要的是，某些EID已成为全球性的公共卫生问题，如艾滋病已成为人类的头号杀手；埃博拉、马尔堡、尼帕、亨德拉及拉沙病毒等4级病毒具有极高的致死率，都可能成为潜在生物武器；疯牛病、禽流感等给畜牧业及相关产业带来致命打击，对人类健康及社会安定也造成了严重的危害。

（四）突发公共卫生事件

突发公共卫生事件是指突然发生，造成或者可能造成社会公众健康严重损害的重大传染病疫情、群体性不明原因疾病、重大食物和职业中毒、以及其它严重影响公众健康的事件。

二、目前传染病防治的特点和发展趋势

（一）传染病病例明显减少及少数传染病被消灭

在人类历史的大部分时期内，传染病始终是各种疾病中发病率和病死率最高的一类疾病。然而，20 世纪的三大医学进步，即良好的卫生条件、免疫制剂和抗微生物制剂使传染病的格局发生了巨大变化。表现为经典传染病发病率显著降低，这也是使人类寿命普遍延长原因之一，从而被称为是人类征服传染病成就最为辉煌的时期。如 1979 年在全球范围内消灭了天花。

新中国成立以后，党和政府为了做好传染病的防控工作，提出了“预防为主”的方针，组建了各类卫生防病机构，为预防、控制和消除传染病在全国范围内做了大量工作，提高了我国传染病防治水平，人民生活条件得到了明显的改善，特别是各种传染病疫苗的广泛应用，多种传染病的暴发流行在我国已经基本控制，传染病的发病率已明显降低，已消灭或基本消灭了人间鼠疫和脊髓灰质炎，小儿破伤风的防治工作也取得了很大成绩。2004 年全国法定报告传染病发病率为 289. 71/10 万人，较 20 世纪 90 年代的 500/10 万人左右，有较大下降。

（二）重大传染病事件不断出现，传染病仍是我国危害人民身体健康和生命安全最主要的病种之一

人类生活方式和社会行为的改变，经济的全球化，人员和物资的大量流动，自然和生态环境的负性改变，增加了人群易感性和微生物致病菌株的变异，生物基因工程技术的发展及生物恐怖活动的增加，抗生素广泛应用致使耐药菌株出现，均为传染病的暴发和流行提供了条件。目前，我国面临着新老传染病的双重威胁：已经基本控制的传染病又卷土重来，重新蔓延和肆虐，如结核病、霍乱、白喉、疟疾、黑热病、血吸虫病、性传播疾病（STD）等；新传染病不断被发现，近三十年来，新传染病已达 40 余种，几乎每年都有一种或两种以上的新发传染病在递增，如艾滋病、埃波拉病毒病、拉沙热、莱

姆病、军团病等，此类传染病具有传播方式多种多样；诊治和预防极其困难；传播速度惊人危害严重；病毒具有较强的变异性；潜伏期较长等特点。区域性传染病蔓延，性传播疾病的发病率呈急剧上升趋势。非传染性感染病相对增多。全国法定报告传染病疫情显示，2004 年传染病发病率为 289.71/10 万人，较 2003 年上升了 22.72%（其中，虽然与我国传染病疫情监测上报能力增强有关，但也说明一定的问题。）。近年多起重大传染性疾病的暴发流行，如艾滋病疫情、甲型肝炎流行、血吸虫病的再次增多和禽流感疫情，特别是 SARS 的暴发流行，以医院内传播和医护人员的感染为突出特点，使得主要承担传染病救治和预防的医疗机构任务增加。传染病可引起许多慢性病，已知幽门螺杆菌与慢性胃炎、溃疡病以及胃癌相关；人乳头瘤病毒与宫颈、外阴及肛门癌密切相关；慢性乙肝和丙肝与肝癌有关；人类疱疹病毒与卡波西肉瘤有关；EB 病毒可导致鼻咽癌等，提示用疫苗预防微生物感染相关肿瘤的重要性。

美国国立卫生研究院（NIH）及传染病研究院的 Fauci 认为，21 世纪传染病在发达国家和发展中国家都将更加重要。虽然对传染病的诊断、治疗和预防已取得了很大的成就，但传染病仍是全世界第二位死因及导致暂时丧失健康的第一位原因，并且是美国第三位死因。仅 1999 年，全世界死于急性下呼吸道感染者为 39613 万，HIV/ AIDS 26713 万，腹泻 22113 万，结核病 16619 万，疟疾 10816 万，麻疹 8715 万，破伤风 3717 万，百日咳 2915 万，性病 1718 万，脑膜炎 1711 万。传染病仍是 21 世纪各国主要公共卫生问题。

在我国，2010 年全国共报告法定传染病发病 6409962 例，死亡 15257 人，报告发病率为 480.24/10 万，死亡率为 1.14/10 万。2010 年全国共报告甲类传染病发病 164 例，死亡 2 人。乙类传染病除传染性非典型肺炎、脊髓灰质炎和白喉无发病、死亡报告外，其他共报告发病 3185932 例，死亡 14289 人。甲乙类传染病报告发病率为 238.69/10 万，死亡率为 1.07/10 万。报告发病数居前 5 位病种依次为病毒性肝炎、肺结核、梅毒、细菌性和阿米巴性痢疾以及淋病，占甲乙类传染病报告发病总数的 94.97%；报告死亡数居前 5 位病种依次为艾滋病、肺结核、狂犬病、病毒性肝炎和甲型 H1N1 流感，占甲乙类传染病报告死亡总数的 96.49%。丙类传染病中除丝虫病无发病、死亡病例报告外，其他共报告发病 3224030 例，死亡 968 人，报告发病率为 241.55/10 万，死亡率为 0.07/10 万。报告发病数居前 5 位的病种依次为手足口病、其他感染性腹泻病、流行性腮腺炎、急性出血性结膜炎和流行性感冒，占报告发病总数的98.49%。报告死亡数居前3位的病种依次为手足口病、其他感染性腹泻病和流行性感冒，占报告死亡总数的98.66%。

（三）传染病预防工作受到高度重视

自2003年SARS疫情后，政府加大对公共卫生和疾病预防控制的重视程度，修订传染病防治法等各项法律法规，加强疾病预防控制体系建设，加大人力、物力和财力投入，建立了全国传染病疫情监测报告网络，二级以上医院设立感染疾病科，强化医院感染管理科的职能等，极大地提高了我国传染病防治能力和水平。

同时，医院管理者开始改变重治疗轻预防的观念，逐渐认识到现代医院应当为人群提供全面的连续的医疗护理、预防、保健和康复咨询服务，预防医学将逐渐成为医学的主体，并从实例中看到预防医学的社会效益。如日本比较重视预防和卫生知识的普及，近40年不仅取得了控制疾病和保护健康方面与美国相同的效果，而且花费上只是美国50%左右。

三、传染病防控立法的必要性

传染病威胁的对象是整个社会，因而防治传染病也应当是整个社会共同的责任。实践证明，只有全社会共同努力才能有效地控制传染病。例如，组织全民来灭鼠，可预防鼠疫、流行性出血热；消灭蚊子，可预防登革热和疟疾；加强犬的管理，消灭狂犬，可有效控制和消除人类狂犬病的发生；认真推行计划免疫工作，能有效保护儿童的身体健康，控制甚至消除麻疹、小儿麻痹、白喉、百日咳、破伤风和结核病的发生；取缔卖淫活动，可有效控制性病的传播；改善居民饮用水条件，保证食品卫生，可防止霍乱、伤寒、痢疾等严重肠道传染病的发生和流行等等。但这些工作，仅仅依靠卫生部门或某几个部门的力量是难以完成的，必须动员社会各个方面、各个部门齐心协力，参与防治传染病的工作。为此，对防治传染病这项社会性很强的工作，必须立法，以法律形式明确公民、社会有关组织和政府有关部门的责任，并依法进行社会管理。这是根据我国实际情况所提出的要求。实践证明，只有加强卫生法制建设，使传染病的防治工作由依靠行政手段向依靠法律手段过渡，才能取得持久的成效。

当今世界上许多国家，例如美国、英国、法国、联邦德国、澳大利亚、加拿大、日本、捷克斯洛伐克、罗马尼亚、新加坡等国家及我国台湾省，都已将传染病防治管理法律化，其中较早的是日本，于1987年就制定了传染病防治法。现在，我国把传染病防治工作法律化，既适应保护人民群众健康的客观形势的需要，也符合世界传染病管理法制化的一般趋势。

第二节 传染病防控的相关法律法规

一、建国早期的传染病法律法规

在传染病防治管理方面，党和国家一直十分重视，1955 年国务院批准颁发了《传染病管理办法》。1978 年 9 月 20 日，经国务院同意，卫生部颁发了对 1955 年发布实施的《传染病管理办法》进行修订后的《中华人民共和国急性传染病管理条例》。此后，还相继发布了《防治布氏杆菌病暂行办法》(1980 年 1 月 31 日)，《国境口岸传染病监测试行办法》(1980 年 6 月 18 日)，《关于控制和消灭狂犬病的通知》(1980 年 11 月 18 日) 等法规、条例和办法。为了防止传染病由国外传入国内或者由国内传出，1981 年 11 月 30 日经国务院批准，卫生部、交通部、中国民航总局和铁道部联合发布了《中华人民共和国国境口岸卫生监督办法》。1986 年 12 月 2 日，经中华人民共和国第六届全国人民代表大会常务委员会第十八次会议通过，当日中华人民共和国主席令第 46 号公布了《中华人民共和国国境卫生检疫法》，并于 1987 年 5 月 1 日起施行。为了更好地贯彻《中华人民共和国国境检疫法》，1989 年 2 月 10 日经国务院批准，卫生部又于 1989 年 3 月 6 日发布了《中华人民共和国国境卫生检疫法实施细则》。

二、《中华人民共和国传染病防治法》

1.《中华人民共和国传染病防治法》制订过程

1989 年 2 月 21 日，中华人民共和国第七届全国人民代表大会常务委员会第六次会议，通过了《中华人民共和国传染病防治法》，中华人民共和国令当日予以公布，自当年 9 月 1 日起施行。它是保障人民身体健康、维护社会稳定和经济发展的重要法律，也是我国第一部传染病防治法，标志着我国传染病防治工作走上了法制化、科学化和制度化的轨道。对我国预防、控制和消除传染病的发生与流行，保障人民群众身体健康，发挥了重要作用。1989 年 11 月 2 日，卫生部报经国务院同意，发出了《关于认真贯彻实施〈中华人民共和国传染病防治法〉的通知》。为了更好地贯彻实施《中华人民共和国传染病防治法》，1991 年 10 月 4 日经国务院批准，卫生部于 1991 年 12 月 6 日以卫生部第 17 号令，颁布了《中华人民共和国传染病防治法实施办法》。为了加快《传染病防治法》配套法规的建设，1996 年，国家技术监督局和卫生部联合发布了 33 个传染病和消毒国家卫生标准，与此同时，各地人大和政府还制定了一系列《传染病防治法》地方配套法规，极大地增强了执法监督的可操作性，加大了《传染病防治法》的实施力度。2004 年 8 月 28 日全国人大常委会通过了修订后的《中华人民共和国传染病防治法》。

2. 传染病的分类管理

传染病的分类管理是指依据各种传染病的传播方式、传播速度、流行特点以及对人的健康危害程度的不同，将其分为几类，分别采取相应的预防控制措施。

《传染病防治法》依据国际上有关规定和我国的实际情况，将传染病病种分为甲、乙、丙三类共 39 种，并规定了不同的预防控制措施。

甲类传染病：鼠疫、霍乱。

乙类传染病：传染性非典型肺炎、艾滋病、病毒性肝炎、脊髓灰质炎、甲型 H1N1 流感、人感染高致病性禽流感、麻疹、流行性出血热、狂犬病、流行性乙型脑炎、登革热、炭疽、细菌性和阿米巴性痢疾、肺结核、伤寒和副伤寒、流行性脑脊髓膜炎、百日咳、白喉、新生儿破伤风、猩红热、布鲁氏菌病、淋病、梅毒、钩端螺旋体病、血吸虫病、疟疾。

丙类传染病：流行性感冒、流行性腮腺炎、风疹、急性出血性结膜炎、麻风病、流行性和地方性斑疹伤寒、黑热病、包虫病、丝虫病，除霍乱、细菌性和阿米巴性痢疾、伤寒和副伤寒以外的感染性腹泻病，手足口病。

上述规定以外的其他传染病，根据其暴发、流行情况和危害程度，需要列入乙类、丙类传染病的，由国务院卫生行政部门决定并予以公布。对乙类传染病中传染性非典型肺炎、炭疽中的肺炭疽和人感染高致病性禽流感，采取传染病法所称甲类传染病的预防、控制措施。

3. 法定报告传染病报告时限

责任报告单位和责任疫情报告人发现甲类传染病和乙类传染病中的肺炭疽、传染性非典型肺炎、脊髓灰质炎、人感染高致病性禽流感的病人或疑似病人时，或发现其他传染病和不明原因疾病暴发时，应于 2 小时内通过网络报告；

对其他乙、丙类传染病病人、疑似病人和规定报告的传染病病原携带者在诊断后，实行网络直报的责任报告单位应于 24 小时内进行网络报告。

三、近年来，我国先后出台的传染病防治法律法规及规范

1. 突发事件的应对和传染病暴发疫情应急处置

2007 年 11 月 1 日起施行《中华人民共和国突发事件应对法》；2003 年 5 月 9 日第 376 号国务院令公布《突发公共卫生事件应急条例》；2006 年 2 月 26 日卫生部公布《国家突发公共卫生事件应急预案》和《国家突发公共事件医疗卫生救援应急预案》；2007 年 10 月出台《全国卫生部门卫生应急管理工作规范（试行）》和《群体性不明原因疾病应急处置方案（试行）》（2007 年 1 月）；2009 年 7 月 20 日卫生部印发《医院感染暴发报告及处置管理规范》。在技术层面，2005 年先后出台《全国肠出血性大肠杆菌 O157：H7 感染性腹泻应急处理预案（试行）》、《卫生部应对流感大流行准备计划与应急预案（试行）》。2006 年 3 月出台《疟疾突发疫情应急处理预案》。在动物疫情处置方面，农业部及相关部门 2005 年下半年印发《农业部门应对人间发生高致病性禽流感疫情应急预案》、《高致病性禽流感疫情处置技术规范》、《病死及死因不明动物处置办法（试行）》，2006 年 2 月印发《国家突发重大动物疫情应急预案 》。

2. 传染病疫情报告发布管理

2003 年 11 月 7 日卫生部出台《突发公共卫生事件与传染病疫情监测信息报告管理办法》。2006 年 3 月 3 日卫生部公布《卫生部法定传染病疫情和突发公共卫生事件信息发布方案》，规定卫生部以月报、年报方式在《卫生部公报》和卫生部网站上公布我国法定传染病疫情和突发公共卫生事件总体信息，必要时实行疫情每周发布制度或每日发布制度。2006 年 5 月出台《传染病信息报告管理规范》，规范要求：遵循分级负责、属地管理原则，明确各级卫生行政部门、疾病预防控制机构、医疗机构和采供血机构在传染病信息报告中的责任。规范要求各级各类医疗机构应建立健全传染病诊断、报告和登记制度；负责对本单位相关医务人员进行传染病信息报告培训；协助疾病预防控制机构开展传染病疫情的调查。2007 年 8 月 7 日卫生部印发《卫生监督信息报告管理规定》。

3. 传染病诊断治疗

2008 年卫生部三次通告，《肺结核诊断标准》等 4 项、《流行性和地方性斑疹伤寒诊断标准》等 14 项、《脊髓灰质炎诊断标准》等 10 项强制性卫生

行业标准，分别于2008年8月1日、2008年9月1日、2009年6月15日起实施。2005年发布《炭疽病诊断治疗与处置方案（2005年版）》和《人禽流感诊疗方案（2005版修订版）》。

4. 结核病防治

卫生部印发结核病防治工作“五率”相关技术方案（卫办疾控发［2006］224号），公布《医疗卫生机构肺结核病人报告、转诊和追踪实施办法》、《肺结核病人系统管理要求》、《新登记涂阳肺结核病人密切接触者检查指南》、《结核病防治工作“五率”含义》（医疗机构病人报告率、病人转诊率、结核病防治机构追踪到位率、病人系统管理率、病人家属筛查率）。2007年8月4日卫生部印发《结核病预防控制工作规范》；卫生部令第89号《结核病防治管理办法》自2013年3月24日起施行。

5. 性病艾滋病防治

国务院令第457号《艾滋病防治条例》于2006年3月1日起施行，相关六部委联合下发《关于预防艾滋病推广使用安全套（避孕套）的实施意见》、卫生部卫疾控发〔2006〕218号《全国艾滋病检测工作管理办法》。卫生部令第89号《性病防治管理办法》于2013年1月1日实施。2005年3月卫生部正式启动基于“中国疾病预防控制信息系统”平台的“艾滋病网络直报信息系统”，实现全国艾滋病疫情的网络直报，并制定《艾滋病疫情信息报告管理规范（试行）》。

6. 血吸虫防治

国务院令第463号《血吸虫病防治条例》，2006年5月1日起施行。

7. 传染病预防技术

卫生部令第41号《医疗机构传染病预检分诊管理办法》于2005年2月28日发布施行。卫生部令第43号《传染病病人或疑似传染病病人尸体解剖查验规定》于2005年9月1日起施行。卫生部2005年公布《慢性乙型肝炎防治指南》、2006年公布《狂犬病暴露后处置工作规范（试行）》，2008年公布《手足口病预防控制指南（2008年版）》，2009年印发《人感染猪流感预防控制技术指南（试行）》、《社区甲型H1N1流感暴发流行控制工作方案》、《病媒生物预防控制管理规定》、《血源性病原体职业接触防护导则》（GBZ/T 213-2008），2012年6月印发《手足口病聚集性和暴发疫情处置工作规范（2012版）》和《流感样病例暴发疫情报告及调查处理指南（试行）》。

8. 传染病监测

卫生部于 2005 年 7 月印发 13 种重点传染病全国监测方案（试行），包括：鼠疫、布鲁氏菌病、炭疽、肾综合征出血热、登革热、狂犬病、钩端螺旋体病、病媒生物、霍乱、伤寒副伤寒、细菌性痢疾、小肠结肠炎耶尔森菌病、肠出血性大肠杆菌 O157：H7 感染性腹泻等。于 2006 年 5 月制定印发流行性乙型脑炎等 4 种传染病常规监测方案，包括《全国急性弛缓性麻痹（AFP）病例监测方案》、《全国流行性乙型脑炎监测方案》、《全国流行性脑脊髓膜炎监测方案》、《全国麻风病监测方案（试行）》。

9. 生物实验室生物安全

2004 年 11 月 12 日国务院公布《病原微生物生物实验室安全管理条例》；卫生部令第 45 号《可感染人类的高致病性病原微生物菌（毒）种或样本运输管理规定》于 2006 年 2 月 1 日起施行，卫生部令第 50 号于 2006 年 9 月 27 日公布《人间传染的高致病性病原微生物实验室和实验活动生物安全审批管理办法》，同年公布《人间传染的病原微生物名录》。卫生部令第 68 号《人间传染的病原微生物菌（毒）种保藏机构管理办法》于 2009 年 10 月 1 日起施行；《人间传染的病原微生物菌（毒）种保藏机构设置技术规范》WS 315-2010，于 2010 年 11 月 1 日起实施。此部分内容可参考本书第十四章。

10. 疫苗接种预防传染病

第 434 号国务院令《疫苗流通和预防接种管理条例》于 2005 年 6 月 1 日起施行；卫生部先后公布并施行《预防接种工作规范》（2005 年 9 月）、《中国流行性感冒疫苗预防接种指导意见》（2005 年 11 月）、《疫苗储存和运输管理规范》（2006 年 3 月）。

第三节　案 例 分 析

案例 1　传染性非典型肺炎暴发事件

传染性非典型肺炎（infectious atypical pneumonia，非典）又称严重急性呼吸综合征（severe acute respiratory syndrome，SARS）。自 2002 年 11 月在我国广东省佛山市出现首发 SARS 病例以来，在随后的半年内本病在国内及世界范围内迅速传播、暴发流行。据 WHO2003 年 8 月 27 日公布的数据：全球 32 个国家和地区出现疫情，共发病 8422 例，死亡 916 例，病死率为 10.88%。医务人员发病 1725 例，约占 20%。据 2003 年 8 月卫生部公布疫情：我国24个省、直辖市、自治区，共266个县、市有疫情报告。全国共发病5327例，死亡349例，病死率为7%，死亡率为0.024/10万。其中北京市暴发流行从2003年3月初出现第1例输入病例到5月29日发生最后1例新发病例，共发病2521例，占全国总发病例数的47.37%，死亡192人。其中医务人员发病407人，死亡10人，医务人员的发病率、死亡率和病死率分别为282.8/10万、6.94/10万和2.46%，分别是北京市平均水平的15.2倍、4.9倍和0.32倍。

SARS主要经近距离呼吸道飞沫传播和密切接触传播，亦可经粪-口途径传播。不通风的密闭场所，如飞机、救护车、病房、电梯是造成传播的重要场所。医院内聚集性暴发传播是本次SARS流行的一个突出特点，另外还有家庭密切接触高发，交通工具远距离传播。

案例2　某省输血感染艾滋病事件

2005年9月28日，某省卫生厅接待了某市1名艾滋病患者，该患者称是在某市某医院输血感染的。随后，卫生厅立即进行了追踪调查。经调查发现，给该患者提供手术输血的3名供血者中，有1名有偿供血者于2005年10月20日经省疾控中心艾滋病筛查实验室确认为艾滋病病毒感染者。该供血者曾于2003年1月至2004年7月期间在某市某医院中心血库有偿供血15次，接受其血液的受血者共有25人，其中6人于调查前死亡；18人被确认为艾滋病病毒感染者（现已有两人死亡，16人为艾滋病病毒携带者）；1人艾滋病病毒抗体阴性。该供血者的两名性伴及其中1名性伴的丈夫也被确认为艾滋病病毒感染者。

以上案例提出下列问题：

1. 您知道医院会有传染病病人就诊吗？
2. 您知道医院如何将传染病病人预检分诊就治吗？
3. 您了解您在传染病防治中的责任和义务吗？
4. 您了解医疗机构在传染病防治中的责任和义务吗？
5. 您了解《最高人民法院、最高人民检察院关于办理妨害预防、控制突发传染病疫情等灾害的刑事案件具体应用法律若干问题的解释》吗？

1. 您知道医院会有传染病病人就诊吗？

医院是病人集中的场所，也是各种致病菌聚集的地方。医院主要服务对象是病人，而病人来自社会四面八方，病种复杂，病情各异，特别是一些具有传染性的感染病人，其分泌物、排泄物及其他代谢产物，极易对医院环境造成污染，引起医院外源性感染的发生。医院自身功能和环境条件也成为各种病原微生物易于引起医院感染的发生。医院在诊疗活动中产生的各种废弃物、垃圾、污水等含有大量细菌、病毒、原虫、寄生虫等，处理不当时也极易引起社会公害。传染性疾病暴发或流行时，病人往往最先送至各医院门（急）诊救治，使医院成为最早感知传染病的部门，且全过程参与传染病防治。

2. 您知道医院如何将传染病病人预检分诊就治吗？

《医疗机构传染病预检分诊管理办法》（以下简称《办法》）第二条规定：医疗机构应当建立传染病预检、分诊制度。二级以上综合医院应当设立感染性疾病科，具体负责本医疗机构传染病的分诊工作，并对本医疗机构的传染病预检、分诊工作进行组织管理。没有设立感染性疾病科的医疗机构应当设立传染病分诊点。感染性疾病科和分诊点应当标识明确，相对独立，通风良好，流程合理，具有消毒隔离条件和必要的防护用品。

《办法》第三条规定：医疗机构各科室的医师在接诊过程中，应当注意询问病人有关的流行病学史、职业史，结合病人的主诉、病史、症状和体征等对来诊的病人进行传染病的预检。经预检为传染病病人或者疑似传染病病人的，应当将病人分诊至感染性疾病科或者分诊点就诊，同时对接诊处采取必要的消毒措施。

《办法》第四条规定：医疗机构应当根据传染病的流行季节、周期和流行趋势做好特定传染病的预检、分诊工作。必要时，设立相对独立的针对特定传染病的预检处，引导就诊病人首先到预检处检诊，初步排除特定传染病后，再到相应的普通科室就诊。

《办法》第五条规定：对呼吸道等特殊传染病病人或者疑似病人，医疗机构应当依法采取隔离或者控制传播措施，并按照规定对病人的陪同人员和其他密切接触人员采取医学观察和其他必要的预防措施。

《办法》规定：医疗机构不具备传染病救治能力时，应当及时将病人转诊到具备救治能力的医疗机构诊疗，并将病历资料复印件转至相应的医疗机构。转诊传染病病人或疑似传染病病人时，应当按照当地卫生行政部门的规定使用专用车辆。感染性疾病科和分诊点应当采取标准防护措施，按照规范严格消毒，并按照《医疗废物管理条例》的规定处理医疗废物。医疗机构应当定期对医务人员进行传染病防治知识的培训，培训应当包括传染病防治的法律、法规以及传染病流行动态、诊断、治疗、预防、职业暴露的预防和处理等内容。从事传染病预检、分诊的医务人员应当严格遵守卫生管理法律、法规和有关规定，认真执行临床技术操作规范、常规以及有关工作制度。

3. 您了解您在传染病防治中的责任和义务吗？

《中华人民共和国传染病防治法》（以下简称《防治法》）第九条规定：国家支持和鼓励单位和个人参与传染病防治工作。各级人民政府应当完善有关制度，方便单位和个人参与防治传染病的宣传教育、疫情报告、志愿服务和捐赠活动。

《防治法》第十二条：在中华人民共和国领域内的一切单位和个人，必须接受疾病预防控制机构、医疗机构有关传染病的调查、检验、采集样本、隔离治疗等预防、控制措施，如实提供有关情况。疾病预防控制机构、医疗机构不得泄露涉及个人隐私的有关信息、资料。卫生行政部门以及其他有关部门、疾病预防控制机构和医疗机构因违法实施行政管理或者预防、控制措施，侵犯单位和个人合法权益的，有关单位和个人可以依法申请行政复议或者提起诉讼。

《防治法》第十六条规定：国家和社会应当关心、帮助传染病病人、病原携带者和疑似传染病病人，使其得到及时救治。任何单位和个人不得歧视传染病病人、病原携带者和疑似传染病病人。

传染病是一种较为特殊的疾病。传染病病人不仅在身体健康方面遭受一定的伤害，同时还要承受比较大的心理社会压力。传染病病人是一个弱势群体。由于患传染病，可能会给患者正常的生活和工作带来一定影响。因此，全社会及每一个健康公民都应当向他们伸出援助之手，主动地做一些力所能及的工作，帮助他们解决生活、工作中的困难。要使传染病病人感受到政府和社会的温暖，为他们创造一个有利的环境和良好的气氛，使他们能够增强战胜疾病的信心，积极地治疗，早日康复。

传染病病人需要及时地得到医疗救治。传染病病人的单位和家庭要鼓励、帮助他们及时地去医院就诊，要为传染病病人的治疗提供便利条件，使他们自觉主动地接受治疗。作为医疗机构不能因为是传染病病人而拒绝收治或变相地拒之门外。除了对他们进行相应的诊治外，还要关心他们，对他们给予必要的安抚。

传染病病人、病原携带者和疑似传染病病人是一个群体。他们在学习、就业和工作等方面无疑面临着一些特殊困难。传染病患者的劳动权和受教育权应当得到法律的保护，仅在维护公共利益的必要范围内，才能对其进行合法、适度的限制，但限制的同时必须在其生活等方面采取相应的保护措施。所谓对传染病病人的不歧视，就是要尊重他们的人格，并力所能及地关怀、帮助他们，使他们感受到社会的温暖和人们相互之间的爱。政府应当尽量为传染病患者提供适宜的工作环境、生活环境和生活条件。这里需要强调的是，不歧视原则并不意味着完全与普通人一样，没有任何限制，因为传染病患者毕竟有将疾病传染给他人，从而影响他人健康，影响社会生活的危险。

《防治法》第十六条还规定：传染病病人、病原携带者和疑似传染病病人，在治愈前或者在排除传染病嫌疑前，不得从事法律、行政法规和国务院卫生行政部门规定禁止从事的易使该传染病扩散的工作。

对传染病病人、病原携带者和疑似传染病病人的从业应当有所限制。传染病病人、病原携带者和疑似传染病病人可能通过接触以及其他方式污染环境和物品，对健康人群造成一定的传染病威胁。因此，对传染病病人、病原携带者和疑似传染病病人在就业等方面进行一定的限制是非常必要的，这样有利于保障正常人群的健康、安全利益。限制传染病病人、病原携带者和疑似传染病病人的工作，是为了督促他们及时进行治疗，同时也是更好地保护更多的人不受传染病的感染，这并不意味着对他们的歧视。

传染病病人、病原携带者和疑似传染病病人都能随时随地通过各种途径向外界环境排出和扩散该病的致病微生物，从而可能感染接触过他们的健康人，造成该种传染病的传播。因此，必须根据不同病种，限制他们的活动，规定他们在患病或携带病原期间，或排除传染病嫌疑前，不得从事某些易使该传染病扩散的工作。根据国务院卫生行政部门的有关规定，传染病病人、病原携带者和疑似传染病病人不得从事易使传染病扩散的工作主要有以下几类：①饮用水的生产、管理、供应等工作；②饮食服务行业的经营、服务等工作；③托幼机构的保育、教育等工作；④食品行业的生产、加工、销售、运输及保管等工作；⑤美容、整容等工作；⑥其他与人群接触密切的工作。

此外，食品卫生法第二十六条规定："食品生产经营人员每年必须进行健康检查；新参加工作和临时参加工作的食品生产经营人员必须进行健康检查，取得健康证明后方可参加工作。凡患有痢疾、伤寒、病毒性肝炎等消化道传染病（包括病原携带者），活动性肺结核，化脓性或者渗出性皮肤病以及其他有碍食品卫生的疾病的，不得参加接触直接入口食品的工作。"药品管理法第五十一条规定："药品生产企业、药品经营企业和医疗机构直接接触药品的工作人员，必须每年进行健康检查。患有传染病或者其他可能污染药品的疾病的，不得从事直接接触药品的工作。"

《防治法》第三十一条规定：任何单位和个人发现传染病病人或者疑似传染病病人时，应当及时向附近的疾病预防控制机构或者医疗机构报告。

4. 您了解医疗机构在传染病防治中的责任和义务吗?

《防治法》第七条规定：各级疾病预防控制机构承担传染病监测、预测、流行病学调查、疫情报告以及其他预防、控制工作。医疗机构承担与医疗救治有关的传染病防治工作和责任区域内的传染病预防工作。城市社区和农村基层医疗机构在疾病预防控制机构的指导下，承担城市社区、农村基层相应的传染病防治工作。

《防治法》第二十一条规定：医疗机构必须严格执行国务院卫生行政部门规定的管理制度、操作规范，防止传染病的医源性感染和医院感染。医疗机构应当确定专门的部门或者人员，承担传染病疫情报告、本单位的传染病预防、控制以及责任区域内的传染病预防工作；承担医疗活动中与医院感染有关的危险因素监测、安全防护、消毒、隔离和医疗废物处置工作。

《防治法》第三十九条规定：医疗机构发现甲类传染病时，应当及时采取下列措施：

（一）对病人、病原携带者，予以隔离治疗，隔离期限根据医学检查结果确定；

（二）对疑似病人，确诊前在指定场所单独隔离治疗；

（三）对医疗机构内的病人、病原携带者、疑似病人的密切接触者，在指定场所进行医学观察和采取其他必要的预防措施。

拒绝隔离治疗或者隔离期未满擅自脱离隔离治疗的，可以由公安机关协助医疗机构采取强制隔离治疗措施。

医疗机构发现乙类或者丙类传染病病人，应当根据病情采取必要的治疗和控制传播措施。医疗机构对本单位内被传染病病原体污染的场所、物品以及医疗废物，必须依照法律、法规的规定实施消毒和无害化处置。

《防治法》第五十一条规定：医疗机构的基本标准、建筑设计和服务流程，应当符合预防传染病医院感染的要求。医疗机构应当按照规定对使用的医疗器械进行消毒；对按照规定一次使用的医疗器具，应当在使用后予以销毁。医疗机构应当按照国务院卫生行政部门规定的传染病诊断标准和治疗要求，采取相应措施，提高传染病医疗救治能力。

《防治法》第五十二条规定：医疗机构应当对传染病病人或者疑似传染病病人提供医疗救护、现场救援和接诊治疗，书写病历记录以及其他有关资料，并妥善保管。

医疗机构应当实行传染病预检、分诊制度；对传染病病人、疑似传染病病人，应当引导至相对隔离的分诊点进行初诊。医疗机构不具备相应救治能力的，应当将患者及其病历记录复印件一并转至具备相应救治能力的医疗机构。具体办法由国务院卫生行政部门规定。

《防治法》第六十九条规定：医疗机构违反本法规定，有下列情形之一的，由县级以上人民政府卫生行政部门责令改正，通报批评，给予警告；造成传染病传播、流行或者其他严重后果的，对负有责任的主管人员和其他直接责任人员，依法给予降级、撤职、开除的处分，并可以依法吊销有关责任人员的执业证书；构成犯罪的，依法追究刑事责任：

（一）未按照规定承担本单位的传染病预防、控制工作、医院感染控制任务和责任区域内的传染病预防工作的；

（二）未按照规定报告传染病疫情，或者隐瞒、谎报、缓报传染病疫情的；

（三）发现传染病疫情时，未按照规定对传染病病人、疑似传染病病人提供医疗救护、现场救援、接诊、转诊的，或者拒绝接受转诊的；

（四）未按照规定对医疗机构内被传染病病原体污染的场所、物品以及医疗废物实施消毒或者无害化处置的；

（五）未按照规定对医疗器械进行消毒，或者对按照规定一次性使用的医疗器具未予销毁，再次使用的；

（六）在医疗救治过程中未依照规定保管医学记录资料的；

（七）故意泄露传染病病人、病原携带者、疑似传染病病人、密切接触者涉及个人隐私的信息、资料的；

《突发公共卫生事件与传染病疫情监测信息报告管理办法》（以下简称《管理办法》）第十条规定：各级各类医疗机构承担责任范围内突发公共卫生事件和传染病疫情监测信息报告任务，具体职责为：

（一）建立突发公共卫生事件和传染病疫情信息监测报告制度，包括报告卡和总登记簿、疫情收报、核对、自查、奖惩。

（二）执行首诊负责制，严格门诊工作日志制度以及突发公共卫生事件和疫情报告制度，负责突发公共卫生事件和疫情监测信息报告工作。

（三）建立或指定专门的部门和人员，配备必要的设备，保证突发公共卫生事件和疫情监测信息的网络直接报告。

门诊部、诊所、卫生所（室）等应按照规定时限，以最快通讯方式向发病地疾病预防控制机构进行报告，并同时报出传染病报告卡。

报告卡片邮寄信封应当印有明显的“突发公共卫生事件或疫情”标志及写明××疾病预防控制机构收的字样。

（四）对医生和实习生进行有关突发公共卫生事件和传染病疫情监测信息报告工作培训。

（五）配合疾病预防控制机构开展流行病学调查和标本采样。

《管理办法》第三十八条规定：医疗机构有下列行为之一的，由县级以上地方卫生行政部门责令改正、通报批评、给予警告；情节严重的，会同有关部门对主要负责人、负有责任的主管人员和其他责任人员依法给予降级、撤职的行政处分；造成传染病传播、流行或者对社会公众健康造成其它严重危害后果，构成犯罪的，依据刑法追究刑事责任：

（一）未建立传染病疫情报告制度的；

（二）未指定相关部门和人员负责传染病疫情报告管理工作的；

（三）瞒报、缓报、谎报发现的传染病病人、病原携带者、疑似病人的。

《管理办法》第四十条规定：执行职务的医疗卫生人员瞒报、缓报、谎报传染病疫情的，由县级以上卫生行政部门给予警告，情节严重的，责令暂停六个月以上一年以下执业活动，或者吊销其执业证书。

责任报告单位和事件发生单位瞒报、缓报、谎报或授意他人不报告突发性公共卫生事件或传染病疫情的，对其主要领导、主管人员和直接责任人由其单位或上级主管机关给予行政处分，造成疫情播散或事态恶化等严重后果的，由司法机关追究其刑事责任。

5. 您了解《最高人民法院、最高人民检察院关于办理妨害预防、控制突发传染病疫情等灾害的刑事案件具体应用法律若干问题的解释》吗？

为依法惩治妨害预防、控制突发传染病疫情等灾害的犯罪活动，保障预防、控制突发传染病疫情等灾害工作的顺利进行，切实维护人民群众的身体健康和生命安全，根据《中华人民共和国刑法》等有关法律规定，现就办理相关刑事案件具体应用法律的若干问题解释如下：

第一条 故意传播突发传染病病原体，危害公共安全的，依照刑法第一百一十四条、第一百一十五条第一款的规定，按照以危险方法危害公共安全罪定罪处罚。

患有突发传染病或者疑似突发传染病而拒绝接受检疫、强制隔离或者治疗，过失造成传染病传播，情节严重，危害公共安全的，依照刑法第一百一十五条第二款的规定，按照过失以危险方法危害公共安全罪定罪处罚。

第二条 在预防、控制突发传染病疫情等灾害期间，生产、销售伪劣的防治、防护产品、物资，或者生产、销售用于防治传染病的假药、劣药，构成犯罪的，分别依照刑法第一百四十条、第一百四十一条、第一百四十二条的规定，以生产、销售伪劣产品罪，生产、销售假药罪或者生产、销售劣药罪定罪，依法从重处罚。

第三条 在预防、控制突发传染病疫情等灾害期间，生产用于防治传染病的不符合保障人体健康的国家标准、行业标准的医疗器械、医用卫生材料，或者销售明知是用于防治传染病的不符合保障人体健康的国家标准、行业标准的医疗器械、医用卫生材料，不具有防护、救治功能，足以严重危害人体健康的，依照刑法第一百四十五条的规定，以生产、销售不符合标准的医用器材罪定罪，依法从重处罚。

医疗机构或者个人，知道或者应当知道系前款规定的不符合保障人体健康的国家标准、行业标准的医疗器械、医用卫生材料而购买并有偿使用的，以销售不符合标准的医用器材罪定罪，依法从重处罚。

第四条 国有公司、企业、事业单位的工作人员，在预防、控制突发传染病疫情等灾害的工作中，由于严重不负责任或者滥用职权，造成国有公司、企业破产或者严重损失，致使国家利益遭受重大损失的，依照刑法第一百六十八条的规定，以国有公司、企业、事业单位人员失职罪或者国有公司、企业、事业单位人员滥用职权罪定罪处罚。

第五条 广告主、广告经营者、广告发布者违反国家规定，假借预防、控制突发传染病疫情等灾害的名义，利用广告对所推销的商品或者服务作虚假宣传，致使多人上当受骗，违法所得数额较大或者有其他严重情节的，依照刑法第二百二十二条的规定，以虚假广告罪定罪处罚。

第六条 违反国家在预防、控制突发传染病疫情等灾害期间有关市场经营、价格管理等规定，哄抬物价、牟取暴利，严重扰乱市场秩序，违法所得数额较大或者有其他严重情节的，依照刑法第二百二十五条第（四）项的规定，以非法经营罪定罪，依法从重处罚。

第七条 在预防、控制突发传染病疫情等灾害期间，假借研制、生产或者销售用于预防、控制突发传染病疫情等灾害用品的名义，诈骗公私财物数额较大的，依照刑法有关诈骗罪的规定定罪，依法从重处罚。

第八条 以暴力、威胁方法阻碍国家机关工作人员、红十字会工作人员依法履行为防治突发传染病疫情等灾害而采取的防疫、检疫、强制隔离、隔离治疗等预防、控制措施的，依照刑法第二百七十七条第一款、第三款的规定，以妨害公务罪定罪处罚。

第九条 在预防、控制突发传染病疫情等灾害期间，聚众“打砸抢”，致人伤残、死亡的，依照刑法第二百八十九条、第二百三十四条、第二百三十二条的规定，以故意伤害罪或者故意杀人罪定罪，依法从重处罚。对毁坏或者抢走公私财物的首要分子，依照刑法第二百八十九条、第二百六十三条的规定，以抢劫罪定罪，依法从重处罚。

第十条 编造与突发传染病疫情等灾害有关的恐怖信息，或者明知是编造的此类恐怖信息而故意传播，严重扰乱社会秩序的，依照刑法第二百九十一条之一的规定，以编造、故意传播虚假恐怖信息罪定罪处罚。

利用突发传染病疫情等灾害，制造、传播谣言，煽动分裂国家、破坏国家统一，或者煽动颠覆国家政权、推翻社会主义制度的，依照刑法第一百零三条第二款、第一百零五条第二款的规定，以煽动分裂国家罪或者煽动颠覆国家政权罪定罪处罚。

第十一条 在预防、控制突发传染病疫情等灾害期间，强拿硬要或者任意损毁、占用公私财物情节严重，或者在公共场所起哄闹事，造成公共场所秩序严重混乱的，依照刑法第二百九十三条的规定，以寻衅滋事罪定罪，依法从重处罚。

第十二条 未取得医师执业资格非法行医，具有造成突发传染病病人、病原携带者、疑似突发传染病病人贻误诊治或者造成交叉感染等严重情节的，依照刑法第三百三十六条第一款的规定，以非法行医罪定罪，依法从重处罚。

第十三条 违反传染病防治法等国家有关规定，向土地、水体、大气排放、倾倒或者处置含传染病病原体的废物、有毒物质或者其他危险废物，造成突发传染病传播等重大环境污染事故，致使公私财产遭受重大损失或者人身伤亡的严重后果的，依照刑法第三百三十八条的规定，以重大环境污染事故罪定罪处罚。

第十四条 贪污、侵占用于预防、控制突发传染病疫情等灾害的款物或者挪用归个人使用，构成犯罪的，分别依照刑法第三百八十二条、第三百八十三条、第二百七十一条、第三百八十四条、第二百七十二条的规定，以贪污罪、侵占罪、挪用公款罪、挪用资金罪定罪，依法从重处罚。

挪用用于预防、控制突发传染病疫情等灾害的救灾、优抚、救济等款物，构成犯罪的，对直接责任人员，依照刑法第二百七十三条的规定，以挪用特定款物罪定罪处罚。

第十五条 在预防、控制突发传染病疫情等灾害的工作中，负有组织、协调、指挥、灾害调查、控制、医疗救治、信息传递、交通运输、物资保障等职责的国家机关工作人员，滥用职权或者玩忽职守，致使公共财产、国家和人民利益遭受重大损失的，依照刑法第三百九十七条的规定，以滥用职权罪或者玩忽职守罪定罪处罚。

第十六条 在预防、控制突发传染病疫情等灾害期间，从事传染病防治的政府卫生行政部门的工作人员，或者在受政府卫生行政部门委托代表政府卫生行政部门行使职权的组织中从事公务的人员，或者虽未列入政府卫生行政部门人员编制但在政府卫生行政部门从事公务的人员，在代表政府卫生行政部门行使职权时，严重不负责任，导致传染病传播或者流行，情节严重的，依照刑法第四百零九条的规定，以传染病防治失职罪定罪处罚。

在国家对突发传染病疫情等灾害采取预防、控制措施后，具有下列情形之一的，属于刑法第四百零九条规定的“情节严重”：

（一）对发生突发传染病疫情等灾害的地区或者突发传染病病人、病原携带者、疑似突发传染病病人，未按照预防、控制突发传染病疫情等灾害工作规范的要求做好防疫、检疫、隔离、防护、救治等工作，或者采取的预防、控制措施不当，造成传染范围扩大或者疫情、灾情加重的；

（二）隐瞒、缓报、谎报或者授意、指使、强令他人隐瞒、缓报、谎报疫情、灾情，造成传染范围扩大或者疫情、灾情加重的；

（三）拒不执行突发传染病疫情等灾害应急处理指挥机构的决定、命令，造成传染范围扩大或者疫情、灾情加重的；

（四）具有其他严重情节的。

第十七条 人民法院、人民检察院办理有关妨害预防、控制突发传染病疫情等灾害的刑事案件，对于有自首、立功等悔罪表现的，依法从轻、减轻、免除处罚或者依法作出不起诉决定。

案例分析

案例一揭示了近年我国传染病防治过程中医院存在的问题[5]：主要表现

在对传染病暴发流行程度认识不足、责任不明确、疫情信息与报告途径不畅通、预警机制匮乏；医院建筑设计和布局不尽合理，就医流程不合理，应急物资无储备等诸多因素。

案例二造成经输血传播艾滋病疫情的主要原因是：该医院中心血库在开展采供血工作期间，存在短间隔采血、漏检、未按试剂说明书要求检测、未进行室内质控、工作记录不规范等严重违反有关法律、法规和技术规范的行为和问题。市政府已对相关责任人作出处理，有关责任人被公安机关刑事拘留。

第四节　风 险 防 范

医疗机构认真贯彻《中华人民共和国传染病防治法》及相关法律法规规范，建立医院内部的规章制度，建立健全医院内传染病预防与控制的组织体系和应急预案，落实属地管理和首诊医师负责制，加强医院内传染病预防控制工作，确保医务人员和患者安全。

1. 医院应参与建立监测网络、应急机制和预案

传染病的医院内传播，也属于医院内交叉感染的范畴，应纳入医院感染管理科的工作内容之中。传染病防控专业人员应与医疗行政部门一起，对医院感染管理和传染病预防控制工作进行规划，制订和完善各种相关制度和可能暴发的传染病应急预案、消毒隔离防护制度，协助医院领导建立应急反应系统，建立医院感染监控网络和传染病疫情监测网络，包括院疫情上报负责人、直报人、各部门有监测负责人、各科室兼职监测员；检查监督反馈临床各项传染病疫情上报及感染管理规章制度的执行情况，对突发事件进行调查并提出控制和改进的处理建议。当大的疫情来临时，根据疫情分级启动应急预案的不同功能模块，感染管理科应成为医院应对传染病暴发预防体系（7个子系统：指挥、监测预警、医疗救治、感染控制、后勤保障、科研训练、组织宣传）中监测预警及感染控制两个系统中的责任主体，参与医院各项预防措施的决策，提供相关信息与决策建议。采取以“收治、隔离、治疗感染病例，认真查找、隔离、医学观察密切接触者”为主的防治措施，做到早发现、早报告、早隔离、早治疗。

2. 做好监测预警和疫情报告

感染管理科或感染管理与疾病控制科是医院传染病防控的职能部门，作为医院传染病暴发及各种突发公共卫生事件的监测、预警和疫情报告单位，收集医院感染的基本数据、暴发流行调查分析、感染危险因素监测、医院责任区域内的传染病监测、预测、流行病学调查，以及对病原体的追踪、环境卫生学、消毒隔离及防护效果评价等工作。建立医院感染与传染病监测网络和实时监测系统，制订各种监测制度，落实首诊医生负责制和监测员责任制。同时，承担医院防治传染病暴发预警中心的作用。

监测预警内容主要有：监测项目（如呼吸道、消化道、虫媒传染病等）、监测点（感染性疾病科、发热门诊、肠道门诊、临床各科室等）、监测内容（感染病例数、传染病种类、时间、地点、人群特征及社会信息等）、监测制度（疫情上报制度如卡报、网报、月报、紧急报告、分析制度等）。对传染病出现较多的科室（感染性疾病科、发热门诊、肠道门诊、急诊科、皮肤性病科、妇产科、呼吸科、小儿科、消化科等），进行重点监控，尤其是发热门诊、肠道门诊要建立每天定时联系和情况报告制度。

建立传染病预防的快速反应能力，应急状态下，通过《疫情快报》每天将重大疫情进展及本院疫情及防治情况通报相关领导。提高医院传染病预警能力，为医院防治传染病的暴发做好准备，赢得先机。同时，做好应急物资的贮备，积极参与疫点应急处理，以便及时开展消毒、隔离、防护等预防措施和流行病学调查，确定密切接触人员，及时控制疫情。指导首诊医生进行病人检测标本的采集，配备细菌、真菌、病毒等病原体的采样用品。重大疫情时，建立应急处置小组。

3. 做好疫情报告

确定疫情报告程序：传染病病人→首诊医生→科室监测员（监测小组）→部门监测负责人→感染管理科→领导机构、辖区 CDC（甲类传染病或重大疫情时，首诊医生要通过电话直接报告医务值班室和感染管理科）；规定各监测点的临床医师发现传染病病人、病原携带者和疑似传染病病人，立即电话报告，并填写《传染病报告卡》；并将传染病上报程序、种类及联系方式等做成卡片，放于医生办公桌。感染管理科做好《传染病报告卡》的收集、保存和数据处理、疫情登记、统计，按属地管理原则和疫情报告的内容与时限（甲类：2 小时；乙类、丙类 24 小时）通过专用网络上报辖区 CDC。通过《监测预警信息》系统，发布相关疫情信息，暴发事件及重要感染病例请示院领导同意后报告。

4. 做好预防准备工作

根据预防医院感染和卫生学要求，医院感染防控专职人员应参与医院建设的设计与改造，提供具体意见，使医院的科室布局、分区合理，人流、物流、水流、气流合理，所有物品、区域的标识与标志明确。洁、污物品分开放置，避免不合理交叉，使医院建筑符合预防传染病和医院内交叉感染需要。

5. 传染病预防控制与技术指导

医院要强化对传染病及感染病例的控制能力，传染病早期，由于症状不明显，往往不被人们所认识，强化对早期发现的散发传染病病例的控制（包括人员防护、消毒隔离、疫点处理、流行病学调查、督导检查、效果监测与评价）和救治，对防止传染病通过医院传播是十分必要的。进一步完善传染病暴发时的控制措施，针对不同传染病的特点，制定控制疫情扩散的各种措施（如隔离治疗或必要的医学干预措施）。在传染病防治的报告、治疗、控制等各个环节，贯穿“预防为主”原则，防止传染病疫情扩散。强化感染防控人员的专业指导能力，应强调感染防控专业人员的现场处置、消毒、隔离、防护及感染控制各个环节中专业指导的重要作用。

6. 职业暴露预防与处理

医院要建立职业卫生安全防护制度，职业暴露处理规程；建立与职业暴露处理单位，药品、试剂供应单位和救治单位的联系，特别是熟悉艾滋病、肝炎等血源性传播疾病的职业暴露后的处理程序，一旦发生职业暴露事件，能够及时提供指导和处理，为工作人员解除后顾之忧。

7. 重点做好感染疾病科和（或）发热门诊的感染管理工作

感染疾病科和（或）发热门诊必须相对独立建造，应设置挂号收费室、呼吸道（发热）和肠道疾病患者的各自候诊区和诊室、治疗室、隔离观察室或病房、检验室、放射检查室、药房（或药柜）、专用卫生间、处置室、抢救室等。利用电子传输和数字化技术传递图像，减少纸质文件及胶片传递，减少交叉感染机会。

感染疾病科和（或）发热门诊要实行封闭式管理，其布局应严格划分为“三区”、“两通道”和“两缓冲”。即将病房分为：清洁区、潜在污染区和污染区；医务人员通道、病人通道；清洁区与潜在污染区、潜在污染区与污染区之间设立缓冲区。做到标识明确、人物分流、医患分流、洁污分流和程序合理。工作区采取标准预防措施，医护人员每诊疗、护理一个病人和接触污染物品后，应严格进行手的清洗和/或消毒，必要时戴手套。为呼吸道发热病人提供口罩。发现可疑传染病病人，应迅速到发热门诊就诊，进一步检查确诊和等待转往专科医院，以免造成医院感染暴发。对污物进行集中消毒处理；对密切接触者（医护人员、陪护、病人家属等）进行密切观察和保护。隔离观察病房最好采用负压式，采用“上进下排”组织气流，使空气从“清洁区”到“污染区”定向流动，并保持一定负压差。其进风为中效过滤的全新风系统，排出空气为高效过滤。同时，发热门诊的空调风口、过滤网、风机盘管辅件等设备要便于拆卸及定期消毒。

8. 进行宣传教育培训

随着医学专业的精细化发展，专业划分越来越细，一些科室很少处理感染性疾病，很多医护人员不了解传染病，急救知识缺乏，将有关专科知识作为医护人员准入条件，加强岗前培训非常重要。利用音像、宣传画、手册等多种手段，广泛宣传传染病和医院感染预防知识，教育全体人员重视医疗活动中的隔离原则和无菌观念，了解各种传染病和感染致病菌的传播途径，做好针对性隔离措施。重视职业安全，提倡标准预防观念。定期进行传染病预防知识的专题讲座，配合医院重点工作及国家相关法规的出台举办专题学习班，分类、分层次做好各类人员的培训。定期反馈传染病发病情况，使医院领导和全体医务人员了解和掌握国内外医院感染和传染病疫情动态，医院的感染管理和传染病防治工作的现状和要求。

第五节 建 议

1. 加强医院传染病防治管理组织建设

健全医院传染病防治和医院感染管理组织体系，北京市要求各级医院成立医院感染管理与疾病预防控制处，这一有力举措，不仅提高了各医院的传染病与医院感染监测及控制组织级别，也加强了医院传染病防治的层次和网络体系。医院加大对传染病防治和医院感染管理学科建设的投资力度，包括人、财、物的全方位投入，确保医疗安全，提高医院整体的经济效益和社会效益。

2. 加强医院传染病防治方面的法律法规宣传教育工作

我国目前已建立传染病相关的法律法规体系，但广大医务工作者对传染病相关法律法规知晓程度、了解广度和理解深度上存在着一些问题，特别是接诊病人的医生，应全面认真地理解首诊医师负责制的原则，知晓各种传染病的诊断标准等。全体医务人员也应掌握不同传播途径传染病的预防措施和防护原则，使医院真正成为防治传染病的第一道防线。

3. 加强医疗机构传染病监控指导和投入

医院是传染病防治的主要力量，也是最早感知传染病疫情的单位，传染病暴发或流行时，病人往往最先被送到医院诊治，使医院成为传染病监测和防治的第一线。医院传染病监测的能力和水平直接影响国家传染病监测系统的质量和水平。因此，国家卫生行政部门和疾病预防控制机构应加强对医疗机构传染病监测和防治工作的技术支持和资金投入，加快研制和配发医院传染病实时监控系统，实时提醒医师可能出现传染病病例的预警和诊断帮助专家系统，加强和提高医院传染病实时监测预警能力。同时，实现国家传染病疫情监测系统与医院传染病实时监测系统的标准对接，报告卡的自动转换，减少疫情监测报告的中间环节，减轻临床医生和疫情报告人员的工作负担，提高监测报告效率和质量，减少重复录入的差错，也使疫情报告人员将精力投入到疫情报告质量的审核中和疫情的预防与控制工作中，提高医院传染病防控的整体水平。

（庄英杰　袁　月　索继江）

参 考 文 献

[1] 王爱霞. 感染病和传染病. 中华内科杂志，1999，38：725-726）。

[2] 翁心华. 对感染病学科现状的思考. 中华传染病杂志 2006；24（2）：73-75

[3] 陈灌凯，王宇明. 从传染病学到感染病学：学科发展的必然. 西北医学教育. 2006；14（1）：1-6

[4] 秦成峰 新发感染病 生物学通报 2004；39（11）：18-19

[5] Binder S，Levitt AM，Sark JJ，et al. Emerging infectious diseases：public health issues for the 21st century. Seience，1999；284：1311-1313

[6] 廖远祥，郝永建，杜敏. 新时期军队传染病预防和控制面临的形势与策略. 解放军预防医学杂，1998；16（1）：3

[7] 索继江，邢玉斌，田晓丽，等. 医院感染管理科在应对突发公共卫生事件中的作用. 解放军医院管理杂志，2004；11（6）：532-533

[8] 杨伟印. SARS 流行与防治的研究. 现代预防医学. 2005；32（9）：1078-1091

[9] 索继江，邢玉斌，魏华，贾宁，袁云娥　医院内传染病防控与医院感染管理　中国医院 2006；10（5）：6-9

第十六章

血源性病原体职业接触与相关法律

您知道什么是血源性病原体职业接触吗？

您了解接触血源性传播患者的职业风险在哪里吗？

医务人员和医疗机构应采取什么措施避免或减少职业接触风险？

发生血源性病原体职业接触后会出现什么法律责任问题？

第一节 概 述

医疗行业的高风险除了医学科学的特殊性外，还因为医务人员工作对象全部是有疾病的人，医务人员不仅长期地、大量地、频繁地接触各种病原微生物，而且还频繁地接触各种化学药品及使用各种锐器，这些都增加了医务人员患感染性疾病的风险，为此，医院感染管理专（兼）职人员有责任对医务人员进行有关预防医院感染的职业卫生安全及安全防护的指导工作，这些指导应包括医务人员职业安全的基本知识、医务人员消毒灭菌技术、标准预防隔离的技术、防护用品的科学应用、职业接触后的应急处理以及发生职业接触后的报告方式和报告渠道等，争取最大限度的降低职业接触和职业伤害的风险，保障医务人员的安全，使他们健康、安全地为患者服务。

（一）职业损伤分类

（1）生物因素损伤，各类病原体经血液、呼吸道、消化道、接触等途径发生的感染性疾病，是影响医务人员职业安全最常见的危害，其中血源性病原体职业接触最为常见。

（2）物理因素损伤，包括噪声、高温、电离辐射（各种放射线）、非电离辐射（高频电磁场、微波、超声波、激光、紫外线等）、负重、切割或针刺等因素造成的损伤。此类因素可造成听力、皮肤、各眼、中枢神经等部位损伤和各类放射病。

（3）化学因素损伤，主要是接触化疗药物、麻醉剂、消毒剂、粉尘等造成的刺激、灼伤、生殖毒性、神经毒性、致癌等损伤。

（4）生理和心理因素损伤，主要是由于工作性质与职业特点导致的异常的生理和心理负荷。

（5）意外和侵袭因素损伤，如设备故障导致触电事故，纠纷时医务人员受到人身攻击等。

（6）综合因素的损伤。在实际的医疗工作场所中暴露的危害因素往往不是单一存在的，而是多种因素同时产生作用，此时危害更大。

如切割伤或针刺伤后感染某种病原体，是物理因素和生物因素共同作用的结果，感染后还会对伤者造成不同程度的心理损伤。

国外研究显示，被带有病原体污染的各类针刺伤后发生感染的危险性，HBV 是 6%～30%，HCV 是 3%～10%，HIV 是 0.2%～0.5%。

同时，医院不同部门或科室的职业危害有各自的特点。如外科手术室以切割伤、针刺伤和麻醉剂引起的损伤为主、放射科以电离辐射导致的放射性损伤为主。

不同人员或工种的职业危害也有较大差异。戴青梅等报告，对 33 所医院 8063 名工作人员的调查，医生、护士、医技人员的各种职业病损发生率分别为 53.8%、74.1%和 38.0%。

（二）血源性病原体职业接触概况

国外文献报道，医疗机构工作人员感染乙型肝炎病毒（HBV）的概率比普通人群高 2~3 倍。健康的医务人员患血源性传染病 80%~90%是由针刺伤所致，被刺伤的医务人员中护士占 80%。乙型肝炎病毒（HBV）、丙型肝炎病毒（HCV）、艾滋病病毒（HlV）会由于污染的针头或锐器传染给被刺伤者。

根据卫生部有关机构的统计资料，截至 2003 年底，我国艾滋病病人估计达 84 万，截至 2004 年 9 月底，累计报告的艾滋病病毒（HIV）阳性感染者已达 89，067 人，比 2002 年报告的感染人数明显增加。随着社会上艾滋病感染者和病人不断增加，因职业直接接触艾滋病病毒（HIV）感染者及其体液的工作人员数量也不断增加，因意外而感染 HIV 的事故（即职业接触）也时有发生。

1984 年，国外报道了首例医务人员由于职业接触导致 HIV 感染。此后，许多国家进行了大量职业接触危害调查，据有关统计，截止到 1997 年 6 月，美国共有 52 例 HIV 确诊职业接触感染，114 例疑似职业感染。JanePerry 医生对美国和欧洲列国的 HIV 职业感染情况进行了文献研究，发现 94 例 HIV 确诊职业接触感染者中护士占 52.1%，临床实验人员占 18.0%，内科医生占 9.6%。

我国近年来 HIV 职业接触的情况不断发生，呈逐年上升的趋势，据报道，2000 年较 1999 年增长近 2 倍，较 1997 年增长 5 倍。

2003 年传染性非典型肺炎（SARS）的暴发，导致许多医务人员在救治 SARS 病人的工作中发生感染，甚至付出了宝贵的生命，使全社会充分认识到医务人员职业卫生防护工作的重要性，卫生部在 2004 年颁布了《医务人员艾滋病病毒职业暴露防护指导原则》，更在 2009 年实施了国家职业卫生标准《GBZ/T213-2008 血源性病原体职业接触防护导则》，为预防医务人员的医院感染及职业卫生防护提供了法规依据。

第二节 血源性病原体职业接触的相关法律法规

一、《医院感染管理办法》

卫生部2006年颁布《医院感染管理办法》规定，医务人员的职业卫生防护，按照《职业病防治法》及其配套规章和标准的有关规定执行。医疗机构应当制定具体措施，保证医务人员的手卫生、诊疗环境条件、无菌操作技术和职业卫生防护工作符合规定要求，对医院感染的危险因素进行控制。医疗机构应当制定医务人员职业卫生防护工作的具体措施，提供必要的防护物品，保障医务人员的职业健康。医院感染管理部门应对医务人员有关预防医院感染的职业卫生安全防护工作提供指导。相关卫生行政部门对医疗机构监督检查的主要内容中包括对医务人员职业卫生防护工作状况的督查。

二、《中华人民共和国劳动法》

劳动法在“劳动安全卫生”一章中规定，用人单位必须建立、健全劳动安全卫生制度，严格执行国家劳动安全卫生规程和标准，对劳动者进行劳动安全卫生教育，防止劳动过程中的事故，减少职业危害。劳动安全卫生设施必须符合国家规定的标准。新建、改建、扩建工程的劳动安全卫生设施必须与主体工程同时设计、同时施工、同时投入生产和使用。用人单位必须为劳动者提供符合国家规定的劳动安全卫生条件和必要的劳动防护用品，对从事有职业危害作业的劳动者应当定期进行健康检查。从事特种作业的劳动者必须经过专门培训并取得特种作业资格。

同时规定，劳动者在劳动过程中必须严格遵守安全操作规程。劳动者对用人单位管理人员违章指挥、强令冒险作业，有权拒绝执行；对危害生命安全和身体健康的行为，有权提出批评、检举和控告。

在国家层面，建立伤亡事故和职业病统计报告和处理制度。县级以上各级人民政府劳动行政部门、有关部门和用人单位应当依法对劳动者在劳动过程中发生的伤亡事故和劳动者的职业病状况，进行统计、报告和处理。

三、《中华人民共和国职业病防治法》

职业病防治法所称职业病，是指企业、事业单位和个体经济组织（以下统称用人单位）的劳动者在职业活动中，因接触粉尘、放射性物质和其他有毒、有害物质等因素而引起的疾病。为了预防、控制和消除职业病危害，防治职业病，保护劳动者健康及其相关权益，促进经济发展，根据宪法，制定本法。劳动者依法享有职业卫生保护的权利。用人单位应当为劳动者创造符合国家职业卫生标准和卫生要求的工作环境和条件，并采取措施保障劳动者获得职业卫生保护。用人单位应当建立、健全职业病防治责任制，加强对职业病防治的管理，提高职业病防治水平，对本单位产生的职业病危害承担责任。

四、《工伤保险条例》

本条例与职业卫生防护相关的工伤认定包括：在工作时间和工作场所内，因工作原因受到事故伤害的；工作时间前后在工作场所内，从事与工作有关的预备性或者收尾性工作受到事故伤害的；患职业病的。

五、《血源性病原体职业接触防护导则》

卫生部通告（卫通〔2009〕4号）发布推荐性国家职业卫生标准：GBZ/T213-2008 血源性病原体职业接触防护导则。本标准于2009年9月1日起实施。主要是从血源性病原体职业接触方面进行了具体规定，是目前针对医疗机构职业卫生安全工作最为全面的标准。

第三节 案例分析

案例：护理操作发生意外针刺伤后护士感染艾滋病丙型肝炎案

美国内华达护士协会执行总监 LisaM. Black 在题为《针刺伤数字的背后》一文中讲述了自己在工作中遭受职业伤害的经历：

“我是美国内华达州一名注册护士，今年34岁。1997年10月18日那一天，我在北内华达州医院的外科综合病房工作，分管8位危重病人，其中一位是艾滋病晚期病人。那天夜里，我发现这位艾滋病病人的静脉输液管里有了回血，液体不滴了。为了避免病人重新静脉穿刺，我需要尽快冲洗输液管。我用一个装有3ml生理盐水的带有针头的空针将针头穿进了静脉输液管连接头的橡胶头部分进行冲洗。我试着抽出输液管中的血块。病人突然下意识抽回手臂，使得针头从橡胶头里脱了出来。针尖刺进了我左侧手掌。我当时非常惊慌，这是一位临终病人，我正处于被感染这样一个可怕的疾病状态。我迅速地从伤口中挤出尽可能多的血液，用水冲洗并消毒。我立刻将此事报告给急诊室，并抽血做 HIV、HBV、HCV 的基线检查。全部基线检查都是阴性，我开始了有效的抗病毒和蛋白酶抑制剂的预防性治疗。

“当事件发生3个月时血液检测是阴性，我如释重负。因为我查阅的参考文献显示90%的血清阳转发生在血液暴露后的前12周。1998年6月，我开始感到疲乏，淋巴结肿大并发热，我完全没有意识到这就是艾滋病早期症状。当时我相信我通过了血清阳转的窗口期，我是‘清白’的。1998年7月27日，发生针刺伤后的第9个月零9天，我知道我确实感染了 HIV，这是发生被感染的结果。几次连续的血液检查结果显示我的肝转氨酶急速升高，随后我的丙肝血清学检查也呈阳性。没有语言能够充分描述我当时的心理恐惧。然而，那一刻是我人生中痛苦旅程的起点——1998年那黑暗的一天给我带来的，我从未选择的，但是已经给我带来的无法预见的结果。我不能将时间倒转并抹去1997年10月18日当天所发生的一切。没有什么能够使我恢复到原来的没有感染 HIV 和 HCV 的健康状态。我决定公开我的故事，这是提高针刺安全重要性认识的最好方法，避免发生像我这样的悲剧……”

这是一个典型的护理人员职业伤害案例。其伤害是针刺伤后感染了血源性传播疾病病原体 HIV 和 HCV，发病后又对受伤者造成了极大的心理伤害，因此属于综合因素造成的伤害，是物理因素、生物因素和心理因素共同作用的结果。

据美国 CDC 对59例感染 HIV 医务人员的职业分析，其中护理人员比例最高，占40.7%；感染原因中，皮肤损伤48例（81.4%），其中发生针刺伤的有45例（占皮肤损伤的93.8%）。其他更为广泛的调查研究也得出相近的结果。因而，护理人员是医院中职业伤害的主体人群。职业伤害的主要类型是针刺伤，其中污染后的针刺伤又是最多的情况，很容易发生血源性传播疾病。

受伤者发病后身心都受到很大打击，同时出现一系列相关问题，例如，职业伤害发生后，必须进行大量的检验、监测，还要进行预防性治疗，发病后更要进行规范的全程治疗，其费用是非常昂贵的。受伤者可能因此丧失劳动能力，没有了经济收入来源。精神和心理压力巨大，同时极大地影响到家庭生活和人际关系等等，后果十分严重。因此防范针刺伤是预防护理人员职业伤害的最主要方面。

以上案例提出下列问题：

1. 什么是血源性病原体职业接触?

2. 医疗机构针对职业接触应采取什么基本措施?

3. 标准预防的基本原则是什么?

4. 如何避免针刺伤?

5. 发生血源性病原体职业接触后会出现什么法律责任问题?

1. 什么是血源性病原体职业接触?

根据《血源性病原体职业接触防护导则 GBZ/T213-2008》3.1-3.3 中的规定：

血源性病原体是指存在于血液和某些体液中的能引起人体疾病的病原微生物，例如乙型肝炎病毒（HBV）、丙型肝炎病毒（HCV）和艾滋病病毒（HIV）等。

职业接触指劳动者在从事职业活动中，通过眼、口、鼻及其他黏膜、破损皮肤或非胃肠道接触含血源性病原体的血液或其他潜在传染性物质的状态。

非胃肠道接触是指劳动者在从事职业活动中，通过针刺、咬伤、擦伤和割伤等途径穿透皮肤或黏膜屏障接触血源性病原体的状态。

2. 医疗机构针对职业接触应采取什么基本措施?

根据《血源性病原体职业接触防护导则 GBZ/T213-2008》4.2 医疗机构针对职业接触应采取的基本措施是：

（1）按照职业病防治法的要求建立职业卫生管理体系。

（2）按照血源性病原体职业接触风险控制的优先等级制定书面接触控制计划，以消除或者减少劳动者对血源性病原体的职业接触。

（3）对工作场所的职业危害进行识别、评价和控制。采取措施保障注射安全及降低手术职业接触的风险。制定职业卫生安全操作规程，为劳动者提供符合职业安全卫生要求的工作场所。

（4）对劳动者进行职业意外接触后的评估、预防和随访；对劳动者开展职业卫生培训和职业危害告知；为劳动者交纳社会保险。

（5）做好职业接触的记录和报告及档案的保存和转移。

3. 标准预防的基本原则是什么?

《医院隔离技术规范》第 3.4 款的规定，

标准预防是针对医院所有患者和医务人员采取的一组预防感染措施。包括手卫生，根据预期可能的暴露选用手套、隔离衣、口罩、护目镜或防护面屏，以及安全注射。也包括穿戴合适的防护用品处理患者环境中污染的物品与医疗器械。

标准预防基于患者的血液、体液、分泌物（不包括汗液）、非完整皮肤和黏膜均可能含有感染性因子的原则。

而《血源性病原体职业接触防护导则 GBZ/T213-2008》定义的标准预防是指根据普遍预防原则，医疗卫生机构所采取的一整套预防控制血源性病原体职业接触的程序和措施。

4. 如何避免锐器伤?

根据《血源性病原体职业接触防护导则 GBZ/T213-2008》附录 C，采用风险控制的方法进行锐器伤的系统性预防和控制：

（1）消除危害：应当尽可能优先采用消除危害因素的措施，如尽量少用锐器或针具，消除所有不必要的注射，用喷射注射器来替代注射或针具，清除不必要的锐器。

（2）工程控制：通过工程控制措施控制或转移工作场所的危害，如使用锐器处置容器或者立即回收、插套或钝化使用后的针具（也称为安全针具装置或有防伤害装置的锐器）。

（3）管理控制：制定政策限制接触危害如采取普通预防策略，包括组建劳动者卫生安全委员会和针刺伤害预防委员会，制定职业接触风险控制计划，移走所有的不安全装置，持续培训安全装置的使用方法。

（4）操作规程控制 通过改变劳动者的行为减少对血源性病原体的职业接触，如消除针具的重复使用，将锐器容器放在视线水平且在手臂所能及的范围内，在锐器容器装满之前进行处理，在开始一项医疗程序之前，建立安全处理和处置锐器的设施方法。

（5）个人防护用品（PPE）在劳动者与危害之间设置屏障或过滤装置，如护目镜、手套、口罩和防护服。外科手术时使用双层手套可将内层手套被刺穿的可能性降低近 60%~70%。

5. 发生血源性病原体职业接触后会出现什么法律责任问题?

医疗机构应当按照国家法规开展职业卫生防护工作，如果疏于管理，一旦发生工作人员职业接触情况，将承担一定的法律责任。同时，工作人员也应按照相关法规、规范开展工作，严格执行操作规程。如果因违反操作规程而发生职业接触情况，也应当承担相应的责任。

（1）医疗机构违反《医院感染管理办法》，未对医务人员职业暴露提供职业卫生防护的，由县级以上地方人民政府卫生行政部门责令改正，逾期不改的，给予警告并通报批评；情节严重的，对主要负责人和直接责任人给予降级或者撤职的行政处分。

（2）《中华人民共和国职业病防治法》“法律责任”中的相关规定：

违反规定，有下列行为之一的，由卫生行政部门给予警告，责令限期改正；逾期不改正的，处二万元以下的罚款：工作场所职业病危害因素检测、评价结果没有存档、上报、公布的；未采取职业病防治管理措施的；未按照规定公布有关职业病防治的规章制度、操作规程、职业病危害事故应急救援措施的；未按照规定组织劳动者进行职业卫生培训，或者未对劳动者个人职业病防护采取指导、督促措施的。

用人单位违反规定，有下列行为之一的，由卫生行政部门责令限期改正，给予警告，可以并处二万元以上五万元以下的罚款：未实施由专人负责的职业病危害因素日常监测，或者监测系统不能正常监测的；订立或者变更劳动合同时，未告知劳动者职业病危害真实情况的；未按照规定组织职业健康检查、建立职业健康监护档案或者未将检查结果如实告知劳动者的。

用人单位违反规定，有下列行为之一的，由卫生行政部门给予警告，责令限期改正，逾期不改正的，处五万元以上二十万元以下的罚款；情节严重的，责令停止产生职业病危害的作业，或者提请有关人民政府按照国务院规定的权限责令关闭：工作场所职业病危害因素的强度或者浓度超过国家职业卫生标准的；未提供职业病防护设施和个人使用的职业病防护用品，或者提供的职业病防护设施和个人使用的职业病防护用品不符合国家职业卫生标准和卫生要求的；对职业病防护设备、应急救援设施和个人使用的职业病防护用品未按照规定进行维护、检修、检测，或者不能保持正常运行、使用状态的；未按照规定对工作场所职业病危害因素进行检测、评价的；工作场所职业病危害因素经治理仍然达不到国家职业卫生标准和卫生要求时，未停止存在职业病危害因素的作业的；未按照规定安排职业病病人、疑似职业病病人进行诊治的；发生或者可能发生急性职业病危害事故时，未立即采取应急救援和控制措施或者未按照规定及时报告的；未按照规定在产生严重职业病危害的作业岗位醒目位置设置警示标识和中文警示说明的；拒绝卫生行政部门监督检查的。

用人单位违反规定，造成重大职业病危害事故或者其他严重后果，构成犯罪的，对直接负责的主管人员和其他直接责任人员，依法追究刑事责任。

第四节 风险防范

一、用人单位应遵循的职业卫生防护原则

1. 血源性病原体的职业接触是工作场所引起的问题，用人单位应开展血源性病原体职业接触的预防控制活动，以保障劳动者享有职业病防治法所规定的职业卫生权利，并接受政府、劳动者和工会组织的监督。

2. 禁止以就业为目的的职业健康筛查。对劳动者血源性病原体的检测应当按照自愿的原则进行，对劳动者的个人健康信息，包括血源性病原体感染状况，应遵循保密原则。检测结果不应作为是否聘用劳动者的依据。

3. 应对感染或疑似感染血源性病原体疾病的劳动者予以关怀、治疗和支持，不应歧视或羞辱。对于患有血源性病原体相关疾病的劳动者，只要医学上认可能胜任工作并不妨碍他人的，用人单位应尽量安排其在合适的工作岗位上任职。

4. 对因职业接触血源性病原体而感染乙型病毒性肝炎、丙型病毒性肝炎或艾滋病等的劳动者，应依法享受工伤待遇。

二、职业接触的危害识别与风险评估

用人单位应为每个劳动者进行可能的职业接触识别，包括列出可能的职业接触工种清单，描述工作任务和程序；进行职业危害识别时，不考虑是否使用个人防护用品。

（一）职业接触的识别

1. 识别方法

（1）与医护人员访谈，了解一般操作规程、可能的职业危害因素及其对健康的影响以及医护人员的职业卫生需求。

（2）查阅血源性病原体职业接触事故分析报告，分析事故发生发展趋势，确定高风险行动和作业，评价职业接触事故报告与资料归档程序，检查预防控制措施的效果。

（3）检查工作场所的布局、操作方式和其他可能的职业接触的来源，包括导致血源性病原体职业接触的所有可能来源，尤其是医疗废弃物的处理，

查明医护人员血源性病原体职业接触风险最高的工种及其有关血源性病原体防护知识、态度和行为，并按工种进行列表阐明。

2. 可能发生血源性病原体职业接触的主要工作场所

医疗机构（重点是手术室、妇产科病房、产科、普通病房的外科操作、牙科、骨科和供应室等）；血源性病原体临床实验室；血源性病原体研究实验室；医疗废弃物的收集、运输和处理的单位等。

3. 可能接触血源性病原体的主要人群：指那些因职业而经常接触血液或其他潜在传染性物质的人，包括：①医疗机构医护人员，包括护士、医生、病理（尸体）解剖人员（包括法医）、药剂师、实习医学生、废物处理人员和护工等；②疾病预防控制机构工作人员，包括公共安全工作人员、应急反应人员、医疗急救人员或志愿者等；③微生物实验室和科研机构工作人员，包括实验人员、采血人员、技师和合同工等；④其他人员。

4. 职业接触的途径

在从事职业活动时，通过眼、口、鼻及其他黏膜、破损皮肤或胃肠道外途径（针刺、人咬伤、擦伤和割伤等途径穿透皮肤或黏膜屏障）接触血液或其他潜在传染性物质。

（二）风险评估

根据职业危害识别进行风险评估，以确定医护人员接触血源性病原体的风险水平与性质，同时制定必要措施消除危害或降低风险。

三、风险控制

血源性病原体职业接触风险的控制遵循职业病防治的优先等级原则，首先是消除风险，其次是工程控制、管理措施和行为控制，再次是个人防护和接触后预防措施。

（一）基本要求

1. 血源性病原体职业危害预防的最有效措施是尽量完全消除工作场所的危害，如尽量少用锐器或针具，取消所有不必要的注射，消除毛巾挂钩等不必要的锐器，以及采用无针系统进行静脉注射。

2. 如无法消除风险，用人单位应当考虑用其他风险较小的方式取代现行操作规程，例如使用毒性较低的化学物质代替原有毒性较高的消毒剂，如用聚乙酸替换戊二醛等。

3. 采取工程控制措施将工作场所的血源性病原体隔离或移开，包括机械、设施和设备，并应定期检查、维修和更换。

（二）医疗机构管理措施和职业卫生安全操作规程

1. 采取标准预防加强对医疗机构的管理，标准预防的要求包括：①配置洗手和洗眼设施；②使用适宜的个人防护用品；③合理安置病人；④制定并遵守环境操作规程，包括医疗废物处理、工作场所的清理清洁和被服清洁；⑤对锐器进行适当的处理和处置；⑥制定适宜的职业安全卫生工作操作规程；⑦保障生物标本的处理与运送安全；⑧配备相应的医疗卫生设备并定期进行清洗、运输和维护。

2. 职业安全卫生一般操作规程：①可能发生血源性病原体职业接触的工作场所，应禁止进食、饮水、吸烟、化妆和摘戴隐形眼镜等。②禁止食品和饮料混置于储存血液或其他潜在污染物质的冰箱、冰柜、抽屉、柜子和桌椅面等。③禁止弯曲被污染的针具，禁止双手回套针帽，禁止用手分离使用过的针具和针管，禁止重复使用一次性医疗用品。④在处理血液或其他潜在污染物质的过程中，应尽量避免喷、溅、洒落和飞扬或产生飞沫。⑤禁止用口吮吸血液或其他潜在传染性物质。⑥在收集、处理、操作、储藏和运输过程中，可能造成血液或其他潜在传染性物质污染的标本应放在防泄漏的容器中。运输过程中按照三层包装的标准要求进行包装。⑦在维修或者运输可能被血液或其他潜在传染性物质污染的设备前应当检查，并进行必要的消毒，用人单位能够说明无法对设备进行消毒情况时除外。⑧在被污染的设备上张贴生物警示标识和中文警示说明。⑨在处理、维修或者运输被血源性病原体污染的设备前，用人单位应告知相关劳动者、维修人员和/或制造商，以便采取适当的预防措施。

3. 清理清洁

用人单位应根据工作场所内部布局、被污染物体的类型、需要清洁的表面的类型及工作开展情况等，制定清洁工作时间表，以保持工作场所的清洁和卫生。

4. 安全注射

安全注射要求注射不伤及被注射的人，并且实施注射的人不受任何可以避免的风险的伤害，注射所产生的废物不对社会造成危害。要遵守安全操作规程方能达到安全注射。

5. 采取措施降低手术职业接触的风险

在外科和所有涉及外科操作的内科、接生和牙科，包括常规医疗操作，以及产科、妇科和应急救援中，均应采取措施降低手术职业接触的风险。

6. 废物管理

锐器的废弃与存放。①被污染的锐器应尽快废弃至密闭、防刺破和防泄漏的容器中；②存放污染锐器的容器应尽可能放在靠近工作场所的醒目位置上，以方便安全使用；使用时应竖放，定期更换，不容许存放过满；③存放污染锐器的容器移出使用区或更换时，应先盖好容器，防止在处理、储存和运输过程中发生内容物的溢出和外露；移出前若有发生穿透或泄漏的可能，应将其放入第二层容器中，第二层容器的要求同上；④不能徒手打开、清空或清洗重复性使用的容器，避免操作时引起劳动者皮肤损伤。医疗废物的处理应按国家有关标准或规定执行。

（三）个人防护用品

1. 一般原则

（1）存在可能发生职业接触风险的用人单位应免费为劳动者提供适宜的个人防护用品，如手套、围裙、工作服、面具或者面罩、护目镜、口罩、人工呼吸专用套筒或者其他呼吸装置。

（2）用人单位应确保劳动者正确使用个人防护用品。

（3）用人单位应按本要求免费为劳动者清洁、清洗和处理个人防护用品。

（4）用人单位应根据要求为劳动者免费维修和更换个人防护用品，以确保其防护效果。

2. 选用条件

（1）当劳动者的手可能接触血液、其他潜在污染物、黏膜或破损的皮肤或进行血管穿刺，处理或接触污染物或被污染的表面时，应戴手套；当一次性手套（如外科或检查用手套）被污染、撕裂、刺破或失去防护功能时，应尽快更换；严禁一次性手套重复使用；非一次性手套必须经消毒后方可重复使用，一旦破损应立即丢弃。

（2）当可能发生血液或其他潜在污染物喷溅、洒落污染眼、鼻和口时，应同时佩戴口罩和护目镜或面罩。

（3）可能发生职业接触时，应穿着工作服、围裙、隔离衣、手术衣或其他适宜的防护服，穿戴何种防护服根据接触程度而定。

（4）可能发生大量的血液或潜在污染物污染时（如尸检、矫形外科和产科），应穿戴手术帽、鞋套和/或工作鞋。

四、职业接触后的评估、预防和随访

1. 一般原则

（1）用人单位应为劳动者免费接种乙肝疫苗，对发生职业性意外接触事故的劳动者进行接触后评估、预防和随访。

（2）用人单位应在规定时间内委托有资质的专业机构进行职业意外接触后评估、预防和随访，并提供以下资料。

（3）用人单位应当委托有资质的实验室进行病毒检测。

（4）在获得源患者或其直系亲属和接触者知情同意后，方可进行 HBV、HCV 和 HIV 血清检测。应将源患者的血液检测结果告知接触者，同时应告知其相应的权利和义务。

（5）专业机构应在接触事故评估结束后 15 天内，完成书面评估报告，并交用人单位。

2. 接触后的应急处理

发生血源性病原体意外职业接触后应立即进行局部处理，包括：

（1）用肥皂液和流动水清洗被污染的皮肤，用生理盐水冲洗被污染的黏膜。

（2）如有伤口，应当轻轻由近心端向远心端挤压，避免挤压伤口局部，尽可能挤出损伤处的血液，再用肥皂水和流动水进行冲洗。

（3）受伤部位的伤口冲洗后，应当用消毒液，如用 70%酒精或者 0.5%碘伏进行消毒，并包扎伤口；被接触的黏膜，应当反复用生理盐水冲洗干净。

3. 评价源患者

（1）根据现有信息评估被传染的风险，包括源患者的液体类型（例如血液，可见体液，其他潜在的传染性液体或组织和浓缩的病毒）和职业接触类型（即经皮伤害、经黏膜或破损皮肤和叮咬）。

（2）对已知源患者进行乙肝病毒表面抗原、丙肝病毒抗体和艾滋病病毒检测。

（3）对于未知源患者，要评估接触者被乙型肝炎病毒、丙型肝炎病毒或艾滋病病毒感染的风险。

（4）不应检测被废弃的针具或注射器的病毒污染情况。

4. 评价接触者

通过乙肝疫苗接种史和接种反应评估接触者乙肝病毒感染的免疫状况。

5. 采取接触后预防措施。

（1）乙型肝炎病毒

接触后预防措施与接种疫苗的状态紧密相关：未接种疫苗者，应采取注射乙肝免疫球蛋白和接种乙肝疫苗的措施；以前接种过疫苗，已知有反应者，无须处理；以前接种过疫苗，已知没有反应者，应采取注射乙肝免疫球蛋白和接种乙肝疫苗的措施；抗体反应未知者进行抗原抗体检测，如检测结果不充分，应采取注射乙肝免疫球蛋白和接种乙肝疫苗的措施。

（2）丙型肝炎病毒

没有推荐采用接触后预防措施。

（3）艾滋病病毒

尽快采取接触后预防措施，预防性用药应当在发生艾滋病病毒职业接触后4小时内实施，最迟不得超过24小时。但即使超过24小时，也应实施预防性用药。对所有不知是否怀孕的育龄妇女进行妊娠检测。育龄妇女在预防性用药期间，应避免或终止妊娠。

预防性用药应：如果存在用药指征，则应当在接触后尽快开始接触后预防。接触后72小时内应当考虑对接触者进行重新评估，尤其是获得了新的接触情况或源患者资料时。在接触者可耐受的前提下，给予4周的接触后预防性用药。如果证实源患者未感染血源性病原体，则应当立即中断接触后预防性用药。

6. 接触后的随访与咨询

（1）建议接触者在随访期间发生的任何急症都向用人单位请求进行医学评估。

（2）乙型肝炎病毒接触

对接种乙型肝炎疫苗的接触者开展跟踪检测：在最后一剂疫苗接种1个月~2个月之后进行病毒抗体追踪检测；如果3个月~4个月前注射过乙肝免疫球蛋白，则抗原抗体反应不能确定为接种疫苗后产生的免疫反应。

（3）丙型肝炎病毒接触

接触4个月~6个月之后进行丙型肝炎抗体和丙氨酸转氨酶基线检测和追踪检测。如想早期诊断丙型肝炎病毒感染，应在接触4周~6周后检测丙型肝炎病毒RNA。通过补充检测，反复确认丙型肝炎病毒抗体酶免疫（Elas）水平。

（4）艾滋病病毒接触

接触后应于六个月内开展艾滋病病毒追踪检测，包括在接触后的第4周、第8周、第12周及6个月时对艾滋病病毒抗体进行检测，对服用药物的毒性进行监测和处理，观察和记录艾滋病病毒感染的早期症状等。如果疾病伴随反复出现的急性症状，则开展艾滋病病毒抗体检测。接触者应采取预防措施防止随访期间的再次传染。在接触后72小时内评估接触者的接触后预防水平，并进行至少2周的药品毒性监测。

五、危害告知

1. 在医疗废物的容器上、存放血液或其他潜在传染物质的冰箱（冷柜）上、或其他用于储存、运输血液或其他潜在传染物质的容器上，张贴生物危害警示标识。

2. 应按标准要求在被污染的仪器设备上张贴生物危害警示标识，并注明仪器设备被污染的部位。

3. 应在HBV、HCV和HIV实验室和病原制备场所工作区入口处张贴生物警示标识，并同时注明：传染性病原的名称，进入本区域的特殊要求，本实验室负责人及其电话号码。

六、职业卫生信息和培训

1. 用人单位应为劳动者提供职业卫生培训，应包括对新劳动者、学生和志愿者开展上岗前职业卫生培训，每年至少一次；如发生新的职业接触，用人单位应加强培训。

2. 应根据不同劳动者提供适宜职业卫生培训教材；培训者应当熟悉培训内容。

七、记录的保存、管理和转移

用人单位应当按要求建立和保存准确的职业接触记录、医学记录、培训记录，按规定进行记录管理和记录转移。

第五节　建　　议

我国的医疗机构相关的职业卫生安全法规近年来取得了较大进展，但发展相对缓慢，尚未真正建立起全面的职业卫生安全体系。《中华人民共和国劳动法》在“劳动安全卫生”等章节中，原则性地从建立健全劳动安全卫生制度、提供劳动安全卫生条件和防护用品、定期进行健康检查、严格遵守安全操作规程、职业培训、社会保险和福利等方面进行了规定。而《中华人民共和国职业病防治法》中的定义“本法所称职业病，是指企业、事业单位和个体经济组织的劳动者在职业活动中，因接触粉尘、放射性物质和其他有毒、有害物质等因素而引起的疾病”，已包含了医疗机构职业危害的内容。但《职业病目录》所列出的10大类115种职业病中，涉及医疗机构的只包括了放射、汞、紫外线的物理因素所致职业危害，而在生物因素中只涉及炭疽杆菌、森林脑炎病毒和布氏杆菌所引起的相应疾病，对医务人员危害较大的其他生物、物理、化学等因素所致的各类损伤未予涉及。医疗机构职业危害因素所造成的损伤实际上还包括工伤，工伤可由轻微到严重，甚至导致伤残或死亡。但因为职业病目录未列入等原因，相关机构在实际操作中比照《工伤保险条例》进行工伤认定时较为困难，有很多医疗机构职业损伤无法进行相应处理，医务人员往往得不到应有的工伤保险赔偿，从而造成不同程度的管理混乱。

鉴于医疗机构职业卫生防护的突出问题，建立健全医疗机构职业安全卫生管理体系势在必行。推荐性国家职业卫生标准《GBZ/T213-2008 血源性病原体职业接触防护导则》在此方面做了较为明确的规定（因为是推荐性标准，在落实方面会存在不易执行的情况，但仍可作为处理相关问题的法规依据）。其中的十二条规定如下：

1. 建立健全职业病防治组织机构和规章制度
2. 加强建设项目职业病危害前期预防
3. 加强材料和设备管理
4. 加强作业场所管理
5. 加强作业场所职业病危害因素监测
6. 对劳动者积极履行告知义务
7. 加强防护设施和个人职业病防护用品
8. 对劳动者开展职业健康监护
9. 加强职业病危害事故的应急救援
10. 加强职业卫生培训
11. 加强职业病诊断与病人保障
12. 加强群众监督

（郭明华　邢玉斌）

参 考 文 献

[1] 张敏，李涛，缪剑影，等. 美国对艾滋病职业暴露的立法进展. 工业卫生与职业病，2006 年第 32 卷第 1 期，5-9.

[2] 饶和平，方春富，魏华等. 基层医院防疫人员艾滋病相关法律认知调查. 中华全科医学，2009 年 10 月第 7 卷第 10 期，1101-1103.

[3] 浙西地区基层护理人员 AIDS 相关法律认知状况分析. 中国农村卫生事业管理，2010 年 4 月第 30 卷第 4 期，309-311.

[4] 张玉敏. 处理职业损害诉讼事件有关诊断依据的法律效力的思考. 劳动医学，2001 年 4 月第 18 卷第 2 期，119-129.

[5] 梁友信，雷玲，金泰廙. 医疗卫生人员的职业卫生. 中华劳动卫生职业病杂志，2003；21（3）：163-165.

[6] 毛秀英，吴欣娟，于荔梅，等. 部分临床护士发生针刺伤情况的调查. 中华护理杂志，2003；38（6）：422-425.

[7] GuoYL，ShiaoJ，ChuangYC，etal. NeedlestickandsharpsinjuresamonghealthcareworkersinTaiwan [J]. EpidemiolInfect，1999，122：259-265.

[8] 戴青梅，刘素美，李法云，等. 医务人员职业损伤状况调查分析及预防对策. 中华护理杂志，2002；37（9）：692-694.

第十七章

医疗废物管理及相关法律

医院是病原菌集中的地方，接触到医疗垃圾会被感染吗？

您知道医疗垃圾的危害吗？

您知道医疗废物和生活垃圾的区别吗？

医疗废物是如何分类收集的？

医疗废物处理的法律有哪些？

医院或医务人员处理医疗废物的法律责任有哪些？

无意中被医疗废物损伤后如何处理？

第一节 概 述

医疗废物（Medical waste）是指医疗卫生机构在医疗、预防、保健以及其他相关活动中产生的具有直接或者间接感染性、毒性以及其他危害性的废物。它是一类特殊的危险废物，是医院内产生的几大类废弃物之一，主要包括：感染性废物、病理性废物、损伤性废物、药物性废物和化学性废物等。但放射性废物不包括在内，需要特殊处理。

医疗废物不同于医院废物，医院废物（Hospital waste）泛指医院所有需要丢弃、不能再利用的废弃物，它包括医院产生的所有生物性和非生物性的固体废物弃物，也包括所有生活垃圾。据世界卫生组织（WHO）的报告，实际只有15%左右的医院垃圾真正属于具有传染性、毒性或其他危害性的医疗废物，需要特殊处理。医疗废物所占的比例大约为：传染性废物、病理性废物约15%；损伤性废物（锐器）1%；化学性废物与药物注射废物3%；细胞（遗传）毒性废物和放射性废物1%。而占总量绝大部分（75%~90%）的医院生活和办公垃圾，其组成与居民生活垃圾极其相似，对人体健康没特别的影响。

据卫生部门统计，1986年中国医院病床数为310万个，病床利用率为61.5%，按1kg/床/天计算，医疗废物总产量约69万吨；1997年为71万吨。随着生活质量和医疗技术的提高，手术人次增多，一次性医疗用品的种类和数量增加，医疗废物产量呈上升趋势。

医疗废物中可能存在传染性病菌、病毒、化学污染物及放射性等有害物质，具有极大的危险性，在国外被视为“顶级危险”和“致命杀手”；医疗废物具有极强的传染性、生物毒性和腐蚀性，排放管理不严或处理不当，会被风扬失或被雨水淋湿，造成对水体、大气、土壤的污染及对人体的直接危害。采取堆存或填埋处置，不仅侵占土地面积也污染土壤环境；对水环境和大气环境的影响，美国约2/3固体废物焚烧炉由于缺乏空气净化装置而污染大气，大气污染中有42%来自固体废物处理装置，二噁英类的主要生成来源是医疗废物的焚烧。对生活环境的影响，1988年美国东海岸海滩上都存在被海水冲上岸的医疗卫生废品，造成了大量海滩的关闭和这些地区的旅游收入剧减。在医院尤其是中小医院，因医疗废物的无序管理，每年的伤害率为1%~2%，清洁人员及废物处理人员的伤害率约为18%。

WHO 估计全球每年有 120 亿次注射，并不是所有注射器和针头都得到了安全处置；估计每年有 8~16 百万例乙肝、230~470 万例丙肝、8~16 万例艾滋病毒感染是由于重复使用未灭菌的注射器造成的，这些情况多见于非洲、亚洲、东欧等地区。美国 1989 年曾报道，有 20 人被锐利器械损伤而感染上艾滋病，2000 年曾有报道，儿童因捡拾废弃针头玩耍而被刺伤眼球的事故，1987 年美国印第安纳波利斯的民众发现儿童们用医院和诊所丢弃的针头和药瓶玩耍。1989 年日本的三重县医院职工及清洁工人发生被病人污染过的针头刺伤而感染乙型肝炎的事故。据调查，1991 年发生肝炎的病人中，医务工作者占 10%~30%，均因在拔取针头时被刺伤所致。2002 年俄罗斯有 6 名儿童因玩过期的天花疫苗安瓿，被诊断感染了轻型天花。拉美国家来源于野战医院内治疗霍乱病人所产生的未经处理的废弃物造成大规模的霍乱流行。

2002 年我国某省调查显示，40 家医院中 90%医院医疗废物露天存放、生活垃圾与医疗垃圾混放。某市 17 家医院中有 16 家医疗废物未做初步处理，也无专人管理，一方面严重污染环境，另一方面使大量废弃的医疗用品被不法商贩利用，回流社会造成恶劣影响。2001 年 3 月，浙江省某村将大量用后的一次性注射器、输液器简单加工清洗后售出，导致多名病人因使用注射器发生感染、死亡。2002 年 2 月，多家媒体报道了河北省位于 107 国道附近的塑料交易市场上发现利用使用后的塑料医疗器械、器具制作塑料饭盒、饮水桶等生活用品。中国某市某地区水源被污染，引起伤寒流行，400 多人发病，5 人死亡；某市带结核病菌的水污染水源，使附近居民中 300 多名患结核病。1986 年上海市暴发的甲型肝炎流行，也是由于食用医院带病毒的水污染毛蚶引起的。

医疗废物不规范处理会造成极严重的后果。为此，我国制定了相关法律法规进行规范，本书通过对医疗废物危害性、我国相关法律法规、标准、规范、指南介绍，案例分析和针对实践中遇到的问题，如何按照国家的要求进行相应的处理等方面进行了论述，以期读者和医疗废物处理的企业和专业人员了解，避免出现相关问题和规避风险。

第二节　医疗废物管理的相关法律法规

自 20 世纪 50 年代起，医疗废物的处置已引起世界各国的广泛重视。1989 年，国际上已将其作为危险废弃物列入《控制危险废物越境转移及其处置巴塞尔公约》的控制转移名单。1995 年 10 月颁布的《中华人民共和国固体废物污染环境防治法》（2004 年修订），2003 年《中华人民共和国放射性污染防治法》、2004 年修订的《中华人民共和国传染病防治法》和 2006 年《最高人民法院关于审理环境污染刑事案件具体应用法律若干问题的解释》等法律文件，均对医疗废物的处置、相关责任及违规处罚原则进行了规定。2004 年 11 月 11 日《关于持久性有机污染物的斯德哥尔摩公约》在我国生效，公约将医疗废物列为二噁英类的重要排放源，要求每一缔约方应采取必要的行政和法律措施，减少公约所列的二噁英类的人为来源的排放。

据调查，我国医疗废弃物按照 3%～6%的速度逐年递增，为此，我国于 1998 年颁布的《国家危险废物名录》也将医疗废物列入危险废物，加以严格管理。此后颁布的《危险废物转移联单管理办法》（1999 年）、《危险废物焚烧污染控制标准》（GB18484-2001）、《危险废物填埋污染控制标准》（GB18598-2001）、《危险废物贮存污染控制标准》（GB18597-2001）和《危险化学品管理条例》2002 年，对医疗废物的分类和处理进行了规范。

特别指出的是，2003 年国务院颁布了《医疗废物管理条例》及其相关的配套文件：《医疗卫生机构医疗废物管理办法》、《医疗废物分类目录》、《医疗废物包装物、容器标准和标识》、《医疗废物集中处置技术规范》、《医疗废物管理行政处罚办法（试行）》等。以及《医疗废物转运车技术要求（试行）》（GB 19217-2003）和《医疗废物焚烧炉技术要求（试行）》（GB 19218-2003）。比较全面地规定了我国医疗废物处理的原则和具体要求，规范了我国医疗废物分类收集，集中处置流程和相关的要求，极大地促进了我国医疗废物管理的规范化。

此后，还陆续颁布的《危险废物经营许可证管理办法》（2004 年）、《危险废物集中焚烧处置工程建设技术要求（试行）》（2004 年）、《医疗废物集中焚烧处置工程建设技术要求（试行）》（2004 年）、《医疗机构水污染物排放标准》（GB18466-2005）和《医疗废物集中处置技术规范（征求意见稿）》（2009 年）等标准。

国家卫生部 2005 年印发的《关于明确医疗废物分类有关问题的通知》和 2006 年印发的《医院感染管理办法》对医疗机构医疗废物管理提出了新的要求。

在重大应急事件的处理中，我国有关部门也出台了相关规定。如：面对 2003 年突如其来的 SARS 疫情，国家环境保护总局印发了《“SARS”病毒污染的污水应急处理技术方案》和《“SARS”病毒污染的废弃物应急处理处置技术方案》，以及《地震灾区医疗废物安全处置技术指南（暂行）》（2008年）和《应对甲型H1N1流感疫情医疗废物管理预案》（2009年）等文件。

为了加强医用微生物、人体物质、科研用生物制品、血液及其制品等医用特殊物品的管理，2003年下发了《关于加强医用特殊物品出入境卫生检疫管理的通知》和《尸体出入境和尸体处理的管理规定》（2006年）、《关于山东省济宁医学院附属医院丢弃婴儿遗体事件的通报》（2010）等文件，加强了人体医疗废物的处理要求。

在放射性废物处理中，除了2003年颁布的《中华人民共和国放射性污染防治法》，还有《医用放射性废物管理卫生防护标准》（GBZ 133-2009）和《人体体表放射性核素污染处理规范》（GBZ/T 216-2009）等相关规定。

最近，又对有些规范进行了修订，如卫生部医院感染控制标准委员会正在修订《医疗废物分类目录》等。

综上所述，对建立健全我国医疗废物集中处理和无害化处置机制，发挥了极大的促进作用，使我国医疗废物管理走上了科学化、法制化、规范化的道路。

第三节　案例分析

案例一

某废物收购站人员利用某医院医疗废物管理中的疏漏，将暂时贮存地的医疗废物私自转运，在未取得当地环保部门颁发的危险废物经营许可证的情况下，非法收集、储存使用过的一次性输液器、输血袋等医疗废物，进行简单的清洗，将其加工成塑料颗粒，再向塑料制品加工厂出售，制作成餐具、杯子等物品进行出售。有关部门查获数十吨医疗废物，经过调查审理，法院宣判其主要责任人员犯非法买卖危险物质罪，并予判处有期徒刑刑罚。当地市卫生行政部门责成区卫生行政部门对该医院作出严肃处理，追究有关责任人管理责任，给予院长记过处分，院党总支书降级处分，副院长记大过处分；给予总务科科长、保卫科副科长撤职处分，感染管理科副科长记大过处分；按照有关规定，区卫生行政部门对医院作出警告并罚款人民币壹万元的处罚决定，并责令其立即改正。

案例二

某网站接到某市群众举报，反映该市某医院随意将医疗废物和生活垃圾混在一起堆放，而且一并放在锅炉内焚烧。记者暗访了该医院，在其门诊部二楼和三楼的楼道，发现用黄色袋子装的医疗废物堆放在楼道里，地上有丢弃的一次输液管、输液瓶等医疗废物，还有带血的药棉散落在地上。在医院后院，记者发现一个写有“医疗废物暂存处”的屋子，屋子旁边有针头、输液管等未烧尽的医疗废物，在紧邻屋子的锅炉房旁边、炉渣里发现针头等医疗废物。

以上案例提出下列问题：

1. 什么是医疗废物和生活垃圾，医疗废物的分类情况法律如何规定？
2. 医疗废物与生活垃圾应该如何分类收集？
3. 暂时贮存医疗废物有什么要求？
4. 医院应该将医疗废物交由谁处理？
5. 医疗废物的交接有什么要求？
6. 医疗废物的运送有什么要求？
7. 医疗废物的处置有什么要求？
8. 医院在医疗废物管理工作中的重点是什么？
9. 违反医疗废弃物管理规定的法律责任如何？
10. 医疗卫生机构所处地区暂时还不具备医疗废物处理条件，应该如何处理？

1. 什么是医疗废物和生活垃圾，医疗废物的分类情况法律如何规定？

医疗废物的概念

根据我国2003年出台的《医疗废物管理条例》第二条，医疗废物是指医疗卫生机构在医疗、预防、保健以及其他相关活动中产生的具有直接或者间接感染性、毒性以及其他危害性的废物。《条例》第三条第二款规定，医疗卫生机构废弃的麻醉、精神、放射性、毒性等药品及其相关的废物的管理，依照有关法律、行政法规和国家有关规定、标准执行；第二十条规定，医疗卫生机构产生的污水、传染病病人或者疑似传染病病人的排泄物，应当按照国家规定严格消毒；达到国家规定的排放标准后，方可排入污水处理系统。因此，条例中医疗废物的概念有广义与狭义之分，现行《医疗废物分类目录》（卫医发［2003］287 号）将医疗废物分为感染性废物、病理性废物、损伤性废物、药物性废物和化学性废物五大类，暂未将放射性废物和毒、麻、精神药品相关废物以及医疗污水等归类在内。

医疗废物的分类，详见《医疗废物分类目录》

关于医疗废物，我国在不同领域还有一些相关规定：

1. 国家环境保护总局（环函［2004］96 号）规定，使用后的一次性使用的医疗器械属于医疗废物。

2. 卫生部办公厅（卫办医发［2004］201 号）规定，禁止将医疗废物交由未经设区市级以上环境保护行政部门许可的医疗废物集中处置单位处置；禁止任何单位或者个人买卖、丢弃医疗废物和回收利用医疗废物。通知特别指出，使用后的一次性医疗器械，均作为感染性医疗废物，直接放入医疗废物专用包装物或者容器中，针头、刀片等锐器放入符合规定的锐器盒中，一并交由经设区市级以上环境保护行政部门许可的医疗废物集中处置单位进行处置。

3. 卫生部卫生政策法规司（卫政法发［2005］123 号）规定，产妇分娩后胎盘应当归产妇所有。产妇放弃或者捐献胎盘的，可以由医疗机构进行处置。任何单位和个人不得买卖胎盘。如果胎盘可能造成传染病传播的，医疗机构应当及时告知产妇，按照《传染病防治法》、《医疗废物管理条例》的有关规定进行消毒处理，并按照医疗废物进行处置。

4. 卫生部办公厅（卫办医发［2005］292 号）规定，使用后的一次性医疗器械属于医疗废物，使用后的一次性医疗器械，不论是否剪除针头，是否被病人体液、血液、排泄物污染，均属于医疗废物，应作为医疗废物进行管理。使用后的输液瓶不属于医疗废物。使用后的各种玻璃（一次性塑料）输液瓶（袋），未被病人血液、体液、排泄物污染的，不属于医疗废物，不必按照医疗废物进行管理，但这类废物回收利用时不能用于原用途，用于其他用途时应符合不危害人体健康的原则。

5. 卫生部办公厅（卫办医政发［2010］60 号）规定，胎儿遗体、婴儿遗体纳入遗体管理，依照《殡葬管理条例》的规定，进行妥善处置。严禁将胎儿遗体、婴儿遗体按医疗废物实施处置。

生活垃圾的概念

对于生活垃圾，目前相关法律法规没有明确的定义，但是我们认为，一般来讲除了医疗废物、放射性废物、毒麻精神药品类废物以及医疗污水类废物以外，医院内产生的其他无害废物均属于生活垃圾。有统计表明生活垃圾约占医院废物总量的75%~90%，这些垃圾如果都按医疗废物处理会大大增加社会经济负担与环境负担，根据环保总局减量化、资源化、无害化的原则，这些生活垃圾可以按照普通垃圾来处理，以减小处置成本，减少资源浪费。

2. 医疗废物与生活垃圾应该如何分类收集?

由于医疗废物可能存在的危险性，各国均对之进行特殊管理，其中医疗废物分类收集管理，则是管理医疗废物的关键。

《中华人民共和国固体废物污染环境防治法》第五十八条规定：收集、贮存危险废物，必须按照危险废物特性分类进行。禁止混合收集、贮存、运输、处置性质不相容而未经安全性处置的危险废物。

《医疗废物管理条例》第十六条规定，医疗卫生机构应当及时收集本单位产生的医疗废物，并按照类别分置于防渗漏、防锐器穿透的专用包装物或者密闭的容器内。

因为医疗废物处理标准高、花费高，根据环保总局最小量化的原则，医院内产生的生活垃圾可以按照普通生活垃圾来处理，因此生活垃圾和医疗废物在医院内需要进行分类收集。

根据《医疗废物专用包装物、容器的标准和警示标识的规定》，分类收集医疗废物的包装袋、利器盒以及周转箱（桶）的规格参数均要符合该规定的一系列具体要求。

《医疗卫生机构医疗废物管理办法》第十一条规定：医疗卫生机构应当按照以下要求，及时分类收集医疗废物：

（一）根据医疗废物的类别，将医疗废物分置于符合《医疗废物专用包装物、容器的标准和警示标识的规定》的包装物或者容器内；

（二）在盛装医疗废物前，应当对医疗废物包装物或者容器进行认真检查，确保无破损、渗漏和其他缺陷；

（三）感染性废物、病理性废物、损伤性废物、药物性废物及化学性废物不能混合收集。少量的药物性废物可以混入感染性废物，但应当在标签上注明；

（四）废弃的麻醉、精神、放射性、毒性等药品及其相关的废物的管理，依照有关法律、行政法规和国家有关规定、标准执行；

（五）化学性废物中批量的废化学试剂、废消毒剂应当交由专门机构处置；

（六）批量的含有汞的体温计、血压计等医疗器具报废时，应当交由专门机构处置；

（七）医疗废物中病原体的培养基、标本和菌种、毒种保存液等高危险废物，应当首先在产生地点进行压力蒸汽灭菌或者化学消毒处理，然后按感染性废物收集处理；

（八）隔离的传染病病人或者疑似传染病病人产生的具有传染性的排泄物，应当按照国家规定严格消毒，达到国家规定的排放标准后方可排入污水处理系统；

（九）隔离的传染病病人或者疑似传染病病人产生的医疗废物应当使用双层包装物，并及时密封；

（十）放入包装物或者容器内的感染性废物、病理性废物、损伤性废物不得取出。

第十二条 医疗卫生机构内医疗废物产生地点应当有医疗废物分类收集方法的示意图或者文字说明。

第十三条 盛装的医疗废物达到包装物或者容器的3/4时，应当使用有效的封口方式，使包装物或者容器的封口紧实、严密。

第十四条 包装物或者容器的外表面被感染性废物污染时，应当对被污染处进行消毒处理或者增加一层包装。

第十五条 盛装医疗废物的每个包装物、容器外表面应当有警示标识，在每个包装物、容器上应当系中文标签，中文标签的内容应当包括：医疗废物产生单位、产生日期、类别及需要的特别说明等。

3. 暂时贮存医疗废物有什么要求?

根据《医疗卫生机构医疗废物管理办法》的规定：

第十六条 运送人员每天从医疗废物产生地点将分类包装的医疗废物按照规定的时间和路线运送至内部指定的暂时贮存地点。

第十七条 运送人员在运送医疗废物前，应当检查包装物或者容器的标识、标签及封口是否符合要求，不得将不符合要求的医疗废物运送至暂时贮存地点。

第十八条 运送人员在运送医疗废物时，应当防止造成包装物或容器破损和医疗废物的流失、泄漏和扩散，并防止医疗废物直接接触身体。

第十九条 运送医疗废物应当使用防渗漏、防遗撒、无锐利边角、易于装卸和清洁的专用运送工具。

每天运送工作结束后，应当对运送工具及时进行清洁和消毒。

第二十条 医疗卫生机构应当建立医疗废物暂时贮存设施、设备，不得露天存放医疗废物；医疗废物暂时贮存的时间不得超过2天。

第二十一条 医疗卫生机构建立的医疗废物暂时贮存设施、设备应当达到以下要求：

（一）远离医疗区、食品加工区、人员活动区和生活垃圾存放场所，方便医疗废物运送人员及运送工具、车辆的出入；

（二）有严密的封闭措施，设专（兼）职人员管理，防止非工作人员接触医疗废物；

（三）有防鼠、防蚊蝇、防蟑螂的安全措施；

（四）防止渗漏和雨水冲刷；

（五）易于清洁和消毒；

（六）避免阳光直射；

（七）设有明显的医疗废物警示标识和“禁止吸烟、饮食”的警示标识。

第二十二条 暂时贮存病理性废物，应当具备低温贮存或者防腐条件。

关于医疗废物暂时贮存的具体规定，见于《医疗废物集中处置技术规范》的第五部分，规定包括设有住院病床的医疗卫生机构应建立专门的医疗废物暂时贮存库房（详细标准见《技术规范》）；不设住院病床的医疗卫生机构，如门诊部、诊所、医疗教学、科研机构，难以设置独立的医疗废物暂时贮存库房时，应设立专门的医疗废物专用暂时贮存柜（箱）（详细标准见《技术规范》）。医疗废物的暂时贮存设施、设备应符合《医疗废物集中处置技术规范》，远离医疗区、食品加工区和人员活动区以及生活垃圾存放场所，并设置明显的警示标识和防渗漏、防鼠、防蚊蝇、防蟑螂、防盗以及预防儿童接触等安全措施，还应当定期消毒和清洁。医疗机构不得露天存放医疗废物，暂时贮存尽量做到日产日清（详细标准见《技术规范》）。

4. 医院应该将医疗废物交由谁处理?

由于医疗废物具有极大的危险性，已经被列入《国家危险废物名录》，根据《危险废物经营许可证管理办法》规定：危险废物的经营者需要符合一定的技术、设备以及人员条件，经过有关部门的行政许可，才能够进行此类经营。

同时，我国《医疗废物管理条例》第二十二条也规定：从事医疗废物集中处置活动的单位，应当向县级以上人民政府环境保护行政主管部门申请领取经营许可证；未取得经营许可证的单位，不得从事有关医疗废物集中处置的活动。

因此，医院必须将医疗废物交由具有经营资格的危险废物处置单位进行处置，才符合医疗废物管理相关规定，并保存医疗废物集中处置单位的经营许可证件。

5. 医疗废物的交接有什么要求?

根据《医疗废物集中处置技术规范》第六部分的内容，医疗废物运送人员在接收医疗废物时，应从外观检查医疗卫生机构是否按规定进行包装、标志，并盛装于周转箱内，不得打开包装袋取出医疗废物。对包装破损、包装外表污染或未盛装于周转箱内的医疗废物，医疗废物运送人员应要求医疗卫生机构重新包装、标志，并盛装于周转箱内，并向当地环保部门报告（详细标准见《技术规范》）。

医疗卫生机构交予处置的废物采用《危险废物转移联单（医疗废物专用）》（详见《医疗废物集中处置技术规范》）管理。每车每次运送的医疗废物采用《医疗废物运送登记卡》（详见《医疗废物集中处置技术规范》）管理，一车一卡，由医疗卫生机构交接人员填写并签字。当医疗废物运至处置单位时，处置单位接收人员确认该登记卡上填写的医疗废物数量真实、准确后签收。医疗废物处置单位应将交接情况每月报当地环保主管部门（详细标准见《技术规范》）。

6. 医疗废物的运送有什么要求?

根据《医疗废物集中处置技术规范》第七部分的内容，医疗废物运送应使用专用车辆，车辆厢体应与驾驶室分离并密闭，并符合防水、耐腐蚀、易清洗等技术标准。运送车辆应配备《危险废物转移联单》、《医疗废物运送登记卡》、运送路线图、通讯设备及全球定位设备、相关人员电话、收集医疗废物的工具、消毒器具与药品、备用的医疗废物专用袋和利器盒、备用的人员防护用品等物品。运送路线应尽量避开人口密集区域和交通拥堵道路，运送车辆应保证车况良好，不得搭乘无关人员、混载其他货物，每车运送完毕均应消毒、清洗且至少两天清洗一次，水域运送需满足相应的技术要求。运送人员应具备一定的专业技能，且应符合相应的职业卫生防护标准。运输过程中对于可能发生的紧急情况，应具备相应的预案（详细标准见《技术规范》）。

7. 医疗废物的处置有什么要求?

我国医疗废物的处理采用集中处置制度。

根据《医疗废物管理条例》第二十三条，医疗废物集中处置单位，应当符合下列条件：

（一）具有符合环境保护和卫生要求的医疗废物贮存、处置设施或者设备；

（二）具有经过培训的技术人员以及相应的技术工人；

（三）具有负责医疗废物处置效果检测、评价工作的机构和人员；

（四）具有保证医疗废物安全处置的规章制度。

第二十四条 医疗废物集中处置单位的贮存、处置设施，应当远离居（村）民居住区、水源保护区和交通干道，与工厂、企业等工作场所有适当的安全防护距离，并符合国务院环境保护行政主管部门的规定。

第二十五条 医疗废物集中处置单位应当至少每2天到医疗卫生机构收集、运送一次医疗废物，并负责医疗废物的贮存、处置。

第二十六条 医疗废物集中处置单位运送医疗废物，应当遵守国家有关危险货物运输管理的规定，使用有明显医疗废物标识的专用车辆。医疗废物专用车辆应当达到防渗漏、防遗撒以及其他环境保护和卫生要求。

运送医疗废物的专用车辆使用后，应当在医疗废物集中处置场所内及时进行消毒和清洁。

运送医疗废物的专用车辆不得运送其他物品。

第二十七条 医疗废物集中处置单位在运送医疗废物过程中应当确保安全，不得丢弃、遗撒医疗废物。

第二十八条 医疗废物集中处置单位应当安装污染物排放在线监控装置，并确保监控装置经常处于正常运行状态。

第二十九条 医疗废物集中处置单位处置医疗废物，应当符合国家规定的环境保护、卫生标准、规范。

第三十条 医疗废物集中处置单位应当按照环境保护行政主管部门和卫生行政主管部门的规定，定期对医疗废物处置设施的环境污染防治和卫生学效果进行检测、评价。检测、评价结果存入医疗废物集中处置单位档案，每半年向所在地环境保护行政主管部门和卫生行政主管部门报告一次。

根据上述规定，在《医疗废物集中处置技术规范》中对于处置场选址、处置场的设施要求、医疗废物的接收和记录、医疗废物在处置场内的暂时贮存以及医疗废物的处置技术要求还有十分详细的、各类技术参数的规定。

8. 医院医疗废物管理工作的重点是什么?

根据《医疗废物处理条例》第七条　医疗卫生机构和医疗废物集中处置单位，应当建立、健全医疗废物管理责任制，其法定代表人为第一责任人，切实履行职责，防止因医疗废物导致传染病传播和环境污染事故。

第八条　医疗卫生机构和医疗废物集中处置单位，应当制定与医疗废物安全处置有关的规章制度和在发生意外事故时的应急方案；设置监控部门或者专（兼）职人员，负责检查、督促、落实本单位医疗废物的管理工作，防止违反本条例的行为发生。

第九条　医疗卫生机构和医疗废物集中处置单位，应当对本单位从事医疗废物收集、运送、贮存、处置等工作的人员和管理人员，进行相关法律和专业技术、安全防护以及紧急处理等知识的培训。

其中，医疗废物的分类收集是医疗废物管理的第一步，也是能否做好医疗废物管理工作的重点所在，医院要规范内部管理，将医疗废物管理纳入医院综合目标管理考核，切实做好医疗废物的分类收集工作，特别是要重点加强感染性、损伤性和病理性废物的管理。医疗废物的分类收集工作与运送、暂时贮存等工作的不同之处在于它不仅仅需要专人负责与管理监督，更需要每一位医务工作者的知晓与配合，在每一件医疗废物的处理中自觉的、正确的进行分类。因此，医疗机构应该重视对于相关人员的规范化培训工作，将医疗废物的分类工作作为全体医务人员医疗废物管理工作培训的重点内容。

9. 违反医疗废弃物管理规定的法律责任如何?

由于医疗废物中可能存在传染性病菌、病毒、化学污染物及放射性等有害物质，具有极大的危险性，在国外被视为“顶级危险”和“致命杀手”；医疗废物具有极强的传染性、生物毒性和腐蚀性，排放管理不严或处理不当，会造成对水体、大气、土壤的污染及对人体的直接危害，导致疾病的传播，且医疗废物所造成的环境污染危害，不仅范围广泛，后果往往也十分严重，不但危害人体健康和生命，还会妨碍经济建设，威胁人类的生存和发展。因此，我国法律、法规规定了以违法为前提条件的行政处罚和刑事责任，以及以实际发生为条件的民事赔偿责任。

行政责任

根据我国《中华人民共和国固体废物污染环境防治法》、《医疗废物管理条例》等，违反医疗废弃物管理规定的行政处罚包括责令停止违法行为、没收违法所得、罚款、停业等。

《医疗废物管理条例》针对违法行为的严重性不同，规定了不同的行政处罚等级，详见《医疗废物管理条例》第四十五条、四十六条、四十七、四十八、四十九、五十、五十一、五十二、五十三条相关处罚条款。

在案例一中，医院医疗废物管理中存在的疏漏，就可能是存在《医疗废物管理条例》中第四十五条至第四十七条中的诸种情况，比较常见的包括没有设置专门的管理负责人员，平时培训不到位，医疗废物暂时贮存环境不符合规定，没有充分的防盗措施等等。《医疗废物处理条例》第七条中将医院的法定代表人列为加强医疗卫生机构的第一责任人，要求医疗卫生机构建立、健全医疗废物管理责任制，就是为了能够引起有关人员的高度重视，通过各种有效防范措施来避免此类疏漏的存在，这就明确了医疗卫生机构管理人员的责任，使每一个环节的管理安排必须做到责任到物、行为到人，案例一中医院管理人员由工作疏漏承担管理责任的依据在于此。

刑事责任

《刑法》修正案三中规定了非法买卖危险物质罪：非法制造、买卖、运输、储存毒害性、放射性、传染病病原体等物质，危害公共安全的，处三年以上十年以下有期徒刑；情节严重的，处十年以上有期徒刑、无期徒刑或者死刑。《医疗废物管理条例》的第四十七条至第五十一条也列出了可能构成犯罪、要追究刑事责任的情形。

案例一中，废物收购站人员将使用过的一次性输液器、输血袋等医疗废物简单清洗后制作成其他塑料制品。根据卫办医发（2005）292号文件，使用后的一次性医疗器械属于医疗废物，使用后的一次性医疗器械，不论是否剪除针头，是否被病人体液、血液、排泄物污染，均属于医疗废物，应作为医疗废物进行管理。因此，该案例中废物收购站人员的行为属于未经许可私自处置医疗废物的行为，触犯了非法买卖危险物质罪，因为其被查处的医疗废物有数十吨重，具有社会危害性，故而最终被判处三年的有期徒刑刑罚。由此可见，这些医疗废弃物在废物收购站人的眼中，仅仅是一些具备再生和利用价值的废旧塑料，而医疗废弃物对于社会，却是疾病潜在的传染源，废物收购站人员由于相关知识较为匮乏，不了解医疗废弃物的潜在危害性，故而触犯了刑法，这也暴露出我们日常社会宣传工作的不足，针对特定的环节和流程的宣传，能够从最大程度上帮助避免此类情况的发生。

需要提及的是，目前针对这一类情况，也有一些不同的学术意见，有的学者认为普通病人的一次性输液器等医疗废物不具有其他医疗废物那样严重的危险性，根据环保总局资源化、最小量化的原则，也可以允许经过一定的消毒程序后将该类废物再生处理，但是无论如何，像案例一中仅仅将这类医疗废物做简单清洗便再生利用的情况，仍然存在一定危害社会的可能性，应引起相关人员的重视。

民事责任

根据《中华人民共和国固体废物污染环境防治法》第八十四条受到固体废物污染损害的单位和个人，有权要求依法赔偿损失。

赔偿责任和赔偿金额的纠纷，可以根据当事人的请求，由环境保护行政主管部门或者其他固体废物污染环境防治工作的监督管理部门调解处理；调解不成的，当事人可以向人民法院提起诉讼。当事人也可以直接向人民法院提起诉讼。

国家鼓励法律服务机构对固体废物污染环境诉讼中的受害人提供法律援助。

第八十五条 造成固体废物污染环境的，应当排除危害，依法赔偿损失，并采取措施恢复环境原状。

根据《医疗废物管理条例》第五十四条医疗卫生机构、医疗废物集中处置单位违反本条例规定，导致传染病传播或者发生环境污染事故，给他人造成损害的，依法承担民事赔偿责任。

由于医疗废弃物巨大的潜在危险性，可能损害到人民群众的生命、健康权利，其所带来的民事赔偿问题也不容忽视。目前我国佛山等地已经出现了由于医疗垃圾倾倒纠纷而产生的天价索赔案，咸阳市出现了由于医疗废物误伤儿童而导致的损害赔偿案件，随着我国公民维权意识的逐渐增强，这类案件也会越来越多，对医疗卫生机构而言，重视医疗废物的处理也是避免潜在经济损失的重要手段。

10. 医疗卫生机构所处地区暂时还不具备医疗废物处理条件，应该如何处理？

案例二中出现的医院私自焚毁医疗废物的情况，目前在我国并不是个别情况，由于经济条件、技术条件等原因的限制，许多地方医疗卫生机构仍有私自焚烧医疗废物以及买卖医疗废物的情况。根据我国2003年颁布的《医疗废物处理条例》规定，在该《条例》实施后，设区的市级以上城市应当在1年内建成医疗废物集中处置设施；县级市应当在2年内建成医疗废物集中处置设施，但就我国的现实情况，目前仍有一些经济相对不发达地区并不完全具备这项条件。

国家发展和改革委员会会同国家环保总局编制的《全国危险废物和医疗废物处置设施建设规划》，也概括指出了我国医疗废物集中处置的现状，反映了医疗废物管理水平的不足，国家已经建立了危险废物和医疗废物处置设施建设中央预算内专项资金（国债）投资计划，主要针对一些不具备医疗废物集中处置条件的地区，不断增强协调力度，不断扩大覆盖范围，逐步实现规范操作和管理。

针对尚未建成医疗废物集中处置设施的地区，我国《医疗废物处理条例》第三十三条第二款规定，在尚未建成医疗废物集中处置设施期间，有关地方人民政府应当组织制定符合环境保护和卫生要求的医疗废物过渡性处置方案，确定医疗废物收集、运送、处置方式和处置单位。根据《条例》第二十七条的规定，不具备集中处置医疗废物条件的农村地区，医疗卫生机构应当按照当地卫生行政主管部门和环境保护行政主管部门的要求，自行就地处置其产生的医疗废物。自行处置医疗废物的，应当符合以下基本要求：

（一）使用后的一次性医疗器具和容易致人损伤的医疗废物应当消毒并作毁形处理；

（二）能够焚烧的，应当及时焚烧；

（三）不能焚烧的，应当消毒后集中填埋。

案例三　婴儿遗体丢弃事件

2010年，卫生部对某医学院附属医院丢弃婴儿遗体事件进行了通报，2010年3月29日，某省某市一条河边发现21具被丢弃的婴儿遗体。接到市民举报后，有关部门成立联合调查组。经查实，该省某医学院附属医院太平间工作人员与死亡婴儿的家长私自达成处置遗体的口头协议，并收取费用。当太平间冰柜储存婴儿遗体达到一定数量后，太平间工作人员雇佣社会人员将婴儿遗体运送到某条河附近进行处置。根据调查结果，该市委、市政府责成该市卫生局向社会道歉，该医学院附属医院对有关责任人作出处理，免去该院分管副院长职务；撤销后勤处处长、副处长职务；对医院太平间2名工作人员予以开除，市公安局依法对该2人实施了治安拘留。

案例四 “胎盘宴”事件

2004年11月，某市一家饭店将民间传说为具有“神奇大补功效”的胎盘引上餐桌，据饭店工作人员介绍，这些胎盘都是从当地一家医院买来的，这家医院在出售婴儿胎盘时专门为购买者出具胎盘的化验单，以证明胎盘没有乙肝病毒和其他传染病病原体。此事一经媒体报道，立即引发社会广泛关注和热烈讨论。

案例五 病人家属要求带术后肢体出境

2011年上半年某院就遇到过一例外国女患者的术后肢体处理问题，患者因车祸后伤口重度感染，医院进行了截肢手术，病人术后截下的肢体，医务人员按惯例将病体肢体送到医疗废物暂存处，准备按医疗废物处理。因宗教信仰原因，病人家属提出要将肢体保存，将来带回自己国家去的要求，引出了许多管理问题，如何保存肢体，具体的办理手续，肢体出境要求都需要医务人员和相关管理者了解。

以上案例提出下列问题：

1. 胎儿、婴儿遗体应该如何处理?

2. 医疗卫生机构在院区内发现被抛弃的无名死胎及婴儿尸体，应该如何处理?

3. 产妇的胎盘应该如何处理?

4. 病人术后肢体、器官的处理?

1. 胎儿、婴儿遗体应该如何处理?

有关胎儿遗体、婴儿遗体的处理问题，曾经有过一段规定的空白期，在胎儿遗体、婴儿遗体的处理尚没有法律明确规定，部分有焚化炉的医院采用自行焚烧方法处理，部分没有焚化炉的医院则采用抛弃、掩埋方式处理，也有一些医疗机构交给未取得相关资质的机构处理。社会上也发生了多起为节省殡葬费用而将胎儿遗体、婴儿遗体丢弃的事件。

根据人民卫生出版社《组织胚胎学》的定义，人体胚胎在母体子宫发育为38周（266天、足月儿），分为两个时期，从胚胎外形的建立到8周末初具人形，为胚胎期，发育的结果称之为胚胎或胚芽，从第九周至出生，发育的结果称之为胎儿。根据人民卫生出版社《儿科学》，婴儿期是指出生后到满1周岁前。我国《中华人民共和国民法通则》第九条规定，公民从出生时起到死亡时止，具有民事权利能力，依法享有民事权利，承担民事义务。也就是说我国对自然人的民事权利的保护始于胎儿脱离母体并保有生命，此时其便具备了自然人的特征，具备民事权利能力并受到法律的保护。这与医学上将娩出后建立有效呼吸、循环的称为婴儿或新生儿，未建立有效呼吸循环的称之为死胎的分类方法相一致。

对于婴儿，由于其出生时曾经建立过有效的呼吸、循环，因此根据我国法律，其已经具备了自然人的特征，死亡后的尸体，理应按照遗体进行管理，虽然在实践中也有个别医疗卫生机构未按照遗体处理，但是在这一点上一直以来都不存在争议。而对于胎儿来讲，由于其离开母体时未曾建立有效的呼吸或循环，因此也就不具备自然人的特征，其尸体是应该按照遗体进行管理，还是按照医疗废弃物进行管理，学术界一直存在着一定的争议，在相关管理规定的空白期，地方上出现了一些不够规范的做法，抛弃、掩埋婴儿尸体的事件屡有报道。

针对这一情况，卫生部办公厅在卫办医政发［2010］60号文中进行规定，对各级各类医疗机构进行了统一的要求：

（一）依法妥善处置，实施责任追究。医疗机构必须将胎儿遗体、婴儿遗体纳入遗体管理，依照《殡葬管理条例》的规定，进行妥善处置。严禁将胎儿遗体、婴儿遗体按医疗废物实施处置。根据《尸体出入境和尸体处理的管理规定》，严禁医疗机构及其工作人员从事患者尸体买卖和各种营利性活动。各级卫生行政部门要认真履行监管职责，对违反规定的医疗机构和工作人员要进行严肃查处。

（二）加强内部管理，规范尸体处置。各级各类医疗机构必须高度重视患者尸体的管理工作，建立健全太平间工作制度，完善患者尸体的登记、交接、转运、存放、处理等各环节的工作规则，明确工作人员职责，落实岗位责任，确保患者尸体的规范管理。

（三）组织全面检查，堵塞薄弱环节。各级各类医疗机构要立即进行自查自纠，以胎儿、婴儿尸体处置为重点，对太平间、妇产科、儿科、手术室等重点部门进行全面检查，健全规章制度，强化责任意识，落实管理措施。各级卫生行政部门要加强对医疗机构的检查和监管，及时发现问题，坚决予以纠正；对发生类似事件的医疗机构及相关工作人员必须严肃追究责任。

（四）加强职业道德教育，提升人文素养。各级卫生行政部门和医疗机构要进一步加强全员性职业道德教育，牢固树立“以病人为中心”的服务理念，奉行关爱生命的人道主义精神，尊重生命，维护生命尊严，遵守职业道德，提高人文素养。医疗机构要将职业道德教育纳入工作人员的继续教育工作中，采取有效措施，不断提高工作人员的职业素养。

因此根据该规定，死胎和婴儿尸体均应按照遗体、依照《殡葬管理条例》进行处理，将之交由家属进行处置。如果家属不愿自行处置，可以委托医院处理，但要签署委托书并支付相应的费用，由医院按照殡葬的规定交由殡仪馆处理。由此，我国确立了相关的处理规范，将死胎以及婴儿尸体按照遗体来处理，是对我国人类遗体处理规范的《殡葬管理条例》的有效补充，这不仅是对人类的尊重，更是法律精神的要求。

在现实情况中，目前在地方上仍有一些医院和家属对这一规范尚不知晓，或者不能认识到这一规范的重要性，我们应该加大法律宣传，进一步提高公众以及医疗卫生机构的法律意识，从规范公众的思想、法律意识做起，逐步杜绝随意抛弃、掩埋、焚化胎儿遗体和婴儿遗体的现象。

2. 医疗卫生机构在院区内发现无名死胎、婴儿尸体，应该如何处理?

目前大多数医疗卫生机构胎儿及婴儿遗体的管理机制已经趋于规范，但是也面临着各种问题，媒体曾报道过数起医院内发生家属不愿处置死胎及婴儿尸体、也不愿意支付委托管理费用而将死胎及婴儿尸体随意丢弃在院区的情况，而且由于某些地方特殊的风俗习惯，类似问题十分突出。

对于被遗弃的无名死胎、婴儿尸体，医疗卫生机构绝不能因为无人支付遗体处理费用而按照医疗废弃物私自处置焚烧，而仍应该按照遗体处理。虽然我国目前针对无名尸体、特别是无名死胎、婴儿尸体的处理并无统一的规定，但是各地均有针对无名尸体管理的相关规定或者处置规范，比如广州市的《无名尸体管理办法》规定“在医院正常死亡的尸体，由医院开具《死亡医学证明书》，姓名不详、身份不明的，由医院通知医院所在地的区、县级市公安分局进行拍照、登记、备案；在医院非正常死亡或卫生部门不能明确是否属正常死亡的，由医院通知医院所在地的区、县级市公安分局进行检验、鉴定、拍照、登记、出具《死亡医学证明书》。”

因此，在医疗卫生机构的相关人员发现无名死胎、婴儿尸体后，应立即通知保卫部门并向公安机关报案，听取当地公安部门的处理意见，当地公安部门经过勘查等规范程序，确定其是否属于正常死亡等情况之后，再纳入国家的管理程序，统一进行火化。在此我们也希望国家能够尽早出台统一的无名尸体、特别是无名死胎和婴儿尸体的处理规范，使得相关立法更加规范。

3. 产妇的胎盘应该如何处理？

根据人民卫生出版社《妇产科学》第七版对胎盘的定义，胎盘是母体与胎儿间进行物质交换的器官，是胚胎与母体组织的结合体。由于中医认为其具备一定的药用价值，因此也被称之为人胎衣、紫河车，也正是源于对胎盘的这一认识，胎盘的管理工作曾经一度出现了一些混乱局面，比如案例中的“胎盘宴”即属于这一情况。

针对这一情况，卫生部卫生政策法规司（卫政法发［2005］123号）规定，产妇分娩后胎盘应当归产妇所有。产妇放弃或者捐献胎盘的，可以由医疗机构进行处置。任何单位和个人不得买卖胎盘。在《医疗废物分类》中将胎盘也归属为医疗废物，因为，胎盘在孕妇妊娠期起到为胎儿输送血液营养的器官作用，但胎儿娩出后，胎盘的使命完结应当处理。鉴于胎盘的药用价值，正常孕妇按照卫生部规定有权自行处理。如果患传染病的孕妇胎盘可能造成传染病传播的，此时医疗机构应当及时告知产妇，按照《传染病防治法》、《医疗废物管理条例》的有关规定，必须由医疗机构进行消毒处理，并按照医疗废物进行处置。

解读本条规定，胎盘的所有权应归产妇本人，医疗卫生机构在为产妇接生的时候，应当告知其对胎盘的所有权情况，征求产妇的意见。产妇可以自行处置胎盘，或者交由医疗卫生机构代为处理，也可以选择将胎盘捐献给医学研究以及制药等用途。胎盘交由医疗机构进行处置且产妇未同意捐献的，应归为病理性废物，医疗机构所能进行的处置，必须只能是按照医疗废物进行处置。但是如果胎盘可能造成传染病传播的，鉴于可能危害到公共卫生安全，胎盘就不能归产妇所有，医疗机构有将胎盘进行强制性处理的权利以及义务，此时医疗卫生机构应当及时告知产妇，并按照相关规范进行处理，产妇此时也应该服从国家公共卫生政策的安排，将胎盘交由医疗机构处置。

因此，医疗卫生机构不能简单的将胎盘作为医疗废物处理，更不能将之进行买卖牟利。尽管胎盘在胎儿娩出后即不再具有功能，但是医疗机构对之的处置也应征求家属意见。值得强调的是，虽然胎盘归孕妇本人所有，但是根据卫生部关于“任何单位和个人不得买卖胎盘”的规定，孕妇其本人也不能对自己的胎盘进行买卖。

4. 病人术后肢体、器官的处理？

目前，医疗机构普遍存在着这样的困惑，病人术后的肢体、器官如何处理，按照医疗废物处理是否合乎国家法律？在这方面，还没有相关的法律法规规定，从物权的角度，或从人文关怀的角度，这些肢体和器官均应属于病人所有，如果病人委托医疗机构来处理，也存在一系列的法律规定要求，是否履行一定的委托手续？有委托手续后，医疗机构是否可以按照医疗废物来处理就可以了呢，其实这还是有些不妥之处，目前可以借鉴的处理方式，应该由医疗机构手术人员提出移交单，经保卫或治安部门审核，交由太平间人员集中冷冻收藏，存入冰柜内，数量达到一个成人体重量后，统一送至火化厂火化。如果病人要求自行处理，也要有相关的法律规定，指导病人或其家属正确的处理方式，不能由病人或病人家属带着肢体随便处理。如果允许病人或病人家属无规定的自行处理，一是会造成社会治安的问题，如何确认这些肢体不是他人损害所致。二是病人或家属处理不当，被他人发现肢体是否引起他人致伤的报案等问题。当然，如果病人的肢体或器官被传染病传染，由医疗机构按国家传染病防治法进行强制处理。案例 4 所遇到的问题即是如此。随着人们人权、法律意识的提高，这方面也存在着法律纠纷的可能，医院未履行相关法律手续，自行将病人的术后肢体按医疗废物处理，病人如何提出索要或相关诉讼，医疗应该如何应对？

国家环保总局《医疗废物集中焚烧处置工程建设技术要求（试行）》4.3.1 条款和《医疗废物集中处置技术规范（征求意见稿）》8.5.1.1 条款的规定：手术或尸检后能辨认的人体组织、器官及死胎宜送火葬场焚烧处理。因此，建议医疗机构建立本单位死亡病例处理、报告制度和流程，将近年国家对死亡医学证明书填写与上报的新要求和死婴（胎）、手术或尸检的肢体、器官处理的新要求，纳入本单位死亡病例上报、死婴（胎）、手术或尸检的肢体器官处理制度中。

具体做法是：胎儿遗体、手术或尸检后能辨认的人体组织、器官，由胎儿家长或患者家属填写《胎儿遗体、人体肢体（组织、器官）处理委托审批单》（不委托处理者也要在委托审批单中填写自行处理意见）后，由科室人员、患者家属签字，科室领导同意后，送保卫处签署意见（加盖公章）。委托医院处理者，科室将胎儿遗体、手术或尸检的人体组织、器官送至太平间，太平间负责保存和联系火葬场集中焚烧处理；不委托医院处理者应由胎儿家长或患者家属领取处理。科室、保卫处和太平间应保留相关文件并记录。

第四节 风 险 防 范

针对实践中遇到的问题，如何来防范，法律法规中是如何规定的。

一、坚持医疗废物处置的原则

1989 年《控制危险废物越境转移及其处置的巴塞尔公约》提出“谁污染谁赔偿的原则，预防的原则，责任心的原则，就近的原则”等。《21 世纪议程》1992 年（UNCED）联合国环境与发展会议通过，其推荐的措施如下：①尽可能大量回收再利用废弃物；②有利于安全、环境的方法；③填埋处置最终残留物；④产生者有责任处置。

我国在处理固体废物无害化、减量化、资源化三原则基础上，近年来发展为：医疗废物处置全过程管理、产生者付费、源头分类收集、存储警示密闭运输、就近集中处置和废物最小量（减少产生和容积）等原则，并在集中处置过程中，实现无害化、资源化。

（1）医疗废物处置全过程管理　《医疗废物管理条例》将医疗废物产生、分类收集、密闭包装到收集转运、贮存、处置的整个流程都处于严格的控制之下，对涉及医疗废物安全处置的各环节均提出了明确要求。医疗卫生机构和医疗废物集中处置单位，应当建立、健全医疗废物管理责任制，其法定代表人为第一责任人；应当制定与医疗废物安全处置有关的规章制度和在发生意外事故时的应急方案，设置监控部门或者专（兼）职人员，负责检查、督促、落实本单位医疗废物的管理工作；同时，执行危险废物转移联单管理制度；应当对医疗废物进行登记，登记内容应当包括医疗废物的来源、种类、重量或者数量、交接时间、处置方法、最终去向以及经办人签名等项目，登记资料至少保存 3 年；应当采取有效措施，防止医疗废物流失、泄漏、扩散。

（2）谁生产谁付费　《医疗废物管理条例》规定：医疗废物集中处置单位处置医疗废物，按照国家有关规定向医疗卫生机构收取医疗废物处置费用。医疗卫生机构按照规定支付的医疗废物处置费用，可以纳入医疗成本。

（3）源头分类收集　严格分类收集原则，严禁医疗废物与生活垃圾混合收集，有利于减少要处理的医疗废物量，降低对环境的风险，降低处理成本。

（4）存储警示密闭运输　医疗卫生机构应当按照类别分置于防渗漏、防锐器穿透的专用包装物或者密闭的容器内，其表面有明显的警示说明。如医疗废物包装袋、利器盒、周转箱等，颜色为黄色，印制医疗废物警示标识，如盛装感染性废物包装袋上加注“感染性废物”字样，利器盒在盒体侧面注明“损伤性废物”。医疗卫生机构应当使用防渗漏、防遗撒的专用运送工具，按照本单位确定的内部医疗废物运送时间、路线，将医疗废物收集、运送至暂时贮存地点。

（5）就近集中处置　为推进实现医疗废物集中处置的进程，《医疗废物管理条例》要求“医疗卫生机构应根据就近集中处置的原则，及时将医疗废物交由医疗废物集中处置单位处置”。各地区应利用和改造现有的固体废物处置和其他设施，对医疗废物集中处置能达到基本的环境保护和卫生要求。县级市以上均应建立集中处置设施和达到满足需要的处置能力。

（6）废物最小量（减少产生和容积）　使用后的输液瓶不属于医疗废物。使用后的各种玻璃（一次性塑料）输液瓶（袋），未被病人血液、体液、排泄物污染的，不属于医疗废物，不必按照医疗废物进行管理，但这类废物回收利用时不能用于原用途，用于其他用途时应符合不危害人体健康的原则。

（7）集中处置过程中，实现无害化、资源化　对医疗废物采取分类收集、尽快集中、妥善处置。对必须进行焚烧处置的医疗废物，确保无害化和无二次污染。同时，提倡资源的再利用和医疗废物的资源化，回收可利用资料，减少焚烧量，避免焚烧废物的范围被夸大和重焚烧轻利用等思路简单，做法单一的现象；充分利用垃圾焚烧发电为主的垃圾处理方式等进行资源综合利用，实现垃圾处理无害化、资源化。

二、努力做好医院的医疗废物管理

（1）医疗卫生机构应当建立、健全医疗废物管理责任制，其法定代表人或者主要负责人为第一责任人，切实履行职责，防止因医疗废物导致传染病传播和环境污染事故。

（2）医疗卫生机构应当制定与医疗废物安全处置有关的规章制度、工作流程和要求、有关人员的工作职责及发生意外事故时的应急方案。

（3）医疗机构应当根据《医疗废物分类目录》，对本单位的医疗废物实施分类、收集、暂存和交接等处置管理。

（4）医疗卫生机构应当对本单位从事医疗废物收集、运送、贮存、处置等工作的人员和管理人员，进行相关法律和专业技术、安全防护以及紧急处理等知识的培训；应当采取有效的职业卫生防护措施，配备必要的防护用品，定期进行健康检查；必要时，对有关人员进行免疫接种，防止其受到健康损害。

（5）医疗卫生机构应当对医疗废物进行登记，登记内容应包括医疗废物的来源、种类、重量或者数量、交接时间、处置方法、最终去向以及经办人签名等项目。登记资料至少保存 3 年。

（6）医疗卫生机构应当采取有效措施，防止医疗废物流失、泄漏、扩散。

（7）禁止任何单位和个人转让、买卖医疗废物；禁止在运送过程中丢弃医疗废物；禁止在非贮存地点倾倒、堆放医疗废物或者将医疗废物混入其他废物和生活垃圾。

（8）医疗卫生机构应当设置负责医疗废物管理的监控部门或者专（兼）职人员（感染管理科），负责检查、督促、落实本单位医疗废物的管理工作，防止违反本条例的行为发生。

（9）发生医疗废物流失、泄漏、扩散时，应在 48 小时内向所在地的卫生行政主管部门、环境保护行政主管部门报告；调查处理工作结束后，医疗卫生机构应当将调查处理结果报告。

发生因医疗废物管理不当导致 1 人以上死亡或者 3 人以上健康损害，需对致病人员提供医疗救护和现场救援的重大事故时，应当在 24 小时内向所在地的卫生行政主管部门、环境保护行政主管部门报告，采取相应紧急处理措施。

三、医疗废物的暂存与交接

（1）医疗废物暂存处管理要求：

具有住院病床的医疗卫生机构应建立专门的医疗废物暂时贮存库房；有明显警示标识；有专人管理、有关规章制度、工作程序及应急处理措施；医疗废物在暂存处贮存时间<2 天，冷藏<7 天，最好日产日清；暂存地定期消毒、做好交接记录〈医疗废物交接记录〉。

建立科室医疗废物交接登记本，登记内容：科室、日期、时间、废物来源与种类、重量和数量、交付者与接受者（院内收集运送人员）签名。医疗废物中病原体的培养基、标本和菌种、毒种保存液等高危险废物，要求必须在医疗废物产生科室先进行灭菌处理后，装入黄色包装袋，再送至暂存处。

医疗卫生机构应当使用防渗漏、防遗撒、有医疗废物标识的专用运送工具（转运箱和转运车），按照本单位确定的医疗废物运送时间、路线（如专用电梯等），将医疗废物从产生点收集、运送至暂时贮存地点。运送工具使用后应当在医疗卫生机构内指定的地点及时消毒和清洁。

（2）医疗废物暂存处的设施要求：

必须与生活垃圾存放地分开，有防雨淋的装置，地基高度应确保设施内不受雨洪冲击或浸泡；必须与医疗区、食品加工区和人员活动密集区隔开，方便医疗废物的装卸、装卸人员及运送车辆的出入；应有严密的封闭措施，设专人管理，避免非工作人员进出，以及防鼠、防蚊蝇、防蟑螂、防盗以及预防儿童接触等安全措施。

地面和1.0米高的墙裙须进行防渗处理，地面有良好的排水性能，易于清洁和消毒，产生的废水应采用管道直接排入医疗卫生机构内的医疗废水消毒、处理系统，禁止将产生的废水直接排入外环境。

库房外宜设有供水龙头，以供暂时贮存库房的清洗用；避免阳光直射库内，应有良好的照明设备和通风条件；库房内应张贴“禁止吸烟、饮食”的警示标识；在库房外的明显处同时设置危险废物和医疗废物的警示标识。

（3）专用暂时贮存柜（箱） 不设住院病床的医疗卫生机构，如门诊部、诊所、医疗教学、科研机构，当难以设置独立的医疗废物暂时贮存库房时，应设立专门的医疗废物专用暂时贮存柜（箱），基本要求比照暂存库房，可用冷藏柜（箱）作为医疗废物专用暂时贮存柜（箱）；也可用金属或硬制塑料制作，具有一定的强度，防渗漏。

（4）医疗卫生机构应当根据就近集中处置的原则，及时将医疗废物交给持有“危险废物经营许可资质”的医疗废物集中处置单位处置。在医疗废物集中处置单位的选择时，要审查其“危险废物综合经营许可证”，并进行复印备案。

（5）医疗卫生机构交予处置的废物采用危险废物转移联单管理。设区的市环保部门对医疗废物转移计划进行审批。在医疗卫生机构、集中处置单位及运送方式变化后，应对医疗废物转移计划进行重新审批。转移计划批准后，医疗废物产生单位和集中处置单位的日常医疗废物交接可采用简化的《危险废物转移联单》（医疗废物专用），其形式为：一式两份，每月一张，由处置单位医疗废物运送人员和医疗卫生机构医疗废物管理人员交接时共同填写，医疗卫生机构和处置单位分别保存，保存时间为5年。

每车每次运送的医疗废物采用《医疗废物运送登记卡》管理，一车一卡，由医疗卫生机构医疗废物管理人员交接时填写并签字。当医疗废物运至集中处置单位时，集中处置单位接收人员确认该登记卡上填写的医疗废物数量真实、准确后签收。

（6）医疗废物的收集和处理人员在操作过程中须穿戴防护手套、口罩、工作服、靴等防护用品，如有液体或熔融物溅出危险时，还须配戴护目镜。

（7）医疗卫生机构产生的污水、传染病病人或者疑似传染病病人的排泄物，应当按照国家规定严格消毒；达到国家规定的排放标准后，方可排入污水处理系统。

（8）手术中产生的人体组织残物（四肢、脏器）及死婴等需报保卫部门审批后，由专门负责部门人员送交焚烧公司（火化厂）进行焚烧处理。

（9）禁止医疗卫生机构工作人员转让、买卖医疗废物。

四、重大传染病疫情期间医疗废物处置特殊要求

（1）特殊要求的范围：在国务院卫生行政主管部门发布的重大传染病疫情期间，按照《中华人民共和国传染病防治法》第 24 条第一项中规定需要隔离治疗的甲类传染病和乙类传染病中的按甲类管理的传染病如炭疽中的肺炭疽病、SARS，人感染高致病性禽流感等，以及国务院卫生行政部门根据情况增加的其他需要隔离治疗的甲类或乙类传染病的病人、疑似病人在治疗、隔离观察、诊断及其相关活动中产生的高度感染性医疗废物的集中处置。

（2）特殊要求：①医疗废物应由专人收集、双层包装，包装袋应特别注明是高度感染性废物。宜采用一次性耐压、防渗、密封的包装物，避免使用周转箱。②医疗卫生机构医疗废物的暂时贮存场所应为专场存放、专人管理。③暂时贮存场所由专人使用 0.2%～0.5%过氧乙酸或 1000mg/L～2000mg/L 含氯消毒剂喷洒墙壁或拖地消毒，每天上下午各一次。④处置单位在运送医疗废物时必须使用固定专用车辆，由专人负责，并且不得与其他医疗废物混装、混运。⑤运送时间应错开上下班高峰期，运送路线要避开人口稠密地区；运送车辆每次卸载完毕，必须使用 0.5%过氧乙酸喷洒消毒。

（3）人员卫生防护：①运送及焚烧处置装置操作人员的防护要求应达到卫生部门规定的一级防护要求，即必须穿工作服、隔离衣、防护靴、戴工作帽和防护口罩，近距离处置废物的人员还应戴护目镜。②每次运送或处置操作完毕后立即进行手清洗和消毒，并洗澡。手消毒用 0.3%～0.5%碘伏消毒

液或快速手消毒剂揉搓1~3分钟。

五、医疗废物意外事故的紧急处理预案

发生医疗废物流失、泄露、扩散等意外事故时，应当采取医疗废物意外事故紧急处理管理措施：

1. 立即向后勤主管部门、医院感染管理科、保卫部门以及主管院长汇报，并遵循医疗废物管理制度，限制暴露者，限制环境影响。

2. 由后勤主管部门、医院感染管理科、保卫部门及相关科室组成调查小组，必要时请求上级主管部门协助。

3. 确定流失、泄露、扩散的医疗废物的类别、数量、发生时间、影响范围及严重程度。

4. 组织相关人员尽快按照应急方案，对发生医疗废物泄漏、扩散的现场进行处理。

5. 对被医疗废物污染的区域进行处理时，尽可能封锁污染区域，应当尽可能减少对病人、工作人员、其他现场人员及环境的影响。

6. 采取适当的安全处置措施，对泄漏物及受污染区域、物品进行消毒或无害化处置，必要时封锁污染区，以防扩大污染。

7. 对感染性废物污染区域进行消毒时，消毒工作应从污染最轻区域向污染最重区域进行，对可能被污染的工具也应当进行消毒处理。

8. 工作人员应当做好自身防护后进行工作。

9. 医院在48小时内向上级主管部门和卫生局、监督所报告。

10. 处理结束后，应对事件的起因进行调查，写明事情经过，总结教训，由发生事故的部门采取有效的防范措施预防类似事件发生。

第五节 建 议

一、健全医疗废物管理技术规范

科学合理的技术规范是有效管理、安全处置医疗废物的前提，而这些技术规范的制度化，是医疗废物得以科学管理、减少污染、防止疾病传播、保证人类健康的保障。首先，要在《医疗废物集中处置技术规范》（试行）统一规定的基础上，针对不同城市不同类别的集中处置场所根据不同的经济和

技术状况做出具体的规定，符合经济发展的要求，不能实行“一刀切”，使得许多城市应达不到相应标准而未建立集中处置设施，导致医疗废物不合理地被处置。其次，要拓展分类收集网络，同时充分运用网络技术进行管理。在现有的基础上扩大集中处置场所的收集和处置能力，填补县级及农村医疗卫生机构管理上的空白，将其纳入统一管理范围。杜绝城镇卫生所及私人门诊等小型卫生机构私自处理甚至非法出卖医疗废物的现象。充分运用计算机网络技术，实行医疗废物的分类收集、储存、运送和集中处置信息化管理。

二、医疗废物分类明确具体化

医疗废物分类收集是管理医疗废物的关键。只有可操作性的分类才能科学合理地收集医疗废物，从而减少医疗废物流失并防止疾病传播和环境污染。传染病房的医疗废物除法律上已规定的放射性废物、病理性废物、药物性废物和损伤性废物以外，都归入感染性废物是合理且必要的。而普通病房的病人一次性卫生用品则不必严格按照感染性废物处理。一次输液器的头皮针以及顶端部分的插头都应严格归入损伤性废物，这类废物应该用专门的防穿刺容器包装。带有剩余药液的玻璃安瓿和密封瓶应单独分类，因这类废物既含有各种药物成分包括放射性药物成分，也具有损伤性。一次性医疗用品应按可回收利用和不可回收利用分开收集和处置，而不是笼统的都归入感染性废物。明确指示麻醉、精神药品的处置方法。

三、完善医疗废物收费制度

统一医疗废物的收费是医疗废物管理非常重要的一环，完善医疗废物收费制度是国家宏观管理医疗废物最重要的手段。基于我国医疗卫生水平的现状，按床位收费是比较合理的，如按每张床位每天 1.5~2.5 元不等向病人收费，具体收费标准应按各城市生活水平而定。这部分费用应该分摊给医疗卫生机构分类收集和集中处置场所收集与处置的工作上，而不是全部上交给集中处置单位，因为医疗卫生机构在分类收集过程中投入了大量的人力和物力，这样可避免各卫生机构怨声载道的现状并调动其上缴医疗废物的积极性。而按重量收费会导致部分医院为了逃脱或减少处置费用而不上交医疗废物，从而导致产生医疗废物最大的部门非法处置医疗废物，而集中处置场所却因收不到废物而难以维持正常运转。按床位收费就从制度上鼓励医疗卫生机构将所有医疗废物真正按医疗废物处置，使得处置产业可以足量收取处置费，保证处置企业的运作成本。

四、建立完善有效的经济激励机制、充分发挥政府管理职能

1. 贯彻增加政府补贴，减免税收等优惠政策。医疗废物处置产业属于投资大，回报小、风险高、技术要求高的产业，投资者的热情在政府补贴少的情况下会受到很大打击，致使处置产业停步不前，处置场所大大少于实际所需，已建成的设施也举步维艰。政府应在计算成本保证企业有利可图的范围内实行增加政府补贴，减少税收等一系列政策，同时在处置产业的前期投入时可以由政府出资或向银行提供担保争取低息贷款的政策来提高投资者的热情，鼓励建立集中处置场所，发挥政府的宏观管理职能。

2. 创设抵押金制度。抵押金制度是建立在生产者负责回收制度基础上的，将用于医疗废物产生、分类回收、集中处置的全过程管理中，以减少医疗废物的产生，杜绝医疗废物的流失。如在生产销售环节生产销售部门在发放可回收利用的一次性医疗用品时就收取一定数量的除成本以外的抵押金，促使产废者将各类医疗废物分类返回相应部门，达到医疗废物的资源化。在集中处置环节，可要求医疗卫生机构先行预交抵押金，只有缴纳足量的医疗废物时才可返还这部分抵押金，而且抵押金的数额应该高于非法卖出医疗废物的数额，迫使产废部门为拿到预交的抵押金而上交医疗废物。在门诊，对包扎中外带医疗用品的病人也应缴纳一定的抵押金，在向医院交出包扎拆除后的医疗废物时返还，以避免医疗废物混入生活垃圾。如此即可达到医疗废物减量化和资源化的目的，同时也减少了医疗废物的流失，并保证了医疗废物足量集中处置而集中处置单位得以正常运转，以扭转一方面医疗废物大量非法处置、造成疾病传播和环境污染，另一方面已建成的处置设施闲置现状。

3. 增强政府的应急能力，减少企业风险，引进美国的危险物质反应基金制度。医疗废物一旦控制不当，易造成环境污染事故跟其他的环境破坏一样后果会非常严重，环境破坏往往具有持续性、跨疆性以及潜伏性，并且其危害结果的形成往往又具有累积性。危险物质反应基金（又称超级基金），主要用于治理闲置不用的或被抛弃的处理场，并对泄露做出紧急反应。在责任主体缺失或责任主体不愿、不能承担治理责任时，国家启动这部分资金，以保证发生医疗废物泄漏和污染事故时能作出紧急反应，处理污染事故。当然超级基金可提起诉讼，向其能找到的责任主体追回支付的治理费用。

同时，积极开展对公众环保知识的宣传活动，使公众认识到医疗废物的

危害性，取得各类群体的协作并应充分运用政府的监督管理职能，各部门之间应在各司其职的基础上通力合作，共同保护环境，防止疾病传播。

随着科技进步和人类的进步，医疗废物的分类处置越来越受到重视，目前，我国的医疗废物管理已成为医院管理或医院感染管理检查，以及医院评审评价的重要内容。最新资料显示：2003 年颁布的《医疗废物管理条例》中，不具备集中处置医疗废物条件的地区的相关条款，在 2009 年《医疗废物集中处置技术规范（征求意见稿）》中就被要求取消，医疗废物均要集中处理。

对资源的再生利用是人类社会发展的必由之路，是社会文明和先进生产力的标志之一。医院废弃物无害化就地处理是欧美发达国家的主要发展方向。我国对医疗废物的处理正处于初期阶段，随着人民生活水平的提高以及社会环保意识的增强，对医疗废物的安全处置、回收和再生利用技术的研究开发符合我国可持续发展、绿色循环经济、节能减排、低碳经济，以及创建节约型社会的发展战略。

（索继江　邢玉斌　刘运喜）

主要参考文献

[1] 刘振声. 医院感染管理管理. 北京：军事医学科学出版社，2000：798-806

[2] 卫生部.《医疗废物管理条例》. 2003

[3] 卫生部.《医疗机构医疗废物管理办法》. 2003

[4] 卫生部、国家环保总局.《医疗废物分类目录》. 2003

[5] 国家环保总局.《医疗废物专用包装物、容器标准和警示标识标准》. 2008

[6] 国家环保总局.《医疗废物集中处置技术规范（试行）》. 2003

[7] 国家环保总局.《医疗废物集中处置技术规范（征求意见稿）》. 2009

[8] 北京市卫生局.《北京市医疗卫生机构医疗废物管理规定》. 2009

[9] 马俊伟. 中国医疗废物处理现状及对策.

[10] 刁卫平. 关于医疗废物管理的伦理学研究. 中国医学伦理学研究 2004；17（4）：20

[11] 卫生部. 关于明确医疗废物分类有关问题的通知. 2005. 12（卫办医发〔2005〕292 号）

[12] 卫生部，国家环境保护总局. 第 21 号令《医疗废物管理行政处罚办法（试行）》. 2004 年 5 月 27 日颁布，自 2004 年 6 月 1 日起施行

[13] 中华人民共和国国务院令第 408 号《危险废物经营许可证管理办法》已经 2004 年 5 月 19 日国务院第 50 次常务会议通过，自 2004 年 7 月 1 日起施行。

[14] 环境保护部公告 2008 年第 16 号（5 月 30 日颁布），关于发布《地震灾区医疗废物

安全处置技术指南（暂行）》的公告
[15] 国家环境保护总局文件环发〔2004〕15 号（2004. 1. 19），关于发布《危险废物集中焚烧处置工程建设技术要求》（试行）和《医疗废物集中焚烧处置工程建设技术要求》（试行）的通知
[16] 环境保护部环办［2009］65 号（2009. 5. 18）关于印发《应对甲型 H1N1 流感疫情医疗废物管理预案》的通知
[17] 环境保护部环办函［2009］690 号（2009 年 7 月 7 日），关于征求国家环境保护标准《医疗废物集中处置技术规范》（征求意见稿）意见的函
[18] 范花香 完善我国医疗废物管理法律制度的思考 文史博览（理论）2010（1）：70-72

第十八章

抗菌药物合理使用管理及相关法律法规

抗菌药物应用的基本原则？

为什么要预防使用抗菌药物？

抗菌药物的不合理应用和滥用的表现有哪些？

合理使用抗菌药物医疗机构和医务人员的法律责任是什么？

第一节 概 述

人类和病原菌共生共存，药物即可治病也可致病。从20个世纪30~40年代青霉素的应用以来，已经发现和发明了几千种抗菌药，抗菌药物的应用挽救了许多人的生命，并为现代医学发展提供了强大的动力。但在抗菌药物的使用过程中人们发现，氨基糖苷类药物链霉素、庆大霉素等夺取了无数天真儿童的听力使之成为了聋哑人；四环素的使用造成一代人的牙质变得又黑又黄俗称“四环素牙”……。我们就是生活在这样充满了作用与反作用的物质世界里，这种相反效应的出现引导我们去研究、去认识。

由细菌、病毒、支原体、衣原体等多种病原微生物所致的感染性疾病遍布各临床科室，其中细菌性感染最为常见，因此抗菌药物也就成为临床最广泛应用的药物之一，常常应用于临床的就有上百种。随着抗菌药在临床日益广泛和长期的应用，呈现不合理抗菌药物应用导致的药物不良反应、细菌耐药性增加、患者的经济负担加重等问题，成为影响医疗质量和患者的安全重大忧患。不仅给临床抗感染治疗带来困难，而且对人类微生物生态学和公共卫生构成重大威胁，已经引起国家卫生行政管理部门和医院管理者、临床医生、临床药学专家、细菌专家以及感染控制专家的高度重视和普遍关注。

根据世界卫生组织（WHO）调查结果显示，中国的住院患者中，抗菌药物使用率高达80%，其中使用广谱抗菌药物和联用两种以上的抗菌药物者占58%，门诊感冒患者约有75%应用抗菌药，外科手术预防使用抗菌药高达95%，据不完全统计，我国医疗机构使用量前15位的药品中有10种是抗菌药物。根据国家药品不良反应中心2009年我国上市后药品安全性监测统计，化学药物导致不良反应的报告病例占总报告的86.7%，共涉及3100余个品种，而抗菌药物的不良反应达到报告总数的55.2%，占所有药品不良反应的第一位。抗菌药物最常见的不良反应症状是皮肤及其附件损害（19.05%），其次是消化道症状（16.31%）和神经系统症状，严重的不良反应可以出现过敏性休克而危及生命。

抗菌药物是个双刃剑，一方面对各种感染性疾病的治疗发挥了重要作用，另一方面抗菌药物的不合理使用，导致机体内源性菌群失调与耐药，增加了医院感染的危险性和治疗难度。早在2001年《WHO遏制抗菌药物耐药性全球战略》（WHO Global Strategy For Containment Antimicrobial 2001年）中就指出："日趋严重的细菌耐药给治疗带来的困难，没有人能回避这一问题，任何人也不能对这一问题置之不理"。抗菌药物的种类越来越多，现代医疗服务专业分工越来越细，特别是超负荷的医疗机构竞争日益激烈，医学教育药学知识落后于临床实践要求，医学人文教育不足，受经济利益的驱动，以"药"养"医"的现象以及收受药品回扣等问题依然在医疗机构存在，从而造成临床抗菌药物不合理的应用。在全球化抗菌药物耐药日益严重的时代，呼吁抗菌药物合理使用已经成为医学专家们的共识，为临床医生和各卫生保健领域专家提供最权威的抗感染疾病治疗方案，为规范抗菌药物合理使用提出了指导性建议，成为纠正临床抗菌药物不合理应用的重要手段之一。美国权威的《热病-桑福德抗微生物治疗指南》，已经连续出版了40余年；欧洲心脏协会（ESC）《关于感染性心内膜炎的预防、诊断及治疗指南》、英国抗菌化疗协会（BSAC）《关于MRSA感染预防和治疗指南》等，都是在不同的专科领域中，以循证医学为依据结合细菌感染特点，制定和组织实施抗菌药物应用指南，使临床医师和临床药师在抗菌药物使用时有章可循。

为提高我国感染性疾病的抗菌药物治疗水平，减缓细菌耐药性的进展，降低医药费用，2004年8月，国家卫生部、中医药管理局和总后卫生部，共同委托中华医学会、中国医院协会药事管理专业委员会、中国药学专业委员会，组织有关专家编写《抗菌药物临床应用指导原则》（简称《指导原则》）。《指导原则》是我国第一部较为系统的抗菌药物使用管理法规，主要针对医院以及其他医疗机构拥有医师处方权的医师，在使用抗菌药物的过程中实施监管。之后，国家卫生部又陆续出台与抗菌药物使用管理相关的法律法规。

第二节　抗菌药物合理应用管理的相关法律法规

为了加强抗菌药物的合理使用管理，做到标本兼治，我国通过建立抗菌药物使用监管专项法律制度，为抗菌药物使用管理提供法律依据。

2003年10月，国家食品药品安全监督管理局下发了《关于加强零售药店抗菌药物销售监管促进合理用药的通知》（简称"限售令"）。"限售令"要求是从2004年7月1日起，凡未列入非处方药物目录的各种抗菌药物（包括磺胺类、喹诺酮类、抗结核、抗真菌药物），在全国范围内所有零售药店必须凭执业医师处方才能销售。"限售令"作为国家专项规范性文件，强调了对零售药店抗菌药物销售的监管。

2004年的《指导原则》指出抗菌药物应用必须执行的基本原则是：（1）有无指征应用抗菌药；（2）选用的品种及给药方案是否正确、合理。对抗菌药物的临床使用管理的重点是实行特殊使用、限制使用和非限制使用的三级管理。并列出常用抗菌药物的适应证及注意事项，各种常见细菌性感染的病原菌的治疗原则。

2006年卫生部出台的《医院感染管理办法》（中华人民共和国卫生部令，第48号，2006年7月6日）第十六条：医疗机构应当严格按照《抗菌药物临床应用指导原则》，加强抗菌药物临床使用和耐药细菌的监测管理。

2008年3月24日印发《关于进一步加强抗菌药物临床应用管理的通知》（卫办医发〔2008〕48号）。2009年根据医疗机构执行《指导原则》的状况及细菌耐药监测的结果，卫生部办公厅根据专家的意见，再次下发了《关于进一步加强抗菌药物临床应用管理的通知》（卫医政发〔2009〕38号）（简称38号文件），〔2008〕48号文件同时废止。38号文件对进一步加强抗菌药物临床应用管理，提出以严格控制Ⅰ类切口手术预防用药为重点，进一步加强围手术期抗菌药物预防性应用的管理；严格控制氟喹诺酮类药物临床应用品种和预防用药；严格执行抗菌药物分级管理制度；加强临床微生物检测与细菌耐药监测工作，同时建立抗菌药物临床应用预警机制。

2008年卫生部印发《关于加强多重耐药菌医院感染控制工作的通知》（卫办医发〔2008〕130号）要求：医疗机构应当认真落实《抗菌药物临床应用指导原则》和《关于进一步加强抗菌药物临床应用管理的通知》要求，严格执行抗菌药物临床应用的基本原则，正确、合理的实施抗菌药物给药方案，加强抗菌药物合理应用管理，减少或者延缓多重耐药菌的产生。

2010年国家卫生部、国家食品药品监督管理局、工业和信息化部及农业部四部委联合下发了《关于印发〈全国抗菌药物联合整治工作方案〉的通知》（卫医政发〔2010〕111号）；《卫生部办公厅关于做好全国抗菌药物临床应用专项整治活动的通知》（卫医政发〔2011〕56号），通知决定自2011年至2013年，在全国范围内开展抗菌药物临床应用专项整治活动，并针对抗菌药物临床应用中突出的问题，制定了具体整改实施方案。管理方案明确了医疗机构负责人是抗菌药物临床应用管理第一责任人；要求医疗机构控制抗菌药物购用品规数量，要求三级医院抗菌药物品种原则上不超过50种，二级医院不超过35种，并对同一通用名或处方组成类同的复方制剂等具体的药品品规的提出数量要求；提出了抗菌药物使用率及使用强度控制在合理范围内的指标：住院病人使用率不超过60%，门诊处方的比例不超过20%，抗菌药物使用强度力争控制在40DDD，病原菌送检率30%以上，I类手术切口预防使用比例不超过30%，外科手术预防使用抗菌药物的时间不超过24小时。

2012年4月国家卫生部部长陈竺签署了2012年8月1日起施行的《抗菌药物临床应用管理办法》（简称《办法》。《办法》主要从加强临床抗菌药物的应用管理上，强调了各级卫生行政部门和医疗机构的抗菌药物管理组织机构和职责作用，共六章五十九条。第一章总则第三条提出国家卫生部负责全国医疗机构抗菌药物应用的监督管理，县级以上地方卫生行政部门负责本行政区域内医疗机构抗菌药物临床应用的监督管理。在第五章明确规定了违反《办法》中规定的相关处罚条款。

上述抗菌药物使用管理相关的法律法规的出台，标志着我国在国家层面形成并且不断地完善抗菌药物临床使用管理体系，提高临床抗菌药物应用水平，促进临床合理应用抗菌药物，保障医疗质量和医疗安全。

第三节　案例分析

案例一

一位83岁的患者因颈椎病在某医院脊柱外科进行“颈椎椎管开放扩大术”，手术当日就开始用抗菌药物“铃兰欣”6克，以后每日用4克，共用了6天。术后第4天患者开始出现腹泻，主管医生考虑为菌群失调，但仍然继续使用2天，随后，患者因出现肺部感染加重了病情不久病逝。引发医疗纠纷的焦点是抗菌药物“铃兰欣”的使用是否合理？

“铃兰欣”是三代头孢菌素头孢哌酮/舒吧坦钠的商品名，家属认为由于医生超剂量滥用抗菌药物，患者出现严重的菌群失调，发生了医院感染性肺炎导致患者死亡。而院方认为患者手术在颈部紧邻颅内，一旦发生感染，易引发脑膜炎、高位颈髓炎等症状，危及生命或高位截瘫，因此患者不但必须使用抗菌药，还应选择疗效最高、抗菌谱广的药品；因此，使用三代头孢“铃兰欣”是合理的。

医疗事故鉴定专家组的意见　该病例诊断正确，手术方案选择正确，手术过程顺利。患者术后出现腹泻，诊断为抗生素相关性腹泻、菌群失调、霉菌性肠炎，与抗菌药物治疗有关；但也与患者高龄、使用激素、肥胖和术后卧床等多种因素相关。患者死因考虑可能由于抗生素相关性腹泻、菌群失调、霉菌性肠炎所致的低蛋白血症、电解质紊乱、肠麻痹及肺部感染，最终引起呼吸衰竭、多器官功能衰竭。关于抗菌药物的使用，医疗事故鉴定专家组认为，根据医院院内感染特点、手术惯例和患者本身高龄、肥胖、术后卧床和高危手术、手术范围大、时间长又有内植入物等因素，在抗菌药物选择的种类和使用剂量上虽然不存在原则错误但欠合理。患者属于高龄，易出现并发症及治疗相对困难，医院方在患者腹泻时未及时停用抗菌药物和出现低血钾纠正不够得力，与患者死亡有一定相关性。故医院方对患者死亡负一定责任。根据《医疗事故处理条例》第二条、第四条第一款、《医疗事故分级标准(试行)》一（一）、《医疗事故技术鉴定暂行办法》第三十六条第三项规定，鉴定病例属于一级甲等医疗事故，医院承担次要责任。

这是一例由于手术需要使用抗菌药物预防手术部位感染，应用了头孢哌酮/舒巴坦钠（铃兰欣）而导致了患者出现菌群失调、医院感染性肺炎，救治无效而死亡的医疗纠纷案例，从上述案例的争议焦点提出下列问题：

1. 什么是抗菌药物的合理应用？
2. 抗菌药物应用的基本原则？
3. 为什么要预防使用抗菌药物？
4. 外科手术预防使用抗菌药物的目的？
5. 外科预防用抗菌药物的选择及给药方法？
6. 抗菌药物的不合理应用和滥用的表现有哪些？
7. 什么是菌群失调？
8. 老年在应用抗菌药物时需注意事项？
9. 抗菌药物使用管理的重点是什么？
10. 影响抗菌药物使用合理性的判定？
11. 合理使用抗菌药物医疗机构和医务人员的法律责任？

1. 什么是抗菌药物的合理应用？

抗菌药物的合理使用的目的是提高治疗疗效、降低不良反应发生及减少或减缓细菌耐药性发生。根据《指导原则》要求，抗菌药物临床应用是否合理基于两个方面：①凡诊断为细菌性感染者，方有指征应用抗菌药物。临床应根据患者的症状、体征及血、尿常规等实验室检查结果，初步诊断为细菌性感染者以及经病原检查确诊为细菌性感染者方有指征应用抗菌药物；由真菌、结核分枝杆菌、非结核分枝杆菌、支原体、衣原体、螺旋体、立克次体及部分原虫等病原微生物所致的感染亦有指征应用抗菌药物。缺乏细菌及上述病原微生物感染的证据，诊断不能成立者，以及病毒性感染者，均无指征应用抗菌药物。②正确、合理的选用抗菌药物的品种和给药方案。抗菌药物的选择包括重视病原学和标本采集，注重当地细菌耐药的数据；依据药动学/药效学参数原则，正确实施给药的剂量和间隔；外科围手术期预防使用抗菌药物的时机和术后维持的时间等。

2. 抗菌药物应用的基本原则?

根据《指导原则》要求，抗菌药物应用的基本原则首先是要根据患者的症状、体征及血、尿常规等实验室检查结果，初步诊断为细菌性感染者以及经病原菌检查确诊为细菌性感染者方有指征应用抗菌药物。其次是尽早查明感染病原菌，根据病原菌种类及细菌药物敏感试验结果选用抗菌药物。危重患者在未获知病原菌及药敏结果前，可根据患者的发病情况、发病场所、原发病灶、基础疾病等推断最可能的病原菌，并结合当地细菌耐药状况先给予抗菌药物经验治疗，获知细菌培养及药敏结果后，对疗效不佳的患者调整给药方案。第三是根据各种抗菌药物的药效学（抗菌谱和抗菌活性）和人体药代动力学（吸收、分布、代谢和排出过程）特点，按照临床适应证（参见“各类抗菌药物适应证和注意事项”）正确选用抗菌药物。第四是抗菌药物治疗方案应根据病原菌、感染部位、感染严重程度和患者的生理、病理情况制订抗菌药物给药方案，包括抗菌药物的选用品种、剂量、给药次数、给药途径、疗程及联合用药等。

3. 为什么要预防使用抗菌药物?

抗菌药物的预防应用要有明确指针，外科手术预防用药的目的是预防手术部位的感染，以及术后可能发生的全身性感染。内科及儿科预防用药用于预防一种或两种特定病原菌入侵体内引起的感染时可能有效，而防止多种细菌引起的感染则难以奏效；预防在一段时间内发生的感染可能有效，长期预防用药，常不能达到目的。普通感冒、麻疹、水痘等病毒感染性疾病，昏迷、休克、中毒、心力衰竭、肿瘤、应用肾上腺糖皮质激素等患者，通常不宜常规预防性使用抗菌药物。

4. 外科手术预防使用抗菌药物的目的?

外科手术必然会带来手术部位皮肤和组织的损伤，当手术切口的微生物污染达到一定程度时，会发生手术部位的感染。外科手术预防使用抗菌药物的目的是预防手术部位感染，以及污染手术可能发生的全身性感染。外科手术预防用药基本原则是根据手术野有否污染或可能污染，决定是否预防使用抗菌药物。清洁手术通常不需要预防用抗菌药物，仅在下列情况时可考虑预防用药：①手术范围大、时间长、污染机会增加；②手术涉及重要脏器，一旦发生感染将造成严重后果者，如头颅手术、心脏手术、眼内手术等；③异物植入手术，如人工心瓣膜植入、永久性心脏起搏器放置、人工关节置换等；④高龄或免疫缺陷者等高危人群。清洁-污染手术或污染手术需要预防使用抗菌药物。

5. 外科手术预防使用抗菌药物的选择和给药方法？

外科手术预防使用抗菌药物的选择应综合考虑手术范围、手术部位与污染程度、手术持续时间、病人机体状况、本院或本地区可能流行的致病菌等因素，合理选用安全、有效、使用方便及价格相对较低的抗菌药物品种。《卫生部办公厅关于进一步加强抗菌药物临床应用管理的通知》（卫办医发〔2009〕38 号）要求，要加强围手术期抗菌药物预防性应用的管理，要严格掌握适应证、药物选择、用药起始与持续时间。对具有预防使用抗菌药物指征的，参照《常见手术预防用抗菌药物表》（见附件）选用抗菌药物，也可以根据临床实际需要，合理使用其他抗菌药物，应严格控制氟喹诺酮类药物作为外科围手术期预防用药。给药方法要按照《抗菌药物临床应用指导原则》有关规定，术前 0.5~2 小时内，或麻醉开始时首次给药；手术时间超过 3 小时或失血量大于 1500ml，术中可给予第二剂；总预防用药时间一般不超过 24 小时，个别情况可延长至 48 小时。在手术开始前使用抗菌药物可以降低手术部位的定植细菌和外来细菌的数量，预防细菌在手术切口及操作部位的定植和繁殖过程。手术前使用或滞后的预防使用抗菌药物，并不能降低手术部位感染，特别是长时间的预防应用抗菌药，反而影响体内菌群失调增加感染不良反应，加快细菌产生耐药性。

附件

常见手术预防用抗菌药物表

手术名称	抗菌药物选择
颅脑手术	第一、二代头孢菌素；头孢曲松
颈部外科（含甲状腺）手术	第一代头孢菌素
经口咽部黏膜切口的大手术	第一代头孢菌素，可加用甲硝唑
乳腺手术	第一代头孢菌素
周围血管外科手术	第一、二代头孢菌素
腹外疝手术	第一代头孢菌素
胃十二指肠手术	第一、二代头孢菌素
阑尾手术	第二代头孢菌素或头孢噻肟；可加用甲硝唑
结、直肠手术	第二代头孢菌素或头孢曲松或头孢噻肟；可加用甲硝唑
肝胆系统手术	第二代头孢菌素，有反复感染史者可选头孢曲松或头孢哌酮或头孢哌酮/舒巴坦
胸外科手术（食管、肺）	第一、二代头孢菌素，头孢曲松
心脏大血管手术	第一、二代头孢菌素
泌尿外科手术	第一、二代头孢菌素，环丙沙星
一般骨科手术	第一代头孢菌素
应用人工植入物的骨科手术（骨折内固定术、脊柱融合术、关节置换术）	第一、二代头孢菌素，头孢曲松
妇科手术	第一、二代头孢菌素或头孢曲松或头孢噻肟；涉及阴道时可加用甲硝唑
剖宫产	第一代头孢菌素（结扎脐带后给药）

注：

（1）Ⅰ类切口手术常用预防抗菌药物为头孢唑啉或头孢拉定。

（2）Ⅰ类切口手术常用预防抗菌药物单次使用剂量：头孢唑啉1～2g；头孢拉定1～2g；头孢呋辛1.5g；头孢曲松1～2g；甲硝唑0.5g。

（3）对β-内酰胺类抗菌药物过敏者，可选用克林霉素预防葡萄球菌、链球菌感染，可选用氨曲南预防革兰阴性杆菌感染。必要时可联合使用。

（4）耐甲氧西林葡萄球菌检出率高的医疗机构，如进行人工材料植入手术（如人工心脏瓣膜置换、永久性心脏起搏器置入、人工关节置换等），也可选用万古霉素或去甲万古霉素预防感染。

6. 抗菌药物的不合理应用和滥用的表现有哪些?

根据文献报道抗菌药物的不合理应用表现在诸多方面，如预防外科手术部位感染使用的抗菌药物档次高或用药时间较长；抗菌药物品种和剂量的选择错误，给药途径和给药次数及疗程不合理；临床无明确病原菌感染指征的用药等。有的专家认为，凡超时、超量、无指征使用或未严格按规范使用抗菌药物，都属于抗菌药物的不合理使用，普遍的不合理的应用现象就呈现为滥用。

7. 什么是菌群失调?

菌群失调是机体某个部位正常菌群中各菌间的比例发生较大幅度的变化，少数菌种成为优势菌，临床出现新的急性感染表现。菌群失调常常是发生病人长期应用广谱抗菌药物应用过程中，对抗菌药物敏感的体内细菌被杀灭，不敏感或耐药的菌株得以大量生长繁殖，造成机体生态平衡紊乱，从而增加了发生医院感染的机会或加重原有感染。例如使用抗菌药物后引起菌群交替性腹泻和假膜性肠炎称为抗生素相关腹泻（antibiotic associated diarrhea, AAD）。

8. 老年在应用抗菌药物时需注意事项?

《抗菌药物临床应用指导原则》指出，老年人由于组织器官呈生理性退行性变，免疫功能也见减退，很容易罹患感染。如果需要使用抗菌药物，尤其是高龄患者肾功能呈生理性减退，接受主要经肾排出的抗菌药物时，应按轻度肾功能减退情况减量给药，可用正常治疗量的2/3~1/2。老年患者抗菌药物的使用宜选用毒性相对低并具杀菌作用的如青霉素类、头孢菌素类等β内酰胺类为常用药物。氨基糖苷类、万古霉素、去甲万古霉素等药物自肾排出减少，易导致体内积蓄，血药浓度增高，容易发生药物不良反应，尽可能避免应用。如果有明确应用指征时，应在严密观察下慎用，同时应进行血药浓度监测，据此调整剂量，使给药方案个体化，以达到用药安全、有效的目的。

9. 抗菌药物使用管理的重点是什么?

2010年国家卫生部、国家食品药品监督管理局、工业和信息化部及农业部四部委联合下发了《关于印发〈全国抗菌药物联合整治工作方案〉的通知》（卫医政发［2010］111号）；《卫生部办公厅关于做好全国抗菌药物临床应用专项整治活动的通知》（卫医政发［2011］56号）。专项整治工作的开展对促进抗菌药物合理使用，有效控制细菌耐药，保证医疗质量和医疗安全，取得较好的成绩。为巩固2011年全国抗菌药物临床应用专项整治活动成果，卫生部决定2012年继续深入开展全国抗菌药物临床应用专项整治活动。《2012年抗菌药物临床应用专项整治活动方案》（办医政发〔2012〕32号）有关整治管理的重点内容：

（1）明确抗菌药物临床应用管理责任制。医疗机构主要负责人是抗菌药物临床应用管理第一责任人。应将抗菌药物临床应用管理作为医疗质量和医院管理的重要内容纳入工作安排；明确抗菌药物临床应用管理组织机构，以及各相关部门在抗菌药物临床应用管理中的职责分工，层层落实责任制。

（2）开展抗菌药物临床应用基本情况调查。

（3）建立完善抗菌药物临床应用技术支撑体系。可根据需要设置临床微生物室，配备感染专业医师、微生物检验专业技术人员和临床药师，并在抗菌药物临床应用中发挥重要作用，为医师提供抗菌药物临床应用相关专业培训。

（4）严格落实抗菌药物分级管理制度。明确本机构抗菌药物分级管理目录，对不同管理级别的抗菌药物处方权进行严格限定，明确各级医师使用抗菌药物的处方权限；杜绝医师违规越级处方的现象。

（5）建立抗菌药物遴选和定期评估制度，加强抗菌药物购用管理。医疗机构对抗菌药物供应目录进行动态管理，清退存在安全隐患、疗效不确定、耐药严重、性价比差和违规使用的抗菌药物品种或品规。

（6）加大抗菌药物临床应用相关指标控制力度。

（7）严格医师抗菌药物处方权限和药师抗菌药物调剂资格管理。二级以上医院对医师和药师开展抗菌药物临床应用知识和规范化管理培训、考核工作，医师经培训并考核合格后，授予相应级别的抗菌药物处方权；药师经培训并考核合格后，授予抗菌药物调剂资格。

10. 影响抗菌药物使用合理性的判定？

《指导原则》只是作为医师应用抗菌药物的指导性意见而非强制要求，强调了在医疗工作中，临床医师可根据患者临床情况、细菌耐药性及当地药物供应情况选用最合适的抗菌药物，合适的就是合理。何为最合适？众所周知，临床医学具有复杂的多变性和局限性，如医疗意外，难以避免的并发症，个体差异的存在等等。从【案例1】我们可以看出，在抗菌药物治疗引发医疗诉讼的案件中，我国对于抗菌药物合理应用在法律层面没有单独法律法规，抗菌药物使用的医疗机构及医务人员从抗菌药物的选择、剂量的确定、给药的方式等，是依据患者的具体情况实施个体化的用药，这种行为不被认为是违法行为。正是由于临床医学的复杂和多变性影响抗菌药物使用合理性的判定。医生职业具有高技术、高风险的特点，造成了临床医生在使用抗菌药物的选择上宁高勿低，使用的时间上宁长勿短，使用的剂量上宁多勿少。如果出现了问题，医务人员和患者都是只能通过自己的主观判断认为医疗机构的诊疗行为是否存在过失，损害结果之间是否存在因果关系，使得此类因果关系不能依靠通常的检验方法和判断标准为依据。

11. 合理使用抗菌药物医疗机构和医务人员的法律责任是什么？

《2012年抗菌药物临床应用专项整治活动方案》（办医政发〔2012〕32号）第十三条指出，完善抗菌药物管理奖惩制度，严肃查处抗菌药物不合理使用情况。卫生行政部门按照《中华人民共和国药品管理法》、《中华人民共和国执业医师法》和《医疗机构管理条例》等法律法规，将抗菌药物临床应用合理性评估结果作为医师职称晋升、评先评优、定期考核、收入分配、绩效考核等工作的重要内容，加大对于抗菌药物不合理使用责任人的处理和惩罚力度，加大对合理使用抗菌药物行为的奖励力度，引导医务人员摒弃不合理用药行为，逐步树立良好的执业风气和合理用药氛围。针对存在抗菌药物临床不合理应用问题的医师，卫生行政部门或医疗机构应当视情形依法依规予以警告、限期整改、暂停处方权、取消处方权、降级使用、暂停执业、吊销《医师执业证书》等处理；构成犯罪的，依法追究刑事责任。对于存在抗菌药物临床不合理应用问题的科室，医疗机构应当视情形给予警告、限期整改；问题严重的，撤销科室主任行政职务。对于存在抗菌药物临床不合理应用问题的医疗机构，卫生行政部门应当视情形给予警告、限期整改、通报批评处理；问题严重的，追究医疗机构负责人责任。

案例二

一名急性胰腺炎病人手术后，外科医生每天使用20万单位的庆大霉素进行抗感染治疗，三天后病人体温退热，但医生连续给药29天后，病人死于急性肾功能衰竭。此间，医生没有对该病人进行过血样检测。省市两级医疗事故鉴定机构未能得出鉴定结论，“官司”又打到中华医学会，中华医学会组织专家们进行鉴定，鉴定会上出现了内科医生和外科医生观点对峙的场面。外科医生坚持认为医生使用抗菌药物并无太大过错，病人的直接死因是急性胰腺炎引起的急性肾功能衰竭。而内科医生和药理专家则认定医生严重违反抗菌药物的使用原则，病人死亡与庆大霉素的长期使用造成肾毒性有关。

案例三

某日凌晨，一患者到某卫生院求医，当班医生诊断为普通感冒。因为是急诊时间，医生给予丁胺卡那霉素静脉点滴治疗。（因丁胺卡那霉素不用做皮试过敏试验）在输入丁胺卡那霉素时，患者出现过敏性休克，经医生及时抢救无效后死亡。尸体解剖结果表明，患者是特异体质致药物过敏死亡，患者家属诉至县法院要求赔偿。诉讼中经两级医疗事故鉴定委员会鉴定此为非医疗事故，医院方治疗和抢救过程不存在过错。一审法庭审理后认为，虽然被告在对受害人诊疗抢救过程中没有过错，但患者的死亡与卫生院的诊疗行为之间具有一定的因果关系，医方应该承担责任，判决赔偿原告21万元。卫生院不服，提起上诉，二审法院予以驳回，维持原判。

案例四

6岁的儿童到某医院就医，医生诊断为化脓性扁桃体炎，为患儿静脉注射抗菌药物“铃兰欣”。在注射约二三分钟后，患儿突然出现面部紫红、口周青紫、眼睛发直、口吐液体等症状。护士急忙拔掉输液针头，停止输液，随后，医院使用重症监护仪并做心电图，心电图显示孩子出现心跳过速、传导阻滞、心肌缺血等异常状况。医院曾组织专家进行过会诊，认为是化脓性扁桃体炎引发，药品经过检验不存在质量问题，医院在输液程序上也无过错，出现心肌损害与药品不良反应无关。考虑到药品不良反应确实给孩子带来了伤害，医院答应承担患儿全部的住院费用，并补偿一些营养费、误工费，数额为1万余元。但患者家属认为，孩子的住院治疗和出现的心肌损害是由于药品不良反应造成的，这样的心肌损害是否会对其今后的生长发育造成影响，医院和药品生产厂家应为其女儿今后的心脏健康负责，要求他们承担未来一定时期内治疗心肌损害所发生的费用。

案例五

这是一个医生被刑事问罪的案例，当年在全国产生了强烈反响，今天回忆仍然让我们感叹不已。

1998年2月23日，78岁某某因胸闷、气喘初步诊断为“肺结核并感染”住院治疗。其主管的医师×××针对病情实施国际卫生组织推荐的四种常规抗结核药物口服治疗。3月6日至8日，患者服用异烟肼等药未出现特殊不适情况。3月9日上午，患者口服了三粒利福平约10分钟后，患者即出现咳喘、胸闷、呕吐、畏寒等症状，护士给患者注射了地塞米松和非那根抗过敏治疗，之后出现呕吐、腹泻等症状，虽经医院全力抢救患者依然于当晚10时许死亡。省医疗事故技术鉴定委员会对患者死亡进行鉴定结论：病人死于非常罕见的利福平严重过敏反应，是无法预测和预防的突然死亡，不属技术事故更非责任事故。对省医疗鉴定委员会做出的医疗鉴定死者家属没有接受，1999年4月死者家属向区人民法院提起民事赔偿诉讼，要求医院赔偿20万元。2000年7月18日死者家属以医务人员严重不负责任造成患者死亡而构成医疗责任事故罪，向公安分局报案要求追究当事人的刑事责任。2001年3月区公安分局向检察院提起逮捕该医师的申请，并于一个月后获得批准。4月17日医院全院职工联名上书有关部门要求释放医师。区人民法院委托司法部司法鉴定中心对医师×××有无过错行为进行了医学书证审查，法庭对这份《书证审查意见书》进行了辩论。《意见书》结论称某某死亡的原因符合抗结核药物中利福平引起急性溶血；临床诊断肺结核合并感染的诊断成立；治疗原则正确；利福平为抗结核治疗一线药物，由于出现溶血反应概率极低，难以预见和意识到严重后果；经治医生已注意到患者对抗结核药有过敏反应，并在不能确定何药造成的过敏反应下，采取逐一加用无法确定致敏药物种类；医务人员实施的抢救措施基本合理。双方陈词辩解合议后法庭上当场宣判被告医师无罪释放。

从上述4例案例中提出下列问题：

1. 抗菌药物应使用多长时间？
2. 如何避免氨基糖苷类抗菌药物的肾毒性？
3. 什么是药物不良反应?
4. 抗菌药物不良反应的法律责任?

1. 抗菌药物应使用多长时间？

抗菌药物疗程因感染不同而异，一般宜用至体温正常、症状消退后72~96小时。败血症、感染性心内膜炎、化脓性脑膜炎、伤寒、布鲁菌病、骨髓炎、溶血性链球菌咽炎和扁桃体炎、深部真菌病、结核病等需较长的疗程方能彻底治愈，并防止复发。

2. 如何避免氨基糖苷类抗菌药物的肾毒性？

氨基糖苷类抗菌药物包括庆大霉素、阿米卡星等，由于肾皮质对氨基糖苷类摄取具有可饱和性，如果较长时间使用时，药物被肾皮质摄取，造成蓄积中毒。临床应避免用于肾功能减退者，在治疗过程中严密观察不良反应。有条件的医院应监测氨基糖苷类药物在血液中的药物浓度，根据其检测结果，按照肾功能减退程度（以内生肌酐清除率为准）减量给药，疗程中需严密监测患者肾功能。

3. 什么是药物不良反应?

药品不良反应（adverse drug reaction，ADR）是指合格药品在正常用法用量下出现的与用药目的无关的有害反应。这种反应既不属于医疗事故，又不属于药品质量问题，而是由药品研发过程中对药物作用认识的种种局限造成的。早在 1999 年成立了国家药品不良反应监测中心，由国家食品药品监督管理局主管全国药品不良反应报告和监测工作，2000 年卫生部和药品监督管理局制定了《药品不良反应监测管理办法（试行）》，其目的是为了加强药品上市的安全监管，严格药品不良反应监测工作的管理。抗菌药物引起的不良反应包括脏器系统的毒性反应、休克或药疹过敏反应、二重感染等。我们可以通过《指导原则》了解每一种抗菌药物的作用和不良反应以及每日的用药剂量。关于不良反应，很多药物毒性和不良反应与用药剂量有关，有的药品可以导致肝、肾功能衰竭，有的则可以引起骨髓抑制导致再生障碍性贫血，早期停药可能逆转，晚期发现有时会造成对患者难以挽回的伤害，千万不可麻痹大意。抗菌药物引起的不良反应的因素比较复杂，有直接因素和间接因素。直接因素包括单纯药物因素、单纯患者机体因素、药物和机体的混合因素；间接的影响因素有人为因素、客观因素和药物相互作用等。

4. 抗菌药物不良反应的法律责任?

使用抗菌药物出现不良反应引起纠纷时，究竟应当由谁承担责任？药物不良反应是指合格药品在正常用法用量下出现的与用药目的无关的有害反应。即应当理解为药品质量没有问题，医师开出的药量、适应证也没有问题，但基于患者本身的个体差异，在其他患者使用该药没有不良反应时，该患者却产生了不良反应，出现了损害的后果。目前我国对药物不良反应的救助尚没有明确的规定，司法实践中，通常采用药厂、药商、医院和患者共同承担损失方式处理。希望今后能够尽快出台相关规定，采用保险、社会捐助和政府救助等方法解决。

第四节 风险防范

当抗菌药物使用过程中引发了医疗纠纷时，值得我们思考的是抗菌药物作为药品的一种，生产机构——审批机构——医疗机构中间的环节很多，期间可能有医生处方的责任，也可能有护士执行的责任，我们应该各负其责，自觉地规避医疗风险。

一、相关部门和人员的法定职责

1. 制药企业的职责 生产企业应严格按照获批的药品标准进行生产，有责任提供药物安全程度方面的资料，并告知医生如何去使用药品。

2. 审批机构的职责 应确保产品有满意的设计、实施和完成的过程，因审批不严造成重大不良反应事故的，则视为审批者的责任。

3. 医疗机构的职责 药品采购部门应采取正规渠道采购药品；医护人员应掌握抗菌药物使用的适应证，采取正确的用药剂量和给药方法；对某些特殊病例还应考虑是否需要用药，用药可能发生不良反应的危险性；要提醒患者注意用药过程的不良反应等。

二、违规处罚和法律责任

1. 违规处罚 2012 年 8 月 1 日施行的《抗菌药物临床应用管理办法》第五章明确了抗菌药物使用中违规处罚条款。第五十条：医疗机构有下列情形之一的，由县级以上卫生行政部门责令限期改正，给予警告，并可根据情节轻重处以三万元以下罚款；对负有责任的主管人员和其他直接责任人员，可根据情节给予处分：（一）使用未取得抗菌药物处方权的医师或者使用被取消抗菌药物处方权的医师开具抗菌药物处方的；（二）未对抗菌药物处方、医嘱实施适宜性审核，情节严重的；（三）将抗菌药物购销、临床应用情况与个人或者科室经济利益挂钩的；（四）在抗菌药物购销、临床应用中牟取不正当利益的。第五十六条：医疗机构及其医务人员违反《药品管理法》的，依照《药品管理法》的有关规定处理。

2. 法律责任

（1）民事责任 如果医师有过错使用抗菌药物造成的患者损害是医疗损害责任，赔偿属于人身损害赔偿范畴，适用于《侵权责任法》民事侵权的一般构成要件，即侵权行为、过错、损害后果及因果关系。只有在四个构成要件同时具备的情况下，方承担赔偿责任。

（2）行政责任　法律规范要求国家行政机关及其公务人员在行政活动中履行和承担的义务。例如卫生部2006年9月出台的《医院感染管理办法》第四条，要求县级以上的地方人民政府卫生行政部门负责本行政区域内医院感染管理的监督管理工作。包括行政处罚和行政处分。行政责任的主要表现在：①它是一种法律责任，不是基于道义或约定的道德责任。②它是在行政活动中由行政机关及其公务人员的违反行政义务引起的，与违宪责任、民事责任、刑事责任有程度上的不同。③它是一种不能以其他法律责任或纪律责任替代的独立的责任。

行政主体承担行政责任的具体方式有：①通报批评；②赔礼道歉，承认错误；③恢复名誉，消除影响；④返还权益；⑤恢复原状；⑥停止违法行为；⑦履行职务；⑧撤销违法的行政行为；⑨纠正不适当的行政行为；⑩行政赔偿等。2010年《卫生部办公厅关于做好全国抗菌药物临床应用专项整治活动的通知》（卫医政发［2011］56号）中，就采用了行政责任的处罚规定，严肃查处抗菌药物不合理的使用情况。提出对于存在抗菌药物不合理应用严重问题的医生，依法依规给予警告、降级使用、撤销行政职务等处理，构成犯罪的依法追究刑事责任。

（3）刑事责任　《刑法》第335条规定“医务人员由于严重不负责任，造成就诊人死亡或严重损害就诊人身体健康的，处三年以下有期徒刑或者拘役”。如果证明是医务人员严重不负责任，导致了患者的死亡或严重损伤，医务人员必须承担刑事责任。《中华人民共和国药品管理法》第91条规定：医疗机构的负责人、药品采购人员、医师等有关人员收受药品生产企业、药品经营企业或者其代理人给予的财物或者其他利益的，由卫生行政部门或者本单位给予处分，没收违法所得；对违法行为情节严重的执业医师，由卫生行政部门吊销其执业证书；构成犯罪的，依法追究刑事责任。

医学是一门科学技术性极强的学科，现代医学对人类自身有很多的未知，医生职业的高风险性，患者的特殊体质对药物过敏导致死亡是其中之一，是极其罕见、难以预见、难以救治的，不能把人类对自身认知的局限归罪于医务人员。当前社会医患矛盾十分突出，我们应该充分的认识到医患之间是一种共生共存、相辅相成的关系，损害了一方的权益，另一方的权益也无法得到保障。只有相信法律，依靠法律，才能维护公民的合法权益。

第五节 建 议

近些年来，我国卫生行政管理部门尽管加强了抗菌药物临床使用管理力度，但仍然存在着抗菌药物不合理应用的诸多问题，这与医药代表的夸大宣传和不合适的药品回扣有关，也与医务人员的知识教育培训有关，更与医疗机构的监管和处置不利有关。由于医疗职业和药品的特殊性，抗菌药物使用的决定主体是医生，用什么药，怎样用药，用多长时间都是由医生说了算。在实践中没有一个评价标准，更没有规定严格的法律责任。比如抗菌药物使用后如果患者没有出现问题，那就是使用的恰到好处；如果出现问题那就可能是患者机体本身的因素或是抗菌药物本身的不良反应了；如果药物造成患者伤害的后果严重，那就可能引发医疗纠纷。呼吁我国应尽快建立和完善抗菌药物合理使用管理和法律认证体系。

1. 建立抗菌药物不良反应认证程序和纠纷处置机制　抗菌药物不良反应不同程度地损伤了人体健康，2011 年 5 月卫生部发布的第 81 号令《药品不良反应报告和监测管理办法》第 62 条：药品生产、经营企业和医疗机构违反相关规定，给药品使用者造成损害的，依法承担赔偿责任，该规定强调的是上述单位有错情况下承担赔偿责任。由于我国未建立健全药品不良反应的补偿制度，摆在我们面前的问题：一是对患者是否属于受到药品不良反应伤害，造成何种伤害程度进行认定由谁来完成。国家药品不良反应监测中心的任务是对药品不良反应报告进行核实、分析和关联性评价，目前国家还没有认定药品不良反应的程序，认定工作实际上是由医院来完成的，换言之药品不良反应是由医生上报认定的，患者即使不认可，也很难找到第三方进行认证。二是难以确定抗菌药物药品不良反应的环节，是药品本身的质量问题还是医生用药技术问题，是患者机体本身的特异质还是临床错误使用药物等。三是目前我国尚未建立药品不良反应的补偿制度。呼吁我国应该尽快建立药品不良反应认证程序和纠纷处理机制，抗菌药物所涉及的药品研制、生产、流通和使用环节，以及应由药厂、医疗机构和患者共同承担抗菌药物使用的风险分担机制？

随着社会的进步与发展，人们的自我保护意识不断增强，现代的信息传递和交流，提升了人们对问题的思考。我们期待更加完善的法律制度，共同维护患者和医务人员的合法权益。

（靳桂明　王琼书）

参 考 文 献

[1] 靳桂明，吴笑春. 加强抗菌药物的使用管理，提高医疗安全质量. 中华医院感染学杂志，2009，16（10）：1149-1152.

[2] 王爱霞. 抗菌药物临床合理应用. 北京：人民卫生出版社，2008：8

[3] 于星，唐荣福、王卫星、靳桂明. 药物不良反应防护. 武汉：湖北科学技术出版社，2000：7

[4] 李清杰，刘运喜. 医院感染防控指南. 北京：人民军医出版社，2010：9

[5] 王羽. 医院感染管理办法释义及适用指南. 北京：中国法制出版社，2006：9

[6] 黎沾良. 围手术期抗菌药物的预防应用. 医学研究杂志，2007，36（4）：7-8

[7] 靳桂明，杜进兵. 医院感染专职人员在抗菌药物使用管理中的作用 中华医院感染学杂志，2011，21（20）：4348-4349

[8] 王琼书，曹清. 严格责任倾向——对当前医疗纠纷诉讼审判的思考［J］. 中华医院管理杂志，2006，22（4）：244-248

[9] 王琼书，刘幼英，陈大军. 对落实知情同意权的法律思考［J］. 军医进修学院学报，2006，27（2）：100-101

[10] 杜鹃，王琼书，刘幼英.《人身损害赔偿司法解释》不适用于医疗纠纷诉讼. 中华医院管理杂志，2005，21（4）：242-244